泌尿外科治疗精要

MINIAO WAIKE ZHILIAO JINGYAO

郝 鹏 主 编

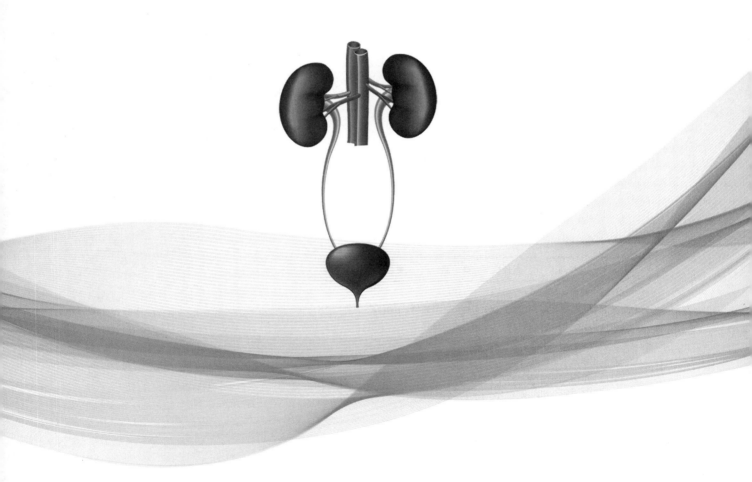

中国纺织出版社有限公司

图书在版编目（CIP）数据

泌尿外科治疗精要 / 郝鹏主编. -- 北京：中国纺织出版社有限公司, 2022.7

ISBN 978-7-5180-9542-1

Ⅰ.①泌…　Ⅱ.①郝…　Ⅲ.①泌尿外科学—诊疗

Ⅳ.①R69

中国版本图书馆CIP数据核字（2022）第084292号

责任编辑：樊雅莉　　　责任校对：高　涵　　　责任印制：王艳丽

中国纺织出版社有限公司出版发行

地址：北京市朝阳区百子湾东里A407号楼　邮政编码：100124

销售电话：010—67004422　传真：010—87155801

http://www.c-textilep.com

中国纺织出版社天猫旗舰店

官方微博 http://weibo.com/2119887771

唐山玺诚印务有限公司印刷　　各地新华书店经销

2022年7月第1版第1次印刷

开本：889×1194　1/16　印张：11

字数：328千字　定价：78.00元

编 委 会

前　言

　　21 世纪以来，随着社会经济的发展，国民生活方式发生了深刻的变化，泌尿外科疾病发病率不断上升，严重影响人们的生活水平。同时，随着医学科技的发展，泌尿外科疾病的诊疗与研究也日渐活跃，各种理论和方法不断更新和完善，新的治疗技术和措施也不断应用于临床。鉴于此，本书作者参考国内外文献资料，结合国内临床实际情况，编写了本书。

　　本书首先介绍泌尿外科相关的基础知识，如泌尿外科主要症状以及泌尿外科腹腔镜技术；然后重点阐述泌尿外科常见疾病的诊治，具体包括泌尿系统损伤、肾感染性疾病、输尿管结石、上尿路梗阻、前列腺疾病、膀胱疾病等。本书的作者均从事泌尿外科工作多年，具有丰富的临床经验，希望本书能为泌尿外科医务工作者处理相关问题提供参考，也可供医学院校学生和基层医生学习之用。

　　我们知道，任何一本书都包含了编者们大量的辛勤劳动，本书也不例外。在此向有关作者谨致谢意。由于编者写作方式和文笔风格不一，再加上时间有限，书中疏漏和不足之处在所难免，望广大读者提出宝贵意见和建议，以便再版时修订，谢谢。

编　者

2022 年 4 月

目　录

第一章

泌尿外科主要症状

临床工作中，通过询问病史，形成主诉与现病史，准确记录主要症状的部位、范围、性质、程度和演变过程，并了解各症状间的相互联系和出现顺序，有助于对病变进行初步定性和定位。

第一节　疼痛

男性泌尿生殖器官病变引起的疼痛可呈剧烈绞痛，也可以表现为隐痛或钝痛，呈持续性或间歇性。疼痛与男性泌尿生殖系统实质器官包膜张力增加、空腔脏器内压升高或平滑肌痉挛有关，主要见于炎症及尿路梗阻。由于男性泌尿生殖系统多受自主神经支配，疼痛定位往往不准确，常伴有牵涉痛。

一、肾区疼痛

肾区疼痛一般局限于一侧肋脊角，呈持续性钝痛或阵发性绞痛，运动后疼痛可能加剧。钝痛多见于肾或肾周感染、肾积水或巨大占位性病变等，因肾包膜扩张并受牵拉所致。绞痛多见于结石引起上尿路急性梗阻，也见于血块、脱落组织等阻塞肾盂出口处或输尿管，引起输尿管平滑肌痉挛、肾盂内压力升高，表现为腰腹部突发性剧痛，呈阵发性。绞痛常放射至下腹部、脐部、腹股沟处、睾丸或大阴唇及大腿内侧。肾的剧烈胀痛多见于肾脓肿、肾梗死、肾周围炎等急性炎性疾病，常伴有全身症状，如寒战、高热等。肾恶性肿瘤早期不引起疼痛，晚期可因梗阻和侵犯受累脏器周围神经而造成持续性疼痛。

由于腹腔神经节和肾邻近腹腔脏器受刺激，肾区疼痛可合并消化道症状，如反射性恶心、呕吐、腹胀等。此时，右侧肾绞痛应与急性胆囊炎、胆石症、急性阑尾炎等疾病鉴别。不过，腹腔内脏器疼痛很少呈绞痛样，且多伴有腹肌紧张，并常向肩部放射，这是由于膈肌和膈神经受刺激的原因。$T_{10} \sim T_{12}$ 肋间神经受刺激时产生的疼痛易与肾区疼痛混淆。这类疼痛表现为肋脊角针刺样疼痛，有时向脐周放射，且可随体位变化而得到改善。

二、输尿管疼痛

输尿管因剧烈蠕动、管腔急性扩张及平滑肌痉挛均会出现疼痛，表现为突发性、多样性，如输尿管走行区的钝痛或绞痛。输尿管绞痛多为结石或血块堵塞输尿管所致，向患侧腰部、下腹部、股内侧和外生殖器等部位放射。疼痛区域可提示输尿管梗阻的部位：输尿管上段梗阻时，疼痛可向外生殖器放射；输尿管中段梗阻时，伴有患侧下腹部疼痛，右侧应与急性阑尾炎鉴别；输尿管下段梗阻表现为膀胱刺激征和耻骨上不适感，在男性可沿尿道反射至阴茎头部。

输尿管绞痛常伴发血尿，应仔细询问两者出现的时间顺序：绞痛先于血尿者，多见于上尿路结石；血尿先于绞痛时，则可能由血块阻塞输尿管所致，应排除肾肿瘤等疾病。输尿管慢性、轻度梗阻一般不引起疼痛，有时可表现为钝痛。

三、膀胱区疼痛

细菌性或间质性膀胱炎患者表现为间歇性耻骨上区疼痛，膀胱充盈时更显著，同时伴有尿频、尿急或排尿困难，排尿后疼痛可部分或完全缓解。膀胱颈口或后尿道结石引起急性梗阻时可出现耻骨上、阴茎头及会阴部放射性剧烈疼痛。膀胱肿瘤晚期或原位癌患者也可出现膀胱区疼痛，提示肿瘤已侵犯盆腔内组织，多伴有严重的膀胱刺激征。

排尿疼痛是部分膀胱炎患者典型的症状，呈烧灼样或针刺样，多在排尿初出现，排尿末加重，放射至尿道远端，常伴有脓尿及膀胱刺激征，甚至出现尿闭感。长期抗感染治疗的膀胱炎患者，如果疼痛不缓解，反而逐渐加重，应考虑膀胱结核。

急性尿潴留引起膀胱过度膨胀时，可导致膀胱区胀痛不适，此时下腹部能扪及包块。慢性尿潴留患者尿潴留和膀胱膨胀呈缓慢进展，即使残余尿超过 1 000 mL，也很少有膀胱疼痛不适。

四、前列腺、精囊疼痛

前列腺、精囊疼痛多因炎症导致前列腺水肿和包膜扩张所致。疼痛主要集中于会阴部或耻骨上区，向后背部、腹股沟、下腹、阴囊、睾丸及阴茎头等处放射。急性炎症引起的疼痛较重且伴有寒战、发热，同时合并膀胱刺激症状，直肠指诊时前列腺、精囊部位有明显触痛。慢性炎症引起的疼痛程度较轻，部位多变，且病史长，全身症状少见。严重的前列腺肿胀可造成急性尿潴留。

前列腺、精囊肿瘤引起的疼痛因肿瘤部位、大小及浸润情况而异。前列腺癌除了可以侵袭周围组织、骨盆、腰骶部和直肠等部位引起疼痛外，还可引起一侧或两侧坐骨神经痛。癌性疼痛多剧烈且伴有消瘦等恶病质表现。

五、阴囊疼痛

阴囊疼痛多由阴囊及其内容物病变所致。急性且剧烈疼痛多见于睾丸或睾丸附件扭转、急性睾丸附睾炎、创伤等；慢性疼痛多发生于精索静脉曲张、睾丸鞘膜积液、睾丸肿瘤等，呈胀痛及坠痛。精索静脉曲张引起患侧阴囊坠胀不适，久立或劳累后加重，平卧或上托阴囊可以缓解。由于睾丸的胚胎起源紧邻肾脏，阴囊内容物炎症或肿瘤可引起患侧腰部坠胀感。

阴囊疼痛可分为原位痛和牵涉痛。前者多见于睾丸附睾炎症、创伤和扭转等，疼痛范围局限，可沿精索向同侧腰部放射；后者可由输尿管、膀胱三角区、膀胱颈及前列腺等部位的疼痛放射而致，但阴囊内容物无触痛。肾、腹膜后或腹股沟的疼痛也可放射至睾丸。此外，阴囊疼痛患者还应排除嵌顿性或绞窄性腹股沟斜疝。

六、阴茎疼痛

疲软状态下感觉阴茎疼痛多见于尿道、膀胱及前列腺的炎症或结石，表现为排尿或排尿后尿道内刺痛或烧灼感。包皮嵌顿时，静脉回流障碍，阴茎胀痛明显。阴茎勃起时疼痛多见于阴茎海绵体硬结症、尿道下裂和（或）阴茎异常勃起。阴茎头或尿道病变引起的阴茎疼痛，应排除特异性感染，如性传播疾病，应仔细检查阴茎头是否有溃疡、疱疹、糜烂，尿道外口有无脓性分泌物等。

（成　俊）

第二节　排尿相关症状

排尿/储尿期症状多见于下尿路（膀胱和尿道）疾病，目前临床上应用下尿路症状（LUTS）来概括，并取代以前常用的膀胱梗阻性症状和膀胱刺激症状。LUTS 包括储尿期症状（如尿频、夜尿增多、尿急、急迫性尿失禁等）和排尿期症状（如排尿困难、尿不尽感、尿末滴沥等）。

一、尿痛

尿痛是指排尿时或排尿后耻骨上区或尿道内烧灼样、针刺样痛感，与尿频、尿急合称为膀胱刺激征。病因多为膀胱、尿道炎症或结石。病变刺激膀胱及尿道黏膜或深层组织，引起膀胱、尿道痉挛及神经性反射。排尿初痛多见于尿道炎，而膀胱炎为排尿中痛或排尿后痛。

二、尿频

尿频是指排尿次数明显增加。正常成人每日排尿 4~6 次，夜尿 0~1 次，每次尿量约 300 mL。尿频者 24 小时排尿 >8 次，夜尿 >2 次，每次尿量 <200 mL，伴有排尿不尽感。生理情况下，排尿次数与饮水量、温度高低、出汗多少等有关。病理性尿频特点是排尿次数增加，夜尿增加，而每次尿量少。

尿频多因膀胱功能性容量降低所致。膀胱出口梗阻时，膀胱顺应性降低，残余尿增多。结核性膀胱炎患者，由于膀胱肌层广泛纤维化，发生膀胱挛缩，膀胱容量显著降低，引起严重尿频，有时每次排尿量仅 10 mL。

膀胱本身病变，如炎症、结石、异物、肿瘤等，或膀胱周围病变，如子宫肌瘤、盆腔脓肿等，都可以导致膀胱容量降低，出现尿频。精神、心理等因素，如焦虑、恐惧等，也可引起尿频，其特点是白天尿频明显，夜间入睡后消失。尿频伴有尿量增加常见于糖尿病、尿崩症及肾浓缩功能障碍等疾病。

三、尿急

尿急是一种突发强烈的排尿欲望，很难被主观抑制而延迟排尿，常伴有急迫性尿失禁。尿急见于下尿路炎症（如急性膀胱炎）、膀胱过度活动症、高敏感低顺应性的神经源性膀胱等病理情况，也可以由焦虑等精神因素引起。

四、排尿困难

排尿困难是指膀胱内尿液排出受阻引起的一系列症状，表现为排尿等待或踌躇、排尿费力、排尿间断或变细、尿线无力、尿线分叉或射程变短、排尿末滴沥等。尿末滴沥是前列腺增生症的早期症状，排尿困难呈渐进性，可伴发急性尿潴留或肾功能受损。

排尿困难依据病因分为 3 类：①机械性梗阻见于尿道狭窄、尿道肿瘤、先天性尿道瓣膜等；②动力性梗阻见于糖尿病、脑脊髓病变、盆腔手术损伤盆神经或阴部神经等；③混合性梗阻多见于前列腺增生症、急性前列腺炎等。排尿困难男性多见于前列腺增生症和尿道狭窄，而女性常由膀胱颈硬化症或心理因素所致；儿童则可能与神经源性膀胱和后尿道瓣膜有关。

五、尿潴留

尿潴留表现为尿液滞留于膀胱内，不能排出，可致下腹部膨隆和（或）胀痛，分为急性与慢性两类。急性尿潴留多见于下尿路机械性梗阻，如尿道狭窄和前列腺增生症突然加重，或药物所致一过性尿潴留。慢性尿潴留是指膀胱内尿液长期不能完全排空，有残余尿存留，多见于神经源性膀胱或渐进性的机械性梗阻。慢性尿潴留患者多以充盈性尿失禁就诊。

六、尿失禁

尿失禁是指尿液不由自主地流出体外。尿失禁分为以下 4 种类型。

1. 真性尿失禁

也称持续性尿失禁，是指在任何时候和任何体位时均有尿液不受意识控制而自尿道口流出。因尿道外括约肌缺陷、严重损伤或尿道支配神经功能障碍，膀胱括约肌丧失了控制尿液的能力，表现为膀胱空虚、持续流尿且没有正常的排尿，多见于神经源性膀胱、女性尿道产伤及前列腺手术引起的尿道外括约肌损伤等。包括妇科手术或产伤引起的膀胱阴道瘘和输尿管阴道瘘，先天性异位输尿管开口于尿道远端、阴道前庭或阴道，异位开口的输尿管常与发育不良的重复肾相连而有少量持续的漏尿。

2. 压力性尿失禁

是指平时能控制排尿，但在腹腔内压突然升高时，发生尿失禁的现象。多见于经产妇或绝经后妇女，也可见于男性前列腺手术后，表现为咳嗽、喷嚏、大笑或增加腹压的运动时有尿液突然自尿道口流出。病因包括尿道肌肉本身缺陷；阴道前壁的支撑力减弱；肛提肌、尿道外支持组织和盆底肌肉功能障碍；功能性尿道缩短；膀胱尿道后角消失；尿道倾斜角增大等。

3. 充盈性尿失禁

又称假性尿失禁，是由于膀胱内大量残余尿所致。患者不时地滴尿，无成线排尿，多见于慢性下尿路梗阻疾病。

4. 急迫性尿失禁

是指因强烈尿意，出现快速的尿液流出。该类尿失禁分为两类：①运动性急迫性尿失禁，是逼尿肌无抑制性收缩，使膀胱内压超过尿道阻力所致，见于膀胱以下尿路梗阻和神经系统疾病；②感觉急迫性尿失禁，是由膀胱炎性刺激引起的一个症状。精神紧张、焦虑也可引起急迫性尿失禁。急迫性尿失禁和压力性尿失禁常混合存在。

七、遗尿

遗尿是指正常自主排尿外在睡眠时发生的无意识排尿。遗尿在 3 岁以内儿童应视为正常现象，大部分可以自愈。6 岁以上仍遗尿时应视为异常。女性儿童的遗尿应排除输尿管异位。遗尿原因由大脑皮质发育迟缓、睡眠过深、神经源性膀胱、感染或后尿道瓣膜等病理因素引起。

八、尿流中断

尿流中断是指在排尿过程中出现不自主的尿线中断。膀胱结石患者易出现尿流中断，改变体位时可以继续排尿，常伴有阴茎头放射性剧痛，或尿道滴血。前列腺增生症患者也会发生尿流中断。

（成　俊）

第三节　尿液相关症状

一、血尿

血尿是指尿中含有过多的红细胞。离心尿液每高倍视野（×400）中红细胞计数大于 3 个时称为镜下血尿；而每 1 000 mL 尿中含有 1 mL 以上血液时可呈肉眼血尿。血尿程度与潜在的后果无相关性，但是血尿程度越重，发现病变的概率越大。

1. 肉眼血尿和镜下血尿

肉眼血尿几乎都存在泌尿系统病变，其中 40% 的肉眼血尿来源于膀胱；而镜下血尿依靠目前的检查手段能明确病因的机会并不高。内科血尿一般为肾小球性血尿，由肾前性疾病或肾小球疾病引起，应用相差显微镜可观察尿中有变形红细胞及管型，尿蛋白定性 ≥（＋＋）。外科血尿为非肾小球性血尿，红细胞形态正常，无管型，尿蛋白定性 ≤（＋）。

服用某些药物或摄入某些食物时尿液可呈红色，如利福平、氨基比林、卟啉、胡萝卜等，尿液镜检无红细胞可以与血尿区别。血尿还应与血红蛋白尿、肌红蛋白尿相区别，后者常见于溶血反应、大面积烧伤、肢体挤压伤等，尿液镜检无红细胞，但尿隐血试验阳性。

2. 血尿时段

依据排尿过程中血尿出现的时间可对病变进行初步定位，常采用"三杯试验"来帮助区别。初始血尿提示尿道或膀胱颈出血；终末血尿提示病变位于膀胱三角区、膀胱颈或后尿道；全程血尿提示出血来自膀胱或膀胱以上尿路。尿道损伤引起的尿道流血时，血液鲜红，尿中并不含有血液，不能误诊为血尿。血尿发作时，应进行膀胱镜检查，以区分血尿来自膀胱或上尿路，如果发现输尿管口喷血，则上尿路来源血尿可以基本确定。

3. 血尿伴随症状

血尿伴肾绞痛应考虑上尿路梗阻，如结石或血块；血尿伴有单侧上腹部肿块多为肾肿瘤、肾积水、肾囊肿或肾下垂；血尿伴双侧上腹部肿块常为多囊肾；血尿伴膀胱刺激征多为下尿路炎症引起，其次为肾结核或晚期膀胱肿瘤等；血尿伴有下尿路梗阻症状见于前列腺增生症（BPH）和膀胱结石等。无痛性肉眼血尿，呈全程间歇性或持续性，应高度警惕泌尿系恶性肿瘤的可能，最常见的是膀胱肿瘤。

环磷酰胺等抗癌药物全身应用时，可引起化学性出血性膀胱炎。膀胱内灌注抗癌药物，如卡介苗、丝裂霉素等也可导致化学性出血性膀胱炎，有时伴有高热。盆腔肿瘤，如宫颈癌、前列腺癌、膀胱癌等在放疗后，可发生放射性膀胱炎，表现为严重肉眼血尿和下尿路刺激症状。

4. 血块的形状

尿液中含血块说明血尿程度较严重。新鲜血尿伴有大小不等、形态不规则的血块时提示膀胱或前列腺部尿道出血。肾或输尿管出血为黯红色，血块如条状或蚯蚓状，可伴有腰部疼痛不适，无排尿不畅。

5. 血尿的鉴别诊断

年龄和性别对分析血尿病因有帮助。年轻血尿患者多因泌尿系结石、感染、畸形或外伤所致；老年患者的血尿则提示膀胱肿瘤或 BPH；女性血尿一般与尿路感染、妇科疾病或月经污染有关；男性患者一般较少发生血尿，一旦出现血尿，往往提示有潜在病变，应详细检查。

肾实质疾病，如各型肾炎、肾病，可以引起血尿，多为镜下血尿，同时伴有高血压、水肿、蛋白尿、管型尿等。肾血管畸形（如动脉瘤、动静脉瘘、血管瘤、肾梗死等）导致的血尿特点为反复发作的镜下或肉眼血尿，多见于青少年患者。如肠系膜上动脉和腹主动脉之间角度过小，压迫左肾静脉，引起肾瘀血，可出现血尿，临床称为胡桃夹综合征。运动性血尿一般原因不明，可能与肾静脉瘀血，肾、膀胱黏膜血管损伤出血有关。

全身性疾病，如糖尿病、血友病、白血病等，可以发生血尿，有时为首发症状，应引起重视。后腹腔或盆腔的恶性肿瘤、炎症肿块等压迫、刺激、浸润泌尿系统时也可以出现镜下或肉眼血尿，多伴有患侧肾积水。

原因不明的血尿称为特发性血尿，约占血尿患者的 20%，可能的原因包括肾血管畸形、微结石或结晶、肾乳头坏死等。

二、脓尿

脓尿常为乳白色，浑浊，严重时有脓块，多见于尿路感染。正常人尿液中含有少量白细胞，如果尿沉渣镜检白细胞大于 5 个/HP 时，应视为异常。根据排尿过程中脓尿出现的时间及伴发症状可对病变进行初步定位。初始脓尿为尿道炎；脓尿伴膀胱刺激征而无发热多为膀胱炎；全程脓尿伴膀胱刺激征、腰痛和发热提示肾盂肾炎。

引起脓尿的泌尿系感染常分为非特异性感染和特异性感染两大类。非特异性感染的致病微生物以大肠埃希菌最常见，变形杆菌、葡萄球菌、肠球菌、厌氧菌、衣原体、真菌等较少见。特异性感染主要由结核分枝杆菌和淋病奈瑟菌引起。

三、乳糜尿

乳糜尿是指尿液中混有乳糜液而使尿液呈乳白色或米汤样，内含有大量脂肪、蛋白质、红细胞及纤维蛋白原。如其中红细胞较多，可呈红色，称为乳糜血尿。乳糜溶于乙醚，故乙醚可使乳糜尿变清，从而确诊乳糜尿。该试验称为乳糜试验，可鉴别乳糜尿与脓尿、结晶尿。乳糜尿的常见病因是丝虫病，其次为腹膜后肿瘤、结核或外伤等。

四、气尿

排尿时尿中出现气体，称为气尿，多见于尿路与肠道之间有瘘管相通时。这些瘘管除手术、外伤引起外，更多见于结核、炎性肠病、放射性肠炎、乙状结肠癌等。气尿也可见于膀胱、肾盂内产气细菌感染，糖尿病患者的发生率较高。尿中的产气菌分解高浓度的尿糖产生二氧化碳，排尿时便有气体出现。

五、尿量异常

正常成人每日尿量为 1 000 ~ 2 000 mL，平均 1 500 mL，尿比重波动在 1.003 ~ 1.030。通常情况下，尿量增加，尿比重则相应下降，以维持体液平衡。

1. 多尿

是指每日尿量 > 2 500 mL，典型患者每日尿量 > 3 500 mL。泌尿外科疾病中，多尿常见于急性肾后性肾功能不全的多尿期，是肾浓缩功能减退或溶质性利尿所致。

2. 少尿

临床上将每日尿量 < 400 mL 定义为少尿。突发性少尿是急性肾衰竭的重要标志。肾前性、肾性和肾后性因素都可造成少尿，见于休克、脱水、尿路梗阻、尿毒症等。

3. 无尿

临床上将每日尿量 < 100 mL 定义为无尿。持续性无尿见于器质性肾衰竭，表现为氮质血症或尿毒症，称为真性无尿症；结石或肿瘤引起输尿管完全性梗阻所致的无尿称为假性无尿症。急性血管内溶血也可以引起无尿。

（成　俊）

第四节　尿道分泌物

尿道分泌物是指在无排尿动作时经尿道口自然流出黏液性、血性或脓性分泌物。正常尿道口应无分泌物，只是在性冲动时由尿道口流出白色清亮的黏液。

一、血性尿道分泌物

血性尿道分泌物包括尿道出血和血精。尿道出血多来自尿道外伤或尿道、精阜肿瘤，患者常在无意中发现内裤上有陈旧性血迹。血精是前列腺、精囊疾病的特征性表现，病因以炎症、肿瘤或结核为多见。

二、脓性尿道分泌物

脓性尿道分泌物最多见于淋病奈瑟菌性尿道炎，表现为尿道流脓，并伴有急性尿道炎症状及尿道口红肿，挤压尿道近端后可见淡黄色脓液自尿道外口流出。淋病性尿道炎的诊断，可取少量脓液涂片行革兰染色，常在白细胞内查到革兰阴性双球菌。非特异性尿道炎的分泌物量较少，呈稀薄状或水样黄色。非特异性尿道炎的常见致病微生物为大肠埃希菌、链球菌、葡萄球菌、沙眼衣原体、解脲支原体等。

三、黏液性尿道分泌物

黏液性尿道分泌物见于性兴奋及慢性前列腺炎。性兴奋时，前列腺充血，腺泡分泌增加及腺管扩张，当腹压增高或会阴部肌肉收缩时，前列腺液便从尿道口流出。慢性前列腺炎患者常在清晨从尿道口流出少量色清的黏液性分泌物，或分泌物将尿道外口黏合。患者如果在大小便后，发现有少量乳白色、黏稠分泌物流出尿道外口时，俗称"滴白"，显微镜下检查可见较多的白细胞和脓球。

（成　俊）

第五节　肿块

由于泌尿系器官解剖位置较隐蔽，当这些器官出现肿块时，往往已存在一定时间。肿块多因肿瘤、畸形、感染、外伤、梗阻性疾病等所致。

一、腹部、腰部肿块

上腹部两侧或腰部发现肿块时，都应与正常肾相鉴别。体形瘦长的人，深呼吸时可触及正常肾下极，故肾下极肿块较上极更易扪及。当肾肿块可以触及时，应仔细触摸肿块的大小、质地、活动度、坚硬度，有无结节等。肾肿瘤多为实性，质地坚硬，表面光滑或呈分叶状。肿瘤早期时，有一定的活动度；晚期时肿瘤浸润周围组织而固定，此时多有局部剧痛的症状。肾中下极巨大肿瘤可越过腹部正中线。脓肾或肾周感染之肿块可有明显的腰痛、叩击痛，患者多呈向患侧弯曲的体位以减轻疼痛。肾囊肿和肾积水形成的肿块表面光滑，多有囊性感。

多囊肾一般是双侧性的，两侧上腹可触及巨大肾，表面呈囊性结节样。小儿腹部肿块常见于肾母细胞瘤和巨大肾积水，质地明显不同。肾损伤引起的肾周围血肿及尿液外渗时，在患侧腹部和腰部可触及痛性肿块，如出血未控制，肿块可进行性增大。肾下垂者，肾移动范围明显增大，坐位和侧卧位时均较易触及。

二、下腹部肿块

下腹部触及肿块时，首先应排除尿潴留。最可靠的方法是超声检查，其次是导尿术，如果导尿后肿块消失，并引流出大量尿液，表明肿块是膨胀的膀胱。

膀胱、盆腔内恶性肿瘤及隐睾恶变等患者都可以在下腹部耻骨上触及肿块。脐部常见肿块为结核性腹膜炎所致的粘连性包块，肠系膜淋巴结结核或肿瘤，横结肠包块及蛔虫团等；左下腹常见肿块为乙状结肠肿瘤、血吸虫病、左侧卵巢或输卵管包块；右下腹常见肿块为盲肠、阑尾的炎性病变、肿瘤及右侧卵巢或输卵管包块；下腹部常见包块为膨胀的膀胱、膀胱肿瘤、妊娠子宫及子宫肿瘤等。盆腔肿块除腹部检查外，还应经直肠或阴道进行双合诊，确定肿块大小、位置和活动度。

三、腹股沟区肿块

腹股沟触及肿块时，首先应考虑为疝，肿块多可回纳入腹腔，咳嗽时出现。如果疝内容物为大网膜时，触及为实性，应与淋巴结、精索囊肿或隐睾等相鉴别。

腹股沟肿大淋巴结多为炎性或阴茎癌转移。炎性淋巴结表现为压痛明显，活动度大，而癌性淋巴结多相互融合，质坚硬，活动度差，确诊需进行活检。如果阴囊空虚，在腹股沟处触及肿块时，首先应考虑隐睾。

四、阴囊内肿块

阴囊内容物包括睾丸、附睾和精索等。触诊发现阴囊内肿块时，首先应判断肿块所处的解剖位置。阴囊内肿块以斜疝最常见，其特征为无痛性肿块，可以还纳。睾丸鞘膜积液呈囊性，透光试验阳性。痛性肿块多为急性睾丸附睾炎，上托阴囊可使疼痛缓解；其次为睾丸扭转，多见于青少年，急性发病，睾丸上提，托起阴囊疼痛反而加剧，超声检查可明确诊断。

精索静脉曲张患者可在阴囊内、睾丸上极触及曲张静脉丛形成的软性肿块，站立时明显，平卧时缩小或消失，应与疝或交通性鞘膜积液相区别，超声检查可确诊。睾丸肿瘤质地坚硬，体积增大。附睾、精索肿瘤极为罕见。附睾结核早期与慢性附睾炎难以区别，晚期则表现为特征性的"串珠样"。

五、阴茎肿块

幼儿包茎内包皮垢可形成小肿块，但一般与皮肤不粘连。阴茎头部肿块常见于阴茎癌、乳头状瘤或尖锐湿疣。阴茎背侧或冠状沟处皮下条索状肿块，无压痛，质软如橡皮样，应考虑为阴茎硬化性淋巴管炎。阴茎海绵体炎时，阴茎红肿，可触及条索状硬结，压痛明显；慢性时，表现为纤维化或硬结。海绵体肿块多见于阴茎硬结症，肿块位于阴茎远端背侧，呈条索状，阴茎勃起后疼痛，严重时阴茎弯曲变形。

六、前列腺肿块

前列腺部触及肿块应注意区别肿瘤还是非特异性炎性结节、结核或结石。早期前列腺癌可以在前列腺表面触及孤立的硬结节；晚期时，癌肿占据整个前列腺，向直肠腔凸出，质地坚硬，表面结节感，不光滑，与周围界限不清。

（成　俊）

第六节　性功能相关症状

一、阴茎勃起功能障碍

勃起功能障碍（ED）是男性最常见的性功能障碍，指阴茎不能达到和维持足以进行满意性生活的勃起。根据病因，ED 分为心理性、内分泌性、神经性、动脉性、静脉性和医源性 6 大类；临床上则分为器质性 ED（动脉性、静脉性、神经性和内分泌性）、心理性 ED 及混合性 ED。器质性 ED 约占 50%，病因主要有糖尿病、心血管疾病、脑脊髓病变、服用药物等。

二、性欲障碍

1. 性欲低下

是指对性交的欲望意念冷淡或根本无要求，或厌恶而拒绝性交等。性欲低下男性患者在外界刺激下仍有阴茎勃起，这不同于 ED。而女性表现为无性高潮。导致性欲低下的病因以精神因素为主，多有与性有关的创伤史，也与器质性疾病有关。女性发病率明显高于男性。

2. 性欲亢进

是指性欲望、性冲动过分强烈和旺盛，造成性兴奋频繁，以性行为要求迫切、性交频率增加而自我感觉不满足为临床特点。患者常无自我主诉，多发现于性心理调查或性伴侣所述。

三、射精异常

1. 早泄

是射精障碍中最常见的疾病，发病率占成人男性的 35% ~ 50%。早泄是指阴茎能勃起，性交时当阴茎插入阴道前或接触阴道后，即出现射精，性生活双方都不满意。性交时射精快慢无一定的标准，个体差异很大。因此，有正常性功能的男性在性交时偶尔出现射精过早，不应视为病态；只有经常射精过早，以致不能完成性交全过程时，才视为早泄。

2. 不射精

是指性欲正常的男子在性交过程中，勃起的阴茎插入阴道后，始终达不到性高潮且不能产生节律的射精动作，也没有精液射出尿道外口的一种异常现象。射精活动是神经、内分泌、生殖系统共同参与、协调的复杂生理反射结果，以上任何部位的病变均可以引起不射精。

不射精根据病因分类如下。①功能性不射精。由于射精中枢受到大脑皮质的抑制或者由于脊髓射精中枢反应阈值太高或性刺激程度不足，正常性交动作不能诱发射精，但可以有梦精或手淫射精，主要病因有各种精神心理障碍、长期手淫、阴道松弛等。②器质性不射精。脊神经损伤、医源性射精神经系统受损等可以导致不射精，患者性交中还是睡梦中均无射精现象。③药物性不射精。部分药物可抑制射精，如镇静药、安眠药、抗抑郁药等，影响程度与药物剂量及用药时间有关。④混合性不射精。多由精神心理因素和服用药物造成。

3. 逆向射精

是指患者性生活随着性高潮而射精，但是射精时精液全部自后尿道逆向流入膀胱，不从尿道口流出。正常射精时尿道内口闭锁以防止精液向膀胱逆流，而逆行射精则是由于尿道内口关闭不全，导致精液逆行射入膀胱。原发性逆行射精较为罕见，继发性逆行射精可见于前列腺电切术后、尿道外伤等。逆向射精的诊断依据是射精后尿液中含大量精子。

4. 射精痛

性兴奋或射精时患者感阴茎根部或会阴部疼痛，被迫中止性交，或遗精时痛醒。射精痛的病因有精囊炎、前列腺炎、前列腺结石、附睾炎、尿道狭窄等。由于射精痛，使患者畏惧射精，可能发展成心理性 ED 或功能性不射精。

四、无性高潮

无性高潮是女性常见的性功能障碍，是指女性有正常性欲，但在性交中仅有低水平快感，很少出现或从不出现性高潮，从而得不到性满足。

五、血精

血精是男科临床最常见的症状之一，是指精液中混有血液。血精可呈鲜红色、咖啡色或黯红色，含血凝块或仅在显微镜下有少量的红细胞。血精的常见病因有：①精囊及前列腺疾病，如精囊炎、前列腺炎、前列腺及精囊的结核、结石、损伤等；②肿瘤，如精囊及前列腺的癌肿，精阜乳头状瘤；③血液病，如血小板减少性紫癜、白血病等；④其他，如精囊静脉曲张、会阴部长期反复压迫、精阜旁后尿道上皮下静脉扩张破裂等。

（成　俊）

第七节　全身症状

发热、寒战是泌尿生殖系感染最常见的全身症状。对体重明显下降的老年人应进行详细检查，排除恶性疾病。

一、发热

发热是当机体在致热原作用下或各种原因引起体温调节中枢的功能障碍时，体温升高超出正常范围（36.2～37.2 ℃）。在对发热为主诉的患者进行问诊时，特别要重视发热热型、有无寒战、诊治经过及传染病接触史、手术史、服药史等。

1. 发热类型

常见的热型有稽留热、弛张热、间歇热、不规则热、癌性发热、波状热、消耗热，泌尿外科疾病常见热型为间歇热和不规则热，前者见于慢性泌尿生殖系统感染，后者主要见于肾癌。在疾病过程中，两种或两种以上热型交互存在，热型可由典型稽留热变为弛张热。由于抗菌药物的普遍应用，可及时控制感染，或由于解热药与肾上腺皮质激素的应用，也可使发热变为不典型。此外，热型还与个体反应有关，如老年人发热体温可不高或甚至无发热。

根据体温高低，发热可分为 3 种，即低热（37.3～38 ℃）、中热（38.1～39 ℃）、高热（39.1～41 ℃）。

2. 发热与泌尿外科疾病的关系

发热对泌尿系统有一定的影响。体温上升和持续高热时，体内的水分和钠盐潴留，同时肾小管的再吸收功能增强，导致尿量减少、比重增高，尿中氯化物含量降低。感染性发热时由于高热和病原体毒素的作用，可以使肾实质细胞发生变性，尿中出现蛋白和管型。

严重泌尿系统感染可引起急性发热，见于急性肾盂肾炎、急性前列腺炎和急性附睾炎等。对于有尿路梗阻，特别是输尿管结石引起的上尿路梗阻的患者，症状的出现提示败血症，必须及时解除梗阻因素，引流尿液。发热伴膀胱刺激征和肾区叩压痛时，应考虑肾盂肾炎、肾周围炎或肾周脓肿等。

慢性尿路感染是女性患者常见的低热病因。部分患者可无明显的尿路刺激症状，甚至尿常规检查也可正常，而仅以低热为唯一临床表现。疑为尿路感染所致的低热时，应反复多次地进行尿常规检查和培养，中段尿每高倍视野有 5 个以上白细胞，细菌培养阳性，且菌落计数 $>10^5$/mL 时，则诊断可以成立。

恶性肿瘤有时首发症状为低热。肾癌患者发热的发生率为 10%~20%。部分患者发热是其就诊的唯一症状，常为 39 ℃ 以下的低热，偶为稽留热。发热原因多认为与肿瘤产生的致热原有关。另有研究发现，原发性肿瘤可能分泌白细胞介素 6（IL-6）从而导致肿瘤性发热。在切除肿瘤后，体温多能恢复正常。

3. 原因不明的发热

病因可概括为 4 大类，即感染、肿瘤性疾病、结缔组织-血管性疾病、诊断不明。其中感染、肿瘤性疾病、结缔组织-血管性疾病 3 大类占约 80% 以上患者的病因。在年龄方面可区分为 3 个不同的组别，6 岁以下的不明原因发热以感染性疾病为多见，特别是原发性上呼吸道、泌尿道感染或全身感染；6~14 岁年龄组则以结缔组织-血管性疾病和小肠炎症性疾病为最常见；14 岁以上的年龄组，虽然感染性疾病仍占首位，但肿瘤性疾病的发病率明显增长。

二、恶病质

恶病质也称恶病体质，是晚期恶性肿瘤患者极度消瘦、衰竭的一种表现，严重影响患者的治疗效果和生活质量。具体表现有厌食、贫血、进行性体重下降、极度消瘦，皮肤干燥松弛、肋骨外露、代谢失常等，俗称"皮包骨头"。据统计，约 50% 癌症晚期患者伴有恶病质，其中 10%~25% 的患者死于恶病质。

造成恶病质主要有 3 方面因素。①肿瘤的全身作用。由于肿瘤过度、过快生长，尤其是全身多脏器转移后，增加基础代谢率或改变酶的利用，消耗了大量的热量和蛋白质，如果继发出血、发热和继发感染时，这种消耗会成倍增加。②肿瘤的局部作用。如胃肠道的梗阻，造成食欲明显下降，甚至完全不能进食，加重了消耗程度和速度。③治疗对局部和全身的影响。

（成　俊）

第二章

泌尿外科腹腔镜技术

随着内镜技术、腔内操作技术和物理止血技术的不断发展，腹腔镜手术在泌尿外科领域的应用日益广泛，基本覆盖了所有泌尿外科的手术范畴，已经从简单的切除性手术发展到了复杂的重建性手术阶段。有一部分腹腔镜手术已取代传统手术成为首选术式。现代腹腔镜手术将逐渐成为泌尿外科的主流手术，起到越来越重要的作用。

第一节 腹腔镜在泌尿外科的应用概况

1991 年 Glayman 首次成功施行腹腔镜肾切除，同年 Schuessler 等报道首例盆腔淋巴结清扫术。1992 年 Gaur 成功进行经腹膜后途径腹腔镜手术。我国于 1992 年由那彦群等率先开展了腹腔镜手术，目前趋于标准化和规范化。

泌尿外科腹腔镜手术种类涉及泌尿外科大部分领域，可分为 3 大类：肾上腺、肾等切除性手术；肾盂成形、前列腺癌根治等重建性手术；复杂的综合性手术，如膀胱全切及尿流改道术等。

腹腔镜的手术方法，除了标准腹腔镜外，近来开展了新的手术模式。①手助腹腔镜手术。方法是助手通过特制的带有密封圈的袖套伸入一手，进入手术野中协助腹腔镜操作，器官切除后可从袖套皮肤切口完整取出。目前手助腹腔镜手术较为肯定的适用范围是作为初学者的过渡和活体供肾切除术，以最大限度缩短手术时间，减少供肾热缺血时间。②针式腹腔镜手术。采用比标准腹腔镜更为精细的器械，如直径 <3 mm 的观察镜和操作件，进行各类腹腔镜手术，使皮肤创口更加微细，手术创伤进一步减小。1998 年，美国泌尿外科医生 Gill 等率先应用针式腹腔镜行泌尿外科手术（肾上腺切除）。③机器人腹腔镜手术。随着现代通信技术以及计算机网络的发展，可以使一个地域的医学专家通过操作另一个地域的机器人实施外科手术，即远程外科。机器人腹腔镜系统是一种自动的、位置可控的、具有可编程能力的多功能机械臂系统，具有三维立体图像、医生位置舒适、操作精细等特点。

目前可提供的已商业化的手术机器人主要有 3 种：伊索系统（USA）、宙斯系统（USA）和达·芬奇系统（USA）。最为成功的手术机器人系统是达·芬奇系统。

（成　俊）

第二节 腹腔镜手术的适应证与禁忌证

一、适应证

1. 肾上腺手术

腹腔镜肾上腺切除术适用于绝大多数肾上腺外科疾病，包括：①引起皮质醇增多症和原发性醛固酮增多症的肾上腺增生性疾病和肾上腺皮质肿瘤；②引起儿茶酚胺增多症的肾上腺髓质增生及肾上腺嗜铬细胞瘤；③直径大于 1 cm 的无功能偶发瘤；④局限性肾上腺恶性肿瘤；⑤原发灶明确的孤立性肾上腺转移癌。曾被视为腹腔镜手术禁忌证的大体积肾上腺肿瘤（直径大于 6 cm），随着术者操作经验的积累，成功切除较大肿瘤的报道不断增多。患者过于肥胖、妊娠及有同侧上腹部手术史等曾被视为腹腔镜的相对禁忌证，目前也有成功案例的报道。

2. 肾脏手术

目前腹腔镜开展了肾切除术、保留肾单位的肾部分切除术、肾癌根治性切除术、肾囊肿去顶术、肾蒂周围淋巴管结扎术、重复肾切除术、根治性肾输尿管全长切除术、包膜下肾切除术、肾盂输尿管成形术、肾下垂复位固定术、活体供肾取肾术等。体积较小且无粘连的无功能肾或萎缩肾是腹腔镜肾切除术的理想病例。随着术者操作经验的积累，较大肾癌、肾周围粘连严重如肾结核等以前视为腹腔镜手术的禁忌证，目前也有成功的报道。

3. 输尿管手术

通过腹腔镜可以治疗肾盂输尿管连接部梗阻和输尿管狭窄，还可以治疗腹膜后纤维化、下腔静脉后输尿管所致的输尿管梗阻、输尿管膀胱再植术。对于体外冲击波碎石术（ESWL）、输尿管镜和经皮肾镜碎石取石术（PCNL）取石失败的输尿管结石；合并输尿管或邻近组织其他病变需要同时处理；直径大于 1.5 cm，需行多次 ESWL 或输尿管镜治疗，或输尿管扭曲估计 ESWL 或输尿管镜治疗比较困难者可行腹腔镜输尿管切开取石术。

4. 膀胱手术

腹腔镜根治性膀胱切除术适用于有肌层浸润的局限性膀胱高级别尿路上皮癌，复发性膀胱尿路上皮癌，原位癌及膀胱非移行细胞癌等。不伴有膀胱出口梗阻且憩室口较小的原发性膀胱憩室可以通过腹腔镜治疗。其他腹腔镜手术有膀胱部分切除术、肠道膀胱扩大术、输尿管膀胱抗反流术等。

5. 前列腺手术

腹腔镜前列腺根治性切除术主要适用于局限性前列腺癌，临床分期 $T_1 \sim T_{2c}$、预期寿命 ≥ 10 年的患者。近期行经尿道前列腺增生电切术（TURP）后，最好术后 3 个月再行根治性前列腺切除术。而行前列腺系统穿刺活检后，则最好 6~8 周后再行根治术。

6. 淋巴结清扫术

包括盆腔淋巴结清扫术、腹膜后淋巴结清扫术和腹股沟淋巴结清扫术。淋巴结清扫的范围可影响肿瘤特异性生存率，另外盆腔淋巴结清扫术已成为肌层浸润性膀胱尿路上皮癌的标准手术内容。

7. 隐睾探查或切除术

适用于睾丸位于腹股沟管以上的高位隐睾或睾丸虽然位于内环口，但是在腹股沟区不能扪及者。

8. 精索静脉高位结扎切除术

用于治疗原发性（非梗阻性）精索静脉曲张，双侧需要同时手术时腹腔镜则显示出明显优势。

二、禁忌证

（1）患有严重出血性疾病、心肺疾病和不能耐受麻醉和手术的其他全身性疾病时，不应进行手术。

（2）手术通路、手术部位或器官急性感染时不应选用腹腔镜手术，如腹腔感染、肾周感染、泌尿系感染等。既往有肾周、肾感染或二次手术估计局部粘连较重者慎用腹腔镜手术。

（3）既往腹腔内感染或手术，有腹腔内粘连者最好不选择腹腔途径，腹膜后途径则不受此项限制。

（4）过度肥胖者因脂肪组织较多，显露泌尿系统较困难，应慎用腹腔镜手术。

慎用腹腔镜手术的情况有：原有腹腔内炎症、手术、创伤史，明显肠扩张；特别肥胖者；有肝硬化和门静脉高压症；有心肺功能不全者；未纠正的凝血功能障碍。腹腔镜手术术中发生出血、脏器损伤、解剖困难及心肺功能不全者，以中转开放性手术为宜。

（成　俊）

第三节 腹腔镜手术的麻醉与体位

一、麻醉

1. 麻醉方式

一般采用气管插管全身麻醉，常用方式为静吸复合麻醉＋肌松药＋气管插管＋间歇正压通气或双向高频喷射通气。精索静脉高位结扎、隐睾探查切除、肾囊肿切除等较容易且手术时间短的可选用腰椎麻醉或连续硬膜外麻醉。

2. 诱导麻醉

静脉诱导或吸入诱导麻醉均可。常选用芬太尼、阿芬太尼作静吸复合麻醉和诱导联合用药的首选。

3. 维持麻醉

维持麻醉一般使用氧气、氧化亚氮、吸入麻醉药辅以肌松药、吗啡类药物。

二、体位

患者手术体位主要根据所做手术种类及术者习惯而定。泌尿外科腹腔镜手术中，经腹腔途径常采用仰卧位，而经腹膜后途径采用侧卧位。

1. 仰卧位

上腹部手术常采用头高足低位；下腹部手术或盆腔手术则采用头低足高位。

2. 侧卧位

泌尿外科最常用的体位，适用于肾上腺、肾等腹腔镜手术，患侧在上，健侧在下。

3. 斜卧位

经腹腔入路的肾上腺和上尿路手术时，常采用患侧抬高45°～60°的斜卧位，以利于腹腔脏器向健侧推移，更好地暴露结肠旁沟和手术野。

（成　俊）

第四节 腹腔镜手术入路

标准腹腔镜手术入路有2种：经腹腔途径和经腹膜后途径。早期的泌尿外科腹腔镜手术均采用经腹腔途径，目前多采用经腹膜后途径。入路的选择主要取决于病变的大小和部位、有无既往手术史和手术者的习惯。

一、经腹腔入路

经腹腔途径可进行所有的腹腔镜手术。该径路的优点是解剖标志清楚，手术空间大，视野清晰，必要时可同时处理双侧病变，所以早期的泌尿外科手术均经腹腔路径进行。其缺点为所需通道较多，需4～5个，而且存在着易损伤腹内脏器、污染腹腔、引起肠麻痹，甚至有肿瘤种植危险。腹腔有外伤、手术史或粘连时不易操作。泌尿系统为腹膜后和腹膜外器官，经腹腔手术路径远，对腹腔干扰大，因此目前泌尿外科腹腔镜手术多采用经腹膜后途径。既往有腹部手术和腹部感染病史谨慎采用。

二、经腹膜后入路

腹膜后间隙多为疏松组织，无重要血管及神经组织。1992年Gaur率先利用类似血压气泵和袖带样结构的腹膜后气囊分离器先扩张后腹膜间隙，形成人工后腹膜腔，再建立气腔。有报道，利用侧卧位借助重力使腹腔内脏器移向对侧，可以直接应用镜体直视下建立腹膜后间隙法（IUPU）。

腹膜后入路的主要优点：对腹腔内脏器干扰小，并减少内脏损伤的可能；易于鉴别肾动脉，以及处理肾背侧病变,不受或少受腹腔内既往有手术、创伤、感染等病史影响;CO_2 吸收量小,可防止细菌、尿液对腹腔内的影响,减少了胃肠反应及术后腹腔感染和粘连的机会;并发症少,恢复快。主要缺点:存在解剖标志不明确、操作空间受限、止血不便、工作通道间距较近、立体感欠佳等缺陷,给手术操作带来一定困难;对于病灶大、手术操作复杂、过度肥胖、既往有腹膜后手术史、双侧病变需同时处理者,宜选用经腹腔途径手术。

建立腹腔后腔隙的操作常用的有两种方法:①腋后线肋缘下切一小口,用手指伸入腹膜后间隙,分离后放入水囊撑开再置套管;②将气腹针插入腹膜后间隙充气,再穿刺插入套管直接分离。用第 1 种方法能保证水囊置入腹膜后间隙,操作较容易,但较烦琐。切口较大时会有漏气现象,需用丝线缝 1 ~ 2 针收紧切口。实际操作中可以根据情况灵活选择或联合应用两种方法。

术中解剖标志的识别及手术并发症的防治是开展经腹膜后腹腔镜手术需要注意的重要问题。腰大肌是镜下最重要的解剖标志,其他还有肾周筋膜、腹膜、肾等。

经腹膜后腹腔镜手术常见的并发症:①皮下气肿,一般都能够自行吸收,严重时可导致纵隔气肿及气胸的发生;②术中高碳酸血症,导致苏醒困难,因此术中当 $PaCO_2$ 过高时要停止气体的灌注;③术后继发性腹膜后间隙出血,原因有术中的止血不彻底或穿刺通道的出血未引起注意,可通过术毕的认真检查来预防;④术后肠麻痹、肠胀气,其发生与手术时间长、腹腔神经丛受刺激有关,一般不需要做特殊处理,必要时可行胃肠减压治疗;⑤气胸,与术中损伤膈肌或穿刺时损伤胸膜反折有关,一般通过穿刺抽气或闭式引流解决。

(成　俊)

第五节　腹腔镜手术基本操作

腹腔镜手术基本操作技术与传统性开放手术具有共性,即暴露、分离、止血、缝合、打结及钉合技术。

一、穿刺

常用的套管有重复试验的前端锥形套管、带有保护鞘的一次性使用套管和钝头套管（Hasson 套管）3 种基本类型。

(一)经腹腔入路

患者取仰卧位。一般先在脐上缘或脐下缘做一长 1 cm 左右的皮肤切口。在这个位置,腹膜附着于腹白线,易于进针,而且腹白线上血管少,不易发生穿刺点渗血。再以布巾钳夹住切口两侧皮肤,向两侧提起以固定腹壁。应避免腹壁牵拉过高,使脐周围腹膜呈伞状隆起,如此气腹针易插入腹膜外间隙。然后,术者握住 Veress 气腹针的针柄,腕部用力垂直或略向脐部方向插入腹腔。因气腹针先后穿过腹白线和腹膜,常有两次突破感。

气腹针是否进入腹腔,可用以下方法来证实。①抽吸试验。用注射器抽取 5 ~ 10 mL 生理盐水,经气腹针推入,如无阻力且反复抽吸无注入盐水抽回,说明针尖位于游离腹腔内;如抽回注入盐水,提示针尖在腹膜外间隙,需重新穿刺;如抽出血液或肠液,提示针尖位于血管或肠腔内,应重新穿刺,并检查损伤器官,必要时需中转开放手术。②充气试验。估计气腹针位于腹腔内后,将注气管与气腹针相连,开始充气并观察腹内压的变化。如针尖位于游离腹腔内,初始充气时腹内压不应超过 1.3 kPa（10 mmHg）,随充气量增加而腹内压逐渐升高;如果初始充气压力就高于此数值,可能气腹针与网膜或肠管贴附或腹部肌肉松弛不够,可上提腹壁或调整气腹针位置;如果腹内压仍高于此数值,表明气腹针位于腹膜外间隙或其他有限的空间。③叩诊试验。游离腹腔充气后,腹壁均匀膨隆,肝浊音界消失。如果腹壁不对称膨胀,提示腹膜外间隙充气或气体被注入胃肠道内。

（二）经腹膜后入路

1. 体位

常规采用完全健侧卧位，腰部垫枕，升高腰桥，使腰背筋膜略有张力即可，一是容易定位，二是气腹针容易插入。

2. 建立腹膜后腔和放置套管

（1）Hasson 技术：腋后线第 12 肋缘下切开皮肤 2 cm 左右，以能伸入术者的示指为宜，长弯血管钳钝性分离至腹膜后腔，用示指扩大腔隙，将自制扩张球囊（乳胶手套的中指套在 16F 导尿管上，用丝线扎紧手指套）放入腹膜后腔，充气 600~800 mL，维持球囊扩张状态 3~5 分钟后排气拔除。球囊放置位置依手术要求而定，如肾上腺、肾上部则将气囊放置在肾上极旁；如为肾中部或上段输尿管手术则气囊最好位于肾门附近；如为中段输尿管及其下面手术则可放置在腰大肌旁边。在示指的引导下，当手指感知套管尖部时，将套管朝向手指的左侧或右侧偏移，旋转加力后刺入。在腋前线肋缘下放置第 1 个套管。在腋中线髂嵴上放置第 2 个套管。在腋后线第 12 肋缘下放置第 3 个套管，并缝合以防漏气。

（2）Veress 气腹针技术：一般在髂嵴上缘 2 cm 与腋中线交叉点处垂直插入气腹针，待针刺有突破感后即停止，进入腹膜后间隙，连接气腹机充气扩张后腹腔，然后在穿刺点盲穿置入初始套管，用腹腔镜镜体做钝性分离扩张，在腹腔镜监视下再放置其他工作套管。

（三）套管穿刺的并发症及预防

套管穿刺并发症多发生在气腹针盲目穿刺时，虽然发生率不高，但国内外文献时有报道。穿刺并发症最多见的是肠管穿孔，其次是膀胱穿孔、大网膜血肿等。最严重的并发症是刺伤腹腔内大血管，如下腔静脉、腹主动脉或髂血管，可引起急性大出血、失血性休克而死亡。为了避免发生并发症，可采用如下措施。

（1）腹壁固定十分重要，常用的方法有：①术者用手提起腹壁；②术者和助手分别用手提起脐部两侧腹壁；③术者和助手分别用布巾钳提起脐部两侧腹壁。使用布巾钳固定戳孔两侧腹壁最为可靠，可以避免牵引时突然滑脱，造成穿刺过深而损伤脏器。

（2）当考虑肠管与脐周腹壁粘连时，术前可使用超声来判断有无肠管与腹壁粘连及粘连的部位。如果高度怀疑有粘连，应更换穿刺位置，离原手术切口至少 3.0 cm 以上。有上腹部手术史者，选择在脐下缘穿刺；有下腹部手术史者，在脐上缘穿刺。

（3）既往有多次腹部手术、腹部外伤及弥漫性腹膜炎史的患者，考虑到腹腔内广泛粘连，任何部位的穿刺都是危险的，此时，选择开放式插管最为安全。在脐周做一 1.5~2.0 cm 切口，逐层切开至腹膜，手指进入腹腔分离切口旁粘连，再放入钝头套管，并缝合腹膜固定，以防切口漏气和术中套管脱出。

（4）穿刺时使用腕部力量旋转刺入，切忌肩部用力或暴力操作；放置第 1 支套管时最好使用带有保护鞘的一次性套管针，其余套管的放置应在腹腔镜监视下完成。

二、气腹

目前建立气腹主要选择 CO_2 等气体，主要原因是因为腔内要使用电刀、超声刀等器械，可以避免产生大量烟雾影响视野。当腹腔内注入一定量的 CO_2 后，腹内压升高，膈肌运动受限，导致非顺应性降低，肺通气功能受损；还可引起下腔静脉回流受阻，回心血量及心排血量减少。腹内压越高，这种变化越明显。CO_2 气腹还可引起高碳酸血症、酸中毒、皮下气肿、气胸及气体栓塞等并发症。

为了减少 CO_2 气腹对循环呼吸系统的影响，初始充气速度不宜过快，以 1~2 L/min 为宜。待注入 2 L 左右 CO_2 时，若患者血压、心率平稳，可改为高流量充气，直至腹内压达到 1.6~1.9 kPa（12~14 mmHg），腹内压不应超过 2.0 kPa（15 mmHg）。

三、视野与扶镜

（一）视野

手术野显露的方法如下。①改变患者体位。体位改变后，游离的脏器沿重力作用向低位方向移动，腹内气体起到推压作用，使术野显露。上腹部手术可采用头高足低位（约30°），下腹部或盆腔手术用头低足高位；腰部手术则将患侧身体抬高。②器械推压牵拉。为了使视野显露更好，可用器械牵拉、推压一些非游离的脏器或丰满的脂肪组织。在推压、牵拉时使用钝头无损伤抓钳、扇形拉钩或剥离棒，不能使用锐利器械，以免发生脏器损伤。③排尽脏器内气体。将胃内气体和液体排尽有利于上、下腹部手术野的显露。下腹部手术还需排空膀胱。

腹腔镜手术在进行组织电切和电凝时，会产生烟雾，此时，可以开放气腹针外套管，放出烟雾，保持视野清晰。

（二）扶镜

扶镜是视野显露清晰的重要一环。术者和扶镜助手常站在同一侧。术者双手各持一器械进行双手操作，扶镜助手则扶镜保持视野显露清晰。扶镜助手不仅要将视野始终对准手术操作区域，并避免血液沾上镜头，还要求掌握手术步骤，领会术者的操作意图，并始终保持镇静。

扶镜器，包括固定卡、机械臂和固定支架，由于采用了能完成空间三维运动和旋转运动，且当任意运动完成后又能保持运动终止时的空间位置的机械结构，当腹腔镜固定在与机械臂相连的固定卡上时，可任意调节腹腔镜的观察视野，腹腔镜手术时，减少了1名扶镜的医生，节约了劳动成本，同时主刀医生可以按照自己的意愿方便地调整腹腔镜的观察视野，降低医生的劳动强度，缩短手术时间。

四、分离

腹腔镜手术过程中的分离技术与开放性手术相同，通过分离将病变组织切除。腹腔镜分离技术有钝性分离、电凝分离、锐性分离、超声刀分离、激光分离与水流分离。

1. 钝性分离

包括用血管钳、分离棒及冲洗吸引器等器械进行剥离或分离。剥离主要用于有层面、无血管的疏松组织间隙，如脏器的被膜、粘连和脂肪组织的分离。组织间有了裂隙后再用分离钳由浅入深、逐层分离，减少出血。有了间隙后再用钩状电凝器进行电凝分离。电凝棒也可进行钝性分离，还可以电凝止血。钝性分离比钩状电凝器分离更安全，不过手术时间较长。

2. 电凝分离

是腹腔镜手术中最常用的分离方法，它有凝固血管和切断组织的作用，主要用于有小血管的组织。钩状电凝器主要用于易分离的组织，而铲状电凝器主要用于紧密粘连、界面不清而难以分离的组织离断。电凝分离不需钳夹组织，对保留脏器损伤小，可做一些精细分离。不过，电凝时对周围组织有热效应，因此必须提起组织，保持一定张力，先凝固后离断或同时进行。

3. 锐性分离

主要采用剪刀进行分离。无血管的粘连或组织可直接用剪刀剪断，有血管的组织可以先电凝、然后剪断。若组织较厚则先用剪刀行钝性分离，分开后再剪断或电凝后剪断。

4. 超声刀分离

超声刀的工作原理是通过超声发生器使金属刀头发生高频机械振荡，气化组织内水分，达到切割分离及凝固止血的效果。超声刀的锐刃用于快速切开，钝刃用于止血切开，用于大血管（可凝固直径＜3 mm的血管）的凝固切开。超声刀的优势在于热损伤轻，可安全地用于重要脏器附近的泌尿外科手术；操作中仅产生少量汽化水雾，视野清晰；无焦痂产生，易于愈合；无电流传导伤，更安全。有了超声刀，术中分离组织和剪断血管迅速、安全，节约大量时间。因超声刀兼具精确切割分离和凝固止血的特点，近年来得到广泛应用。

5. 激光分离与水流分离

激光能凝固、切断组织，但设备昂贵，临床使用少。水流分离则通过高压水泵产生的高压水流，分离疏松组织。

五、止血

术中止血是腹腔镜手术的基本操作技术之一。常用的止血技术有单极或双极电凝、激光高温止血、超声刀凝固止血、氩气刀喷射止血、钛夹及缝扎止血等。常用的止血方法有以下几种。

1. 电凝止血

仅适用于小血管的出血和渗血。钩状电凝器可用于血管细、出血少的组织分离和电凝止血。铲状电凝器的接触面广，对片状渗血的止血效果好。双极电凝通过传递高频电能到双极镊子两端之间的血管，使其脱水而凝固，热能弥散范围较小，可有效处理 3 mm 以内的血管。

电凝止血能产生较多烟雾，影响视野的清晰，排出烟雾又要延长手术时间，不如氩气刀和超声刀好用。

2. 超声刀止血

可处理 3 mm 以内的血管，能量传播不超过 0.5 mm，几乎无热损伤，无焦痂，产生烟雾少，手术野清晰。

3. Ligasure 血管闭合系统

采用实时反馈和智能主机技术输出高频电能，结合血管钳口压力使血管壁融合成透明带，形成永久性管腔闭合。能闭合直径 7 mm 以内的动脉和静脉。

4. 夹闭止血

常用于大血管的夹闭。夹闭血管的夹子有两种：一种是钛夹，最常用。夹子外形有 V 形和 U 形两种，效果相同，各有与其相配的施夹器。该类夹子施夹时如用力不当或所夹组织过多，可能不牢固，以致发生出血或漏血。另一种是 Hem-o-Lok，是一种带锁扣的塑料结扎夹。适用于夹闭较粗的血管如肾动脉和肾静脉，比钛夹牢固。

可依据血管和管状组织的直径选择适合型号的夹子。一般近心端要保留 2 个以上夹子，切除的一侧可上 1 个钛夹或仅行电凝。在施夹时，夹子最好与血管或组织垂直，均匀着力。在双侧均上好夹子后，用剪刀在两者间剪断，近心端至少要留 2 mm 的残端，以免夹子滑脱。在没有看清出血点或周围关系时只能钳夹，不能盲目施夹或电凝，以免加重重要脏器、组织的损伤。

5. 直线切割吻合器（Endo-GIA）止血

腔内吻合器能快速、安全地切割组织，封闭较大血管。使用前根据欲处理组织的厚度和宽度选择合适的钉仓，钉合时要注意把未钉合的组织包括在内。

6. 结扎止血

血管较粗时恐钛夹不牢固，可在钛夹夹闭血管前后结扎 1 次，常用 Roeder 套。为防止 Roeder 套的滑脱，可在 Roeder 套结上再上 1 个夹子。

打结按线结性质分为滑结和外科结两种。滑结有 Roeder 结、渔翁结（Fisherman 结）和 Wister 结 3 种，其中以 Roeder 结最为常用，并有用干肠线做成的套环成品出售。外科结比滑结牢固，现多在腔内进行。掌握了腔内打结技术可做一些难度较高、较复杂的手术，并减少吻合器的应用，降低手术费用。

7. 止血纱布覆盖或医用生物胶喷洒

当遇到电凝止血不满意的渗血面时，可在渗血部位覆盖止血纱布或喷洒医用生物胶。先用抓钳将体外的止血纱布经套管送入渗血处，再盖好创面，用周围组织压迫固定。喷洒医用生物胶的方法是通过一长塑料管，直接将生物胶喷洒在渗血创面上，或止血药物局部给予，如巴曲亭（注射用矛头蝮蛇血凝酶）。

8. 开放止血

绝大部分的出血经上述方法可有效控制，如果发生大血管破裂、出血迅猛或出血的血管回缩组织中无法止血时，应立即中转开放手术进行止血，以免延误抢救时机。

六、缝合打结

腔内缝合打结技术是腹腔镜手术中较难掌握的基本技能之一，主要用于重建性腹腔镜手术。缝合用的器械包括针持、缝针和缝线。现在应用的针持咬合面与开放手术所用的针持相似，且两叶变长，夹针更牢固。初期使用的缝针是直针带线，便于自套管内置入，但在腹腔镜下直针缝合比较不便，以后改为前端稍弯、针体直、似滑雪板的缝针，放入和使用均方便。所用缝线一般固定在缝针尾部，为人工合成可吸收的编织缝线，如 Dexon、薇乔线等，不易脱落，有一定弹性，质地结实耐受牵拉，打结较丝线方便。

缝合操作最好术者双手进行操作。右手握夹好针线的针持，左手握 1 把前端有适当弯度的分离钳，左手钳夹组织边缘，协助缝合和拔针。缝合后可根据需要在腔内或腔外打滑结或外科结，也可根据需要做间断缝合或连续缝合。其缝合技术与开放手术一致。

缝合技术虽然有发展，但仍是一种费时、费工的操作。现开发出许多腹腔镜手术使用的钉合器和吻合器，使缝合更迅速、更可靠。

（成　俊）

第三章

泌尿系统损伤

第一节　肾脏损伤

　　肾脏深藏于肾窝，受到周围结构较好的保护：其后面上部与膈肌接触，并借膈肌和第11、第12肋相邻；下部和腰大肌、腰方肌相邻；两肾顶端都有肾上腺覆盖，两肾的前面各不相同，右肾前面上部紧贴肝右叶下面，下部与结肠肝曲相邻，内侧与十二指肠降部相邻，左肾前上部与胃底及脾脏相邻，中部有胰尾横过，下部与空肠及结肠脾曲相接。正常肾脏有1～2 cm的活动度，故肾脏不易受损。但从另一方面观察，肾后方的骨质结构也可以引起肾损伤，如下位肋骨骨折的断端可穿入肾实质；肾脏被挤于脊柱和其横突之间而受到损伤。

　　肾损伤的概率不高。肾损伤常是严重多发性损伤的一部分。肾损伤大多见于20～40岁的男性，这与从事剧烈体力劳动和体育活动有关。男女病人数之比约4∶1。但婴幼儿的肾损伤比较常见。这与其解剖特点有关。①婴幼儿肾脏相对较大，位置较低。②保护性的肾周脂肪较少，肌肉也不发达。③具有缓冲作用的肾周筋膜发育不全，肾脏直接依靠着相当紧张的腹膜。④有时患者有先天性肾积水、肾胚胎瘤等疾病而易发生损伤。有人统计，每2 000例住院儿童中即有1例肾损伤，而15岁以下的儿童占所有肾损伤病例的20%。在婴幼儿中性别对肾损伤发病机会的影响不明显。肾损伤大多是闭合性损伤，占60%～70%。可由直接暴力（如撞击、跌打、挤压等）或间接暴力（如对冲伤）所致。开放性损伤多见于战时和意外事故。无论是由冷兵器还是火器所致，常伴有其他脏器的损伤，后果严重。偶然医疗操作如肾穿刺、腔内泌尿外科检查或治疗时也可发生肾损伤。

一、病因

1. 直接暴力

肾区受到直接打击，躯体跌倒在坚硬的物体上，或被挤压于两个外来暴力的中间。

2. 间接暴力

高处跌落时，双足或臀部着地，由于剧烈的震动而伤及肾脏。

3. 穿刺伤

常为贯通伤，可以损伤全肾或其一边，一般均伴发腹腔或胸腔其他内脏损伤。

4. 自发破裂

肾脏也可无明显外来暴力而自发破裂，这类"自发性"的肾破裂常由肾脏已有的病变如肾盂积水、肿瘤、结石和慢性炎症等所引起。

二、发病机制

1. 闭合性肾脏损伤的机制

（1）直接暴力打击：外伤的着力点很重要，如果直接打击腹部，肾损伤发生率为10.0%～20.1%，腰部受到打击则为60%左右。致伤原因以撞击为主，其次为跌落、交通事故等。国外以交通事故居首位，占50%以上，最高可达80%。体育运动时除被他人或球类撞击受伤外，身体突然旋转或强烈的肌肉收缩也可以引起肾损伤。此类损伤以镜下血尿多见，即所谓的运动性血尿，右肾多见。Fancz等曾利用计算机模拟肾脏的二维模型，研究肾脏受到打击时肾脏内能量的传导和压力的分配，发现最大压力点出现在肾实质边缘，而且该压力点的压力还受肾盂内的静水压以及肾实质内是否存在肾囊肿的影响。当肾盂内的静水压较高或肾实质内存在肾囊肿时，在同样的外力打击下肾实质边缘最大压力点的压力也随之提高。这与临床所见的在受到腹部钝性打击时肾脏损伤多出现在肾脏表面，以及梗阻积水的肾脏和伴有肾囊肿的肾脏更易出现肾损伤相符。

（2）减速伤：多见于从高处跌下，足跟或臀部着地以及发生交通事故身体突然减速时，肾脏由于惯性作用，继续下降或猛烈的撞击肋骨或腰椎造成肾脏实质或肾蒂的损伤。由于肾脏急剧移位，肾蒂受到猛烈的向上或向下的牵拉，血管外膜及肌层被伸张，但无弹性的内膜则发生不同程度的挫伤或断裂，导致内膜下出血，管腔狭窄或血栓形成。较严重的损伤可使血管肌层和外膜破裂而导致血管撕裂或断裂。

（3）冲击伤：冲击伤所致的肾脏损伤较少见且相对较轻，但其并发存在的心、肺、肝、脾、肠、胰腺损伤却很常见且较重。肾脏的损伤主要表现为包膜下或实质的斑块状出血，偶见有小的撕裂或梗死。其产生的损伤主要是由冲击波超压和动压的作用所致，负压也可能有一定的作用。它造成肾脏损伤的学说包括以下几种。

1）碎裂效应：又称剥落效应，当压力波自较致密的组织传导至较疏松的组织时，在两者的界面上会引起反射，致使较致密的组织因局部压力突然增高而引起损伤。

2）惯性效应：致密度不同的组织，其压力波传递的速度有所不同，疏松的组织中传递较快，致密的组织中传递较慢，因而两者易造成分离性损伤。

3）近年来在冲击波致伤机制研究方面最主要的进展就是试图用生物力学阐明原发冲击伤的发生机制。美国Stuhmiller等提出机体对冲击波响应的物理过程包括3个阶段：①体表对冲击波负载的迅速响应，冲击波作用于体表力的大小称为冲击载荷，朝向冲击波源的体表受力最大，组织结构的几何形状可使冲击波发生绕射或聚焦，在部分开放的结构内所受的冲击载荷较自由场中大得多；②冲击载荷作用于机体后，组织器官会发生变形，组织内产生应力；③组织应力和损伤，一定的应力可造成组织出血或破裂。

（4）挤压伤：多见于交通事故，致伤原因复杂，直接打击或挤压于腹部，引起腹内压急剧升高而造成肾损伤。

2. 开放性肾脏损伤的机制

（1）现代火器伤：低速投射物穿入组织时，其作用力沿着弹道的轴线前进。在其前进过程中，直接离断、撕裂和击穿弹道上的组织，形成所谓的残伤道或原发伤道。高速投射物穿入组织不仅具有前冲力，形成原发伤道，而且还产生很大的能量和速度，并向四周扩散，迫使原发伤道的组织迅速向四周压缩与移位，由此形成一个比原发伤道或投射物直径大数倍甚至数十倍的椭圆形空腔，同时质轻、高速的枪弹进入人体内遇阻后易发生反跳，从而改变前进的方向，由此造成多脏器损伤。曾有高速枪弹击中臀部后急剧改变方向，穿过胸、腹腔造成胸、腹腔脏器多处损伤的报道。

（2）刺伤：利器所造成的肾脏开放性损伤在平时及战时均可见到，可使利器刺入伤道所经过的器官组织发生直接损伤。因此，从身体不同部位刺入并造成肾脏损伤时，常并发不同组织、器官的损伤，其中以结肠、肝、脾的并发伤最常见。

（3）医源性损伤。

1）对肾脏及其邻近组织、器官施行手术及内腔镜检查、治疗时所造成的肾损伤，如行肾盂或经肾窦肾盂切开取石术，或行经皮肾镜取石术等手术时造成的损伤。

2）行体外冲击波碎石术（ESWL）时所造成的肾损伤。早期肾损伤主要是肾小球和肾间质出血、肾小管坏死、肾小球滤过率下降和肾周血肿等，其机制尚不明确，可能与ESWL产生的高能冲击波通过产生空化效应所致。国内外也有不少报道肾结石行ESWL治疗时并发肾包膜下血肿、肾裂伤、肾周血肿，乃至行开放性手术处理这些并发症，甚至肾切除。

三、病理

肾损伤可分为闭合性损伤（如肾挫伤和肾裂伤）和贯通伤（如枪弹伤、刺伤）两类。根据肾损伤的严重程度可以分为以下几类。

1. 肾轻度挫伤

损伤仅局限于部分肾实质，形成实质内瘀斑、血肿或局部包膜下小血肿，也可涉及肾集合系统而有少量血尿。由于损伤部位的肾实质分泌尿液功能减低，故甚少有尿液外渗，一般症状轻微，愈合迅速。

2. 肾挫裂伤

是肾实质挫裂伤。如伴有肾包膜破裂，可致肾周血肿；如肾盂肾盏黏膜破裂，则可见明显的血尿。但一般不引起严重尿液外渗。内科治疗大多可自行愈合。

3. 肾全层裂伤

肾实质严重挫伤时外及肾包膜，内达肾盂肾盏黏膜，此时常伴有肾周血肿和尿液外渗。如肾周筋膜破裂，外渗血尿可沿后腹膜外渗。血肿如破入集合系统，则可引起严重血尿。有时肾脏之一极可完全撕脱，或肾脏严重裂伤呈粉碎状——粉碎肾。这类肾损伤症状明显，后果严重，需手术治疗。

4. 肾蒂损伤

肾蒂血管撕裂时可致大出血、休克。如肾蒂完全断裂，伤肾甚至可被挤压通过破裂的横膈进入胸腔。锐器刺伤肾血管可致假性动脉瘤、动静脉瘘或肾盂静脉瘘。对冲伤常使肾动脉在腹主动脉开口处内膜受牵拉而破裂，导致肾动脉血栓形成，使伤肾失去功能。

5. 病理性肾破裂

轻度暴力即可使有病理改变的肾脏破裂，如肾肿瘤、肾积水、肾囊肿、脓肾等。有时暴力甚至不被觉察，因而称为"自发性"肾破裂。

四、临床表现

肾损伤的临床表现颇不一致，有其他器官同时受伤时，肾损伤的症状可能不易觉察。其主要症状有：休克、血尿、疼痛、伤侧腹壁强直和腰区肿胀等。

1. 休克

其程度依伤势和失血量而定。除血尿失血外，肾周筋膜完整时，血肿局限于肾周筋膜；若肾周筋膜破裂，血液外渗到筋膜外形成大片腹膜后血肿；如腹膜破裂，则大量血液流入腹膜腔使病情迅速恶化。凡短时间内迅速发生休克或快速输血两个单位后仍不能纠正休克，常提示有严重的内出血。晚期继发性出血常见于伤后 2~3 周，偶尔在 2 个月后也可发生。

2. 血尿

90% 以上肾损伤的患者有血尿，轻者为镜下血尿，但肉眼血尿较多见。严重者血尿甚浓，可伴有条索状或铸型血块和肾绞痛，有大量失血。多数病例的血尿是一过性的，开始血尿量大，几天后逐渐减少。起床活动、用力、继发感染是继发血尿的诱因，多见于伤后 2~3 周。部分病例血尿可延续很长时间，甚至几个月。将每小时收集的尿液留在试管中分别依次序排列在试管架上比较尿色深浅，可以了解病情进展情况。没有血尿不能排除肾损伤的存在，尿内血量的多少也不能断定损伤的范围和程度。肾盂遭受广泛性的损伤，肾血管受伤（肾动脉血栓形成、肾蒂撕脱），输尿管断裂或被血块或肾组织碎片完全堵塞导致血液流入腹腔，以及血和尿同时外渗到肾周围组织等，尽管伤情严重，但血尿可不明显。

3. 疼痛与伤侧腹壁强直

伤侧肾区有疼痛、压痛和腹壁强直，身体移动时疼痛加重，但轻重程度不一，这种疼痛是由于肾实质损伤和肾被膜膨胀所引起。虽然腹壁强直会影响准确的触诊，但在某些病例仍可在腰部扪到由肾出血形成的肿块。疼痛可局限于腰部或上腹，或散布到全腹，放射到背后、肩部、髋区或腰骶部位。如伴腹膜破裂而有大量尿液、血液流入腹腔，可致全腹压痛和肌紧张等腹膜刺激征象。当血块通过输尿管时可有剧烈的肾绞痛。腹部或腰部的贯通伤常有广泛的腹壁强直，可由腹腔或胸腔内脏的损伤引起，也可为肾区血肿或腹腔内出血所致。

4. 腰区肿胀

肾破裂时的血或尿液外渗在腰部可形成一不规则的弥漫性肿块，如肾周筋膜完整，则肿块局限；否则在腹膜后间隙可造成广泛性的肿胀，以后皮下可出现瘀斑，这种肿胀即使在腹肌强直时也往往可以扪及。从肿胀的进展程度可以推测肾损伤的严重程度。为缓解腰区疼痛，患者脊柱常呈侧突，有时尚需与脾、肝包膜下出血所形成的肿块相鉴别。

五、辅助检查

1. X 线检查

对肾损伤的诊断极为重要，应尽可能及早进行，否则可因腹部气胀而隐蔽肾脏阴影的轮廓。

（1）腹部平片：腹部平片上，肾阴影增大暗示有肾被膜下血肿，肾区阴影扩大则暗示肾周围出血。腰大肌阴影消失、脊柱向伤侧弯曲、肾阴影模糊或肿大、肾活动受到限制以及伤侧横膈常抬高并活动幅度减小则可提示肾周组织有大量血液或尿液外渗。由于肠麻痹而可见肠道充气明显。另外尚可发现有腹腔内游离气体、气液平面、腹腔内容变位、气胸、骨折、异物等严重损伤的证据。

（2）排泄性尿路造影：能确定肾损伤的程度和范围。轻度的肾损伤可无任何迹象或仅为个别肾盏的轻度受压变形或在肾盏以外出现囊状的局限阴影。血块存在于肾盂、肾盏内表现为充盈缺损。在断层片上可见肾实质有阴性阴影。广泛肾损伤时，一个弥散不规则的阴影可扩展到肾实质的一部分或肾周，造影剂排泄延迟。集合系统有撕裂伤时可见造影剂外溢。输尿管可因血尿液外渗而受压向脊柱偏斜，肾盂输尿管连接处向上移位和肾盏狭窄等，排泄性尿路造影也可反映两肾的功能。先天性孤立肾虽极少见，但应想到这一可能。休克、血管痉挛、严重肾损伤、血管内血栓形成、反射性无尿、肾盂输尿管被血块堵塞等原因可导致肾脏不显影。故首先必须纠正休克，使收缩血压高于 12 kPa（90 mmHg）后才进行排泄性尿路造影。大剂量排泄性尿路造影（50% 泛影葡胺 2.2 mL/kg + 150 mL 生理盐水快速静脉滴入）可得到比一般剂量更好的效果，并且可避免压腹引起的疼痛。

（3）膀胱镜逆行性尿路造影：膀胱镜逆行性尿路造影可了解伤肾破裂情况，但由于可引起逆行性尿路感染，故尽可能不采用此检查。

（4）主动脉和选择性肾动脉造影：主动脉和选择性肾动脉造影应在伤后 2 小时进行，以避免受外伤引起的早期血管痉挛的影响。肾轻度损伤时肾动脉造影可完全正常。肾实质裂伤时可见肾实质边缘典型的开裂，有时须与胚胎性分叶肾区别。根据包膜动脉和肾盂动脉的引长或移位，可以诊断较小的周围血肿。典型的肾内血肿表现为叶间动脉的移位或歪斜以及局部肾实质期显影度降低。如其周同为均匀的正常显影表示血供良好，而周围呈斑点状不均匀的显影或显影度降低应考虑周围肾组织外伤性血管栓塞或严重而持久的血管痉挛。这些患者常易发生迟发性出血或腹膜后尿液囊肿形成。无血管区限于小范围肾实质时说明伤情轻、预后好。肾动脉血栓形成表现为肾主动脉或其分支为一盲端，呈切断现象。并常伴有动脉近端的球状扩张，相应肾实质显影不良，在肾静脉期时静脉不显影。外伤性肾动静脉瘘则表现为肾静脉过早显影，于动静脉之间有一囊状结构的通道。动静脉瘘较大时，由于血流动力学改变，动静脉瘘的虹吸作用引起相应肾实质缺血，显影减低。肾动脉造影还能显示肾皮质梗死后是否有侧支存在。如伴有其他内脏损伤，尚可行选择性相应脏器的血管造影。电子计算断层扫描（CT）对一些小的肾裂伤和其他内脏损伤也可能做出诊断。

2. B 超检查

B 超可以随访血肿的大小和进展，也可用于鉴别肝、脾包膜下血肿。

3. CT 检查

CT 在肾损伤的诊断及随访中均具有十分重要的价值。在患者全身情况允许的情况下，应作为首选的检查。它不仅可以准确了解肾实质损伤的程度、范围以及血液、尿液外渗的情况，还可同时明确有无其他腹腔脏器的损伤。单纯包膜下血肿大多只是肾实质的轻微损伤，一般不累及收集系统，除非临床血尿明显。CT 影像学诊断肯定，如爪字形高密度改变，可见实质损伤达髓质区，薄层扫描利于清楚显示；肾周血肿常并发包膜下血肿，多有集合系统的损伤，因尿液的渗入 CT 图像显示血肿密度不均匀；单纯肾挫裂伤相对少见，也可并发集合系统损伤致临床血尿。一般 CT 影像学表现为肾实质内点状或条状高密度模糊区，增强扫描不强化，临床血尿阳性；严重肾损伤 CT 影像学表现肾实质横断、碎裂，可伤及肾血管蒂，并发肾周及包膜下血肿，集合系统损伤肯定存在，尿液外渗；牵拉所致肾盂输尿管移行段（UPJ）撕脱伤，常仅限于儿童，当有大量尿液外渗，且位于内侧而非通常的肾后外侧的肾周间隙部，加上输尿管不显影时，高度提示输尿管或肾盂破裂。血块堵塞输尿管或发生肾蒂断裂时可无血尿，但后者临床急性全身失血征明显，CT 扫描显示腹膜后腔大量积血，密度不均匀，增强扫描或静脉肾盂造影（IVP）检查患侧肾盂输尿管不显影。肾损伤的治疗力求保守治疗，保守治疗无效，严重肾损伤及肾盂输尿管断裂时需及时手术，术中力求保存肾组织，除非对侧肾功能正常、患肾破碎不堪难以保存时才做肾切除。CT 平扫及增强扫描，必要时 IVP 检查补充，可为临床诊疗提供充分的依据。

CT 检查迅速、安全，评估肾损伤的程度、范围准确度高，分类细致全面，是临床诊疗依据及时可靠的信息来源，具有重要的地位。条件允许时，特别是对开放性损伤，CT 检查宜作为首选。

4. 放射性核素扫描

对肾损伤的诊断及随诊检查也有一定帮助，扫描方法简单而安全，可根据情况采用。放射性核素肾扫描时受伤区呈核素低浓度之"冷区"，肾轮廓不整齐。该方法安全、简便，不受肠内容物干扰，尤其适用于排泄性尿路造影显影不佳时。

六、诊断

根据受伤史、临床表现及尿液检查即可对肾损伤做出初步诊断。血尿为诊断肾损伤的重要依据之一，对不能自行排尿的患者，应导尿进行检查。腹部 X 线平片（KUB）、静脉尿路造影（IVU）可了解骨折、肾实质破裂及肾周围血肿情况。B 超可初步了解肾实质的伤情。CT 为无创性检查，可精确了解肾实质损伤及血液、尿液外渗情况，并能及时发现并发伤。肾损伤出现典型腹膜刺激症状或移动性浊音时，应警惕并发腹内脏器损伤的可能。腹腔穿刺有一定的诊断价值。

七、鉴别诊断

1. 腹腔脏器损伤

主要为肝、脾损伤，有时可与肾损伤同时发生。表现为出血、休克等危急症状，有明显的腹膜刺激症状；腹腔穿刺可抽出血性液体；尿液检查无红细胞；超声检查肾无异常发现；IVU 示肾盂、肾盏形态正常，无造影剂外溢情况。

2. 肾梗死

表现为突发性腰痛、血尿、血压升高，IVU 示肾显影迟缓或不显影。逆行肾盂造影可发现肾被膜下血肿征象。肾梗死患者往往有心血管疾患或肾动脉硬化病史，血清乳酸脱氢酶、谷氨酸草酰乙酸转氨酶及碱性磷酸酶升高。

3. 自发性肾破裂

突然出现腰痛及血尿症状，体检示腰腹部有明显压痛及肌紧张，可触及边缘不清的囊性肿块。IVU 检查示肾盂、肾盏变形和造影剂外溢。B 超检查示肾集合系统紊乱，肾周围有液性暗区。一般无明显的外伤史，既往多有肾肿瘤、肾结核、肾积水等病史。

八、并发症

肾损伤后并发症分为早期和晚期两类。所谓早期并发症是指损伤后 6 周之内所发生的那些威胁患者生命，或者使损伤的肾脏功能丧失的情况，如继发性出血、尿液外渗、肾周围脓肿、急性肾小管坏死、尿瘘等。晚期并发症包括高血压、肾积水、结石、慢性肾盂肾炎、慢性肾功能衰竭、动静脉瘘等。这两类并发症大都发生于严重肾损伤之后，个别例外。

高血压是晚期并发症中最常见的，发病率为 0.7% ~33% 。主要原因是由于肾缺血引起肾素-血管紧张素系统活性增加，如肾蒂周围血肿、肾周围血肿、肾被膜下血肿机化、肾实质广泛瘢痕形成、肾内假性动脉瘤等对肾实质压迫造成供血不足，导致近球细胞及颗粒斑分泌肾素增多而继发肾素性高血压，对此应长期随诊观察。

九、治疗

（一）非手术治疗

肾脏损伤患者大多数可以通过非手术治疗而保留肾脏，约74%获得成功。肾脏损伤患者经过积极的保守治疗和密切的临床观察，其中大部分患者病情可以渐趋平稳，血尿停止、肿块缩小、并发症少，一般无重大后遗症，在一组 186 例外伤性肾损伤报道中，非手术治疗的肾切除率为 3%，而手术治疗肾脏切除率高达 20%。Mansi 等报道 108 例肾损伤中，Ⅲ级肾损伤非手术治疗，结合及时穿刺引流或腹腔镜治疗，不仅能保留肾组织，而且少有晚期并发症发生。而肾脏探查和修补术后并发症发生率高达 3% ~20%，可见有效的保守治疗不仅能降低肾脏切除率，而且能有效地减少并发症。

非手术治疗包括紧急处理和一般治疗，紧急处理包括迅速地输血、输液、复苏。对严重肾损伤患者，即使血压在正常范围，也应采取防止休克的治疗，并密切观察血压、脉搏等生命体征及腹部肿块大小、血尿颜色等变化，对伴有休克的患者应在休克被纠正后，尽快进行必要的检查，以确定肾脏损伤的程度和范围，便于选择下一步的治疗方案。一般治疗如下。

1. 绝对卧床休息

卧床休息的时间因肾脏损伤的程度而异，肾脏裂伤应卧床休息 4~6 周，2~3 个月不宜参加体力劳动和竞技运动。

2. 止血、镇静

应立即给予有效的止血药物，以减少继续出血的可能，由于肾损伤出血引起肾周血肿，肾纤维膜、以及肾周筋膜受牵拉而出现腰部胀痛或出血进入集合系统，血凝块引起输尿管梗阻，出现肾绞痛，故肾损伤患者多有明显的疼痛表现，而疼痛又会引起患者烦躁、不安、活动，进而加重肾脏出血。因此，应给予必要的镇静处理。

3. 感染的防治及补液

应给予广谱抗生素预防感染，防止血肿感染形成脓肿，并注意补入足够的能量、血容量，维持水、电解质平衡，及时补充机体在非常态下的代谢需要。

4. 保持二便通畅

严重肾损伤患者应立即给予保留导尿，一方面有利于观察尿液颜色变化，另一方面能防止患者排尿时加重肾脏损伤。必要时给予缓泻剂帮助患者通便。防止用力排便增加腹压，引起继发性出血可能。

非手术治疗的注意事项：①密切注意生命体征变化，在肾损伤的非手术治疗过程中，特别是第 1 周，应严密观察患者血压、脉搏、呼吸等生命体征；②绝对卧床休息，对于防止再出血至关重要；③观察尿液颜色变化，如果尿液逐渐转清，局部症状逐渐改善，提示出血停止；若尿液突然转清，但出现腹部疼痛加重，可能是由血凝块堵塞输尿管所致，不能盲目认为出血停止；④观察局部包块大小，对于可触及肿块的患者，入院时及时标记肿块范围，并观察其大小的变化。

（二）介入治疗

常用肾动脉栓塞疗法，通过选择性动脉造影的检查注入栓塞剂可达到满意的止血效果。常用的栓塞剂为可吸收的自体血块和吸收性明胶海绵碎片。如先注入少量肾上腺素溶液使正常肾血管收缩，可达到使栓塞剂较集中于受伤部位的目的。

（三）手术治疗

1. 适应证

肾脏损伤的大部分患者可以通过保守治疗而获治愈，但部分肾脏损伤患者应及时给予手术治疗，否则会引起更严重的后果。对于保守治疗的患者，在非手术治疗过程中应密切观察病情的变化，做必要的手术治疗准备。在下列情况下应采用手术治疗。

（1）开放性肾脏损伤或贯通肾脏损伤患者应急诊手术，术中不仅需要修补损伤的肾脏，还应注意其他脏器的损伤情况以及有无异物的存在等。

（2）并发有胸腔、腹腔脏器损伤者。

（3）严重休克经大量输血补液仍不能矫正或血压回升的短期内又下降，提示有大出血可能者。

（4）非手术治疗过程中，肾区肿块不断增大，肉眼血尿持续不减，患者血红蛋白逐渐下降，短期内出现贫血者。

（5）静脉尿路造影或 CT 增强扫描显示造影剂明显外渗等。

（6）经较长时期的非手术治疗，仍反复出现血尿或并发感染或继发性高血压等。

2. 手术方式

（1）肾部引流：肾脏损伤的患者早期手术常可达到完全修复的目的，引流只是作为整个手术的一部分。但在尿液外渗伴感染、肾周血肿继发感染、病情危重而又不了解对侧肾脏情况时，则只能单作引流术。如发现腹膜破裂，应吸尽腹腔内的血液和尿液，然后修补腹膜裂口，在腹膜外放置引流，引流必须彻底。引流不彻底常是肾周感染不能控制、大量纤维瘢痕形成的原因。如能放置硅胶负压球引流，则效果最佳。术后引流至少留置 7 天，每日引流量少于 10 mL，连续 3 天后才能拔除。如肾脏损伤严重而患者处于危险状态时，经积极而快速输血和输液后应及时行肾切除术。

（2）肾修补术或部分肾切除术：肾实质裂伤可用丝线缝合。修补集合系统裂口应用可吸收缝线。如垫入脂肪块或肌肉块可防止缝线切割。失去活力的破碎组织应清创。如无明显感染，一般不必留置内支架或造瘘。创面应彻底引流。在平时的闭合性肾损伤中，这些方法的疗效是良好的。但在战时有感染的贯通伤，结果多不满意。因肾实质感染、坏死和晚期出血等常需第二次手术，甚或被迫切除全肾。

（3）肾切除术：肾损伤后的处理应尽一切力量保留伤肾，但在病情危重时则需行肾切除。必须在了解对侧肾功能良好后进行，肾切除适用于：①无法控制的大出血；②广泛的肾裂伤，尤其是战时的贯通伤；③无法修复的肾蒂严重损伤；④伤肾原有病理改变且无法修复者，如肾肿瘤、肾脓肿、巨大结石和肾积水。肾错构瘤易发生破裂出血，但属良性，且肿瘤常为多发并可能侵犯双肾，故应尽量争取做部分肾切除。

（4）肾血管修复手术：肾动脉是终末分支，结扎其任一支动脉即可致相应肾实质梗死。而肾静脉分支间有广泛交通，只要保留其一条较粗的分支通畅即不影响肾功能。左肾静脉尚通过精索静脉（或卵巢静脉）和肾上腺静脉等分支回流，故可在这些分支的近腔静脉端结扎肾静脉主干而不影响肾血液循环。因此，在肾静脉损伤时左肾有较多的挽救机会。对冲伤引起的肾动脉血栓形成，一旦经动脉造影证实即应手术取栓。文献有报道伤后 9 天仍取栓成功的病例，故应积极争取。动静脉瘘和主动脉瘤应予修补，如在肾实质内则可行部分肾切除。

目前国内外已可用冷冻的肾脏保存液灌注肾脏并冷冻保存 72 小时而不影响肾功能的恢复，故有可能经工作台仔细修复伤肾后冷冻保存，待患者情况稳定后再行植入髂窝。

3. 肾脏损伤伴腹腔其他脏器损伤的处理

（1）伴胰腺损伤：为了避免术后发生并发症，既往肾切除率高达 33%。如处理得当，则能最大限度地保留肾组织。手术时应注意：①严密缝合肾脏集合系统，且张力不能过大；②将大网膜、筋膜或结肠置于肾和胰腺之间；③充分引流，而且两个引流分别从不同部位引出。

（2）伴结肠损伤：肾脏损伤与结肠同时损伤约占全部肾脏损伤患者的 2.5%，处理不当极有可能发生感染性尿性囊肿和肾周围脓肿。目前所采取的处理原则：①75% 由开放伤所致，故应积极手术探查；②术前影像学检查难以对肾损伤做出分类时应当剖腹探查，既可了解肾损伤的真实情况，又可使结肠损伤得到及时治疗；③肾脏损伤的处理原则与通常无异，即便有粪便污染依然如此，包括去除无生机的组织、止血、缝合集合系统，覆盖创面，肾被膜不能应用时可以大网膜片或腹膜片作覆盖材料；结肠伤和肾脏伤较近者，应以大网膜片将其隔开；血管损伤者，并不因结肠伤而放弃修补；④放置引流。

（3）伴腔静脉损伤：患者伤势极其严重，往往由于致命的出血而死亡。为了挽救患者生命，关键在于各级抢救成员从受伤地点起就应积极复苏，尽快送往附近医院。一旦患者入院，在积极抢救休克同时经腹进行探查，靠近肾门处切开后腹膜，直达肾蒂血管或腔静脉，迅速控制出血，清理手术野，依据伤情给予修补。

（吕　骥）

第二节　输尿管损伤

输尿管为一细长的由肌肉、黏膜构成的管形器官，位于腹膜后间隙，周围保护良好并有相当的活动范围。因此，由外界暴力（除贯通伤外）所致成的输尿管损伤极为少见。在输尿管内进行检查操作和广泛性盆腔手术时可引起输尿管损伤。输尿管损伤的发病率甚难确定，实际上超过一般统计数字。输尿管受外界暴力损伤时，其症状几乎全被伴发的其他内脏损伤所隐蔽，多在手术探查时才被发现。在盆腔手术和应用输尿管器械所致的输尿管损伤的若干病例中，因症状不明显而未能诊断确定。随着腔内泌尿外科的开展，器械操作所致的输尿管损伤的发病率有所上升。

一、病因

1. 外伤性损伤

贯穿性损伤是输尿管损伤最常见的原因，主要是枪伤或锐器刺割伤；非贯穿性损伤少见，多发生于车祸、高处坠落。常发生于骨盆、后腹膜的手术中，如结肠、直肠、子宫切除以及大血管手术，由于上述部位的解剖较复杂，手术野不清，匆忙止血，大块钳夹、结扎而误伤输尿管。

2. 手术损伤

见于下腹部或盆部手术，以输尿管下 1/3 段多见，经膀胱镜逆行输尿管插管、扩张、取（碎）石等操作均可导致输尿管损伤的发生。当输尿管有狭窄、扭曲、粘连或炎症时，还可能发生输尿管撕裂甚至被拉断。以妇科手术最多见，占医源性损伤的 50% 以上。

3. 腔内器械损伤

多见于输尿管插管、套石、输尿管镜检查等，致输尿管穿孔或撕裂。

4. 放射性损伤

高强度的放射性物质引起输尿管及周围组织的充血、水肿及炎症，最终因为局部瘢痕纤维化粘连而狭窄。

二、病理

输尿管损伤的病理改变因损伤类型、处理时间不同而异，可有挫伤、穿孔、结扎、钳夹、切断或切开、撕裂、扭曲，外膜剥离后缺血、坏死等。输尿管轻微的挫伤均能自愈，而不引起明显的输尿管狭窄。输尿管损伤后发生腹膜后尿液外渗或尿性腹膜炎，感染后可发生脓毒血症。输尿管被结扎或切断，近端被结扎可致该侧肾积水，若不及早解除梗阻，会造成肾萎缩。双侧均被结扎则发生无尿。输尿管被钳夹、外膜广泛剥离或被缝在阴道残端时则可发生缺血性坏死。一般在 1~2 周内形成尿液外渗或尿瘘，伴输尿管狭窄者可致肾积水。

三、临床表现

输尿管损伤的临床表现取决于发现时间、单侧或双侧损伤、感染存在与否以及尿瘘发生的时间及部位。

1. 病史

有盆腔手术和输尿管腔内器械操作损伤史或有严重的贯通伤史。手术损伤包括根治性全子宫切除术、巨大卵巢肿瘤切除术、结肠或直肠肿瘤根治术以及腹膜后纤维化松解术等。

2. 腰痛

输尿管被结扎或钳夹损伤后，由于输尿管全部和部分梗阻，导致肾、输尿管积水而引起腰部胀痛。体检时，患侧肾区有压痛及叩击痛，上腹部可触及疼痛和肿大的肾脏。

3. 尿瘘或尿液外渗

若术中未及时发现输尿管被切断或切开，术后可发生切口漏尿、阴道漏尿、腹腔积尿或腹部囊性肿块等。

4. 无尿或血尿

双侧输尿管断裂或被完全结扎后可出现无尿症状，此类损伤易被及时发现。此外，部分患者还会出现血尿，但不出现血尿并不能排除输尿管损伤的可能。

5. 发热

输尿管损伤后，由于尿液引流不通畅或尿液外渗等情况，可继发感染或局部组织坏死。此时可出现寒战、发热等症状，当尿液渗入到腹腔时还可出现腹膜炎症状。

四、辅助检查

外部暴力引起的输尿管损伤90%表现为镜下血尿，其他原因引起的输尿管损伤行尿液检查及其他检查对诊断的帮助很小。除非双侧输尿管梗阻，否则血肌酐水平是正常的。

1. 静脉尿路造影

95%以上的输尿管损伤都能通过静脉尿路造影确诊，50%可定位输尿管损伤部位的水平。可表现为输尿管完全梗阻；输尿管扭曲或成角；输尿管断裂、穿孔，并表现为造影剂外渗；病变上方肾盂输尿管扩张。

2. 逆行输尿管插管和肾盂输尿管造影

当静脉肾盂造影不能明确诊断或有疑问时，应配合逆行输尿管插管和肾盂输尿管造影以明确诊断。

3. 超声检查

超声可发现肾积水和尿液外渗，是术后早期排除输尿管损伤的较好的检查手段。单侧肾积水；盆腔不规则的无回声包块，此为尿液外渗所致，有时可看到与之相连的输尿管；用探头挤压包块可见液体自阴道断端排出；阴道积液，提示有阴道瘘；动态观察时阴道内无回声区范围增大；当并发尿路感染时，超声还可发现多发的偏低回声包块，可能为盆腔感染灶。

4. CT检查

由于损伤部位和性质不同，CT表现不同。盆腔手术造成的输尿管破裂往往有造影剂外漏，CT可扫描到高密度的腹腔积液。肾盂输尿管连接部断裂在CT上可表现为腹膜后血肿、尿液外渗（尿囊）、输尿管不显影等。当有大量尿液外渗，且位于内侧而非通常的肾后外侧的肾周间隙部，加上输尿管不显影时，高度提示输尿管或肾盂破裂。如果检查显示肾实质完整，则更支持诊断，应进一步行逆行造影检查。

5. 靛胭脂静脉注射试验

手术中怀疑输尿管有损伤时，由静脉注射靛胭脂，蓝色尿液就会从输尿管裂口流出。

6. 术中或术后行膀胱镜检查

术中或术后行膀胱镜检查并做靛胭脂静脉注射时，如伤侧输尿管口无蓝色尿液喷出，输尿管插管至损伤部位受阻，多表示输尿管梗阻。

7. 亚甲蓝试验

通过导尿管注入亚甲蓝溶液可鉴别输尿管瘘与膀胱瘘，若膀胱或阴道伤口流出的液体仍澄清则可排除膀胱瘘。

8. 放射性核素肾显像

可显示结扎侧上尿路梗阻。

五、鉴别诊断

输尿管损伤的早期诊断十分重要，及时明确诊断并做出正确处理，结果多良好。故在处理外伤或施行腹部、盆腔手术时，应注意检查有无尿液外渗、外伤创口是否经过输尿管行径、手术野有无渗尿，或直接观察输尿管损伤的情况等。

结扎双侧输尿管引起的无尿应与急性肾小管坏死区别，必要时做膀胱镜检查及双侧输尿管插管，以明确有无梗阻存在。

1. 肾脏损伤

有外伤史也可出现尿液外渗、肾周积液和肾功能损害，与输尿管损伤有相似之处。但肾脏损伤出血明显，局部可形成血肿，休克多见。检查肾区多可见瘀斑、肿胀，触痛明显。IVU 可见造影剂从肾实质外溢，严重者肾盂、肾盏及输尿管显示不清。B 超和 CT 检查可见肾实质破裂或包膜下积血。

2. 膀胱损伤

外伤或手术后出现无尿和急性腹膜炎，尤其是尿液自伤口流出时，两者易混淆。但膀胱损伤常并发骨盆骨折，虽有尿意感但无尿液排出或仅有少许血尿。导尿时发现膀胱空虚，或仅有极少血尿。向膀胱内注入 100～150 mL 无菌生理盐水，稍等片刻后再抽出，抽出液体量明显少于或多于注入量。膀胱造影示造影剂外溢。

3. 急性腹膜炎

与输尿管损伤尿液渗入腹腔引起的尿性腹膜炎相似。但急性腹膜炎多继发于消化道溃疡穿孔、肠梗阻、急性阑尾炎，常有寒战、发热症状；无手术及外伤史，无尿瘘及尿液外渗症状。

4. 膀胱阴道瘘

输尿管损伤出现阴道瘘者易与膀胱阴道瘘混淆，但膀胱阴道瘘患者有外伤、产伤等病史。排泄性上尿路造影一般无异常发现。膀胱镜检查可发现瘘口。阴道内塞纱布、膀胱内注入亚甲蓝溶液后可见纱布蓝染。

六、并发症

1. 输尿管狭窄

可试行输尿管插管、扩张或留置双 J 形输尿管支架引流管（F6），根据不同情况决定留置时间长短。狭窄严重或置管不成功时，应视具体病情决定手术，进行输尿管周围粘连松解术或狭窄段切除术。如输尿管完全梗阻暂不能解除时，可先行肾造瘘术，1～2 个月后再行输尿管修复。

2. 尿瘘

输尿管皮肤瘘或输尿管阴道瘘发生损伤后 3 个月左右，伤口水肿、尿液外渗及感染所致炎性反应消退，若患者全身情况允许应进行输尿管修复，一般应找出输尿管近端，游离后与膀胱或膀胱壁瓣吻合。

3. 其他

对损伤性输尿管狭窄所致严重肾积水或感染，肾功能重度损害或丧失者，若对侧肾正常，则可施行肾切除术。

贯通伤所致的输尿管损伤常有明显的并发伤，这些组织器官损伤的发生率依次为小肠、结肠、肝、胰、膀胱、十二指肠、直肠和大血管。钝性输尿管损伤几乎均伴有骨折和（或）肾、膀胱及其他内脏破裂和挫伤。

七、治疗

对输尿管外伤性损伤，因病因、部位、性质、发现时间及并发损伤等不同，无法制定统一治疗方案，需要视患者具体情况区别处理。但应注意以下原则。

1. 术中发现输尿管损伤

若无污染，应施行一期修复手术；若输尿管完全断裂于术后早期（36 小时以内）即发现，此时盆腔炎症不明显，可考虑行输尿管端-端吻合术或输尿管膀胱吻合术；对输尿管完全断裂缺损范围较小（小于 2 ~ 5 cm 者），可施行损伤段切除，输尿管端-端吻合术；如输尿管损伤段较长，脐以下输尿管缺损或不能利用时，可行输尿管膀胱瓣成形术；若缺损段过长，可利用输尿管断端与对侧输尿管行端-侧吻合术。

2. 损伤大于 48 小时

先行肾造瘘，引流外渗尿液，3 个月后再行修复手术。

3. 中段输尿管缺损明显

可行自体肾移植术、回肠代输尿管术或上尿路改道术。无论应用何种手术方法做修复，在尿液外渗区皆应置放外引流，以防术后感染，影响修复处的愈合。

八、预防

手术时输尿管损伤预防要点如下。

（1）首先必须熟悉输尿管的解剖与毗邻器官的关系，尤其是上述易损伤的部位。

（2）剪开乙状结肠侧腹膜时，左侧后腹膜的切开应在输尿管的外侧，盆腔部乙状结肠右侧腹膜的切开则应在输尿管的内侧。

（3）在结扎肠系膜下动脉之前，应在左侧髂总动脉分叉处找到左侧输尿管，在其右侧找到右侧输尿管，并继续向上显露至乙状结肠系膜根部，然后把左侧输尿管引向外侧，在直视下结扎肠系膜下动脉，这样便可避免损伤输尿管。

（4）处理两侧直肠侧韧带之前，应将盆段输尿管下段及膀胱牵开，若有必要可将双侧输尿管向下显露直至膀胱，同时将直肠向对侧上方提起，在直视下贴近盆壁分束切断侧韧带。

（5）术中始终要明辨解剖层次，操作轻柔，细心分离，避免大块结扎，切忌盲目钳夹止血，否则均有可能损伤输尿管。要时刻注意输尿管可能与结肠系膜粘连而被提起，因此在结扎切断系膜血管时必须明确不是输尿管后再切断。

（6）若肿瘤较大、较固定，有盆腔炎病史，曾做过盆腔或下腹部手术，或盆腔放疗病例，术前应做泌尿系造影检查，以了解输尿管有无移位、畸形或其他病变，必要时可进一步做膀胱镜检查和输尿管逆行插管，以利于术中辨认输尿管。手术中可先显露正常部位的输尿管，再根据其走行关系以便追踪保护。

（7）为减少对输尿管营养血管的损伤，手术中输尿管只需显露而不应游离，必须游离时也不宜超过 10 cm，且须注意保持其外膜的完整，否则输尿管的血供将受损。这是因为输尿管的血液供应是多源性的，不同部位有不同的血液来源。由于血液来源不恒定，且少数输尿管动脉的吻合支细小，故输尿管手术时若游离范围过大，可影响输尿管的血运，有发生局部缺血、坏死的危险。由于供血到输尿管的动脉多来自内侧，因此手术时应在输尿管的外侧游离，可减少血供的破坏。

（8）缝合盆底腹膜时要看清输尿管并避开。

（9）手术结束关腹之前，应再次检查双侧输尿管的完整性，以便及时发现问题并能立即修复，否则术后将酿成严重后果且处理困难。

（吕 骥）

第三节 膀胱损伤

膀胱损伤在泌尿系统损伤中并不常见，多见于外伤，往往并发有其他下腹部脏器或骨盆、会阴部的损伤，尤其是在膀胱充盈时；少数也可因膀胱壁异常而导致自发破裂。近年来，医源性膀胱损伤越来越多见，特别是内腔镜操作导致膀胱损伤的报道已屡见不鲜。一般可通过病史、体征以及膀胱造影明确膀胱破裂的诊断、受伤部位、并发损伤情况，超声及影像学检查对快速准确判断膀胱损伤的类型有积极作用。膀胱损伤类型不同，其处理差异较大。腹膜外型膀胱破裂可采取留置导尿等较为简单的保守方法，而腹膜内型膀胱破裂以及穿刺伤、贯通伤或医源性膀胱损伤则一般需开放手术修补。

一、解剖及损伤特点

成人膀胱为盆腔内器官，四周有骨盆保护，上有腹腔脏器遮盖，在膀胱空虚状态下受钝性损伤机会较小；而当膀胱充盈、体积增大高出耻骨联合伸展至下腹部，才有可能因遭受外力而导致较严重的损伤。小儿膀胱几乎完全为一腹腔内脏器，因而在容量较小时也有破裂的可能。

外伤后单发的严重膀胱损伤较少见，83%～95%的膀胱损伤并发骨盆骨折。除了尖利骨片有刺穿膀胱的可能，骨盆骨折的剪力作用也可以撕裂膀胱壁导致膀胱破裂。这类破裂虽然由骨盆骨折造成，但其部位往往与骨盆骨折部位不一致，有报道称仅有35%的膀胱破裂与骨盆骨折相邻，而一些膀胱破裂部位往往与骨盆骨折相对，提示膀胱内压的骤然增高是造成这类膀胱破裂的可能机制。

二、病因

外伤造成膀胱单一损伤极少见，80%～94%的膀胱损伤均伴随有非泌尿系的损伤，这类外伤由车祸、高处跌落、重物冲击等体外钝伤导致腹部的次级伤害造成。很多伤者在受伤时膀胱充盈，本已拉长变薄的膀胱壁不能承受下腹部压力突然增高，导致膀胱壁撕裂。一些伴随神经性疾病或其他原因如酗酒等感知异常的情况，尚存在自发性膀胱破裂的可能。

膀胱穿透伤则往往由外力造成，如匕首、长钉等尖锐器物造成，在一些严重多器官损伤的病例中，钝性开放性伤害也可由邻近脏器波及膀胱，造成膀胱的开放性损伤。

自发性膀胱破裂并不多见，且往往并发有其他疾病或膀胱本身存在一定的疾病基础，如各类原因造成膀胱的感觉及运动神经传导障碍或反射迟钝，使膀胱逼尿肌失去神经支配及营养，膀胱可长期处于充盈状态，失去收缩功能，在咳嗽及排便等腹压轻微增加时即易破裂，这种自发性膀胱破裂最易误诊而延误病情，从而产生严重的后果。膀胱的流出道不完全性或完全性梗阻是自发性膀胱破裂的最主要诱因，其他一些膀胱的病理性改变（如膀胱流出道慢性梗阻等）也是膀胱自发破裂重要的疾病基础。另外，有报道称妊娠、分娩或产后也有可能导致自发性膀胱破裂，可能与分娩中膀胱感觉功能减弱、腹压增大有关。自发性膀胱破裂大多发生在膀胱较薄弱的顶后壁，该处仅有腹膜反折覆盖，缺少筋膜及骨盆支持，因此膀胱充盈时该处最易破裂。

有报道称，几乎一半的膀胱损伤由医源性原因造成，在开放性手术操作中，以妇产科手术出现膀胱损伤最为常见；另外，近年来内腔镜，特别是腹腔镜、宫腔镜、结肠镜以及膀胱镜的应用越来越多，以及下腹部、会阴部各类植入物的广泛应用（包括植入物置入的操作及植入物本身的不良反应），都增加了医源性膀胱损伤的机会。泌尿腔道手术操作时，发生膀胱损伤可造成冲洗液渗出膀胱外，检查可发现膀胱破口出血或下腹胀满。妇科、肛肠科手术对膀胱的损伤多由于盆腔内多次手术致粘连广泛、解剖不清、术中分离困难等造成。普外科疝修补术中膀胱损伤多见于膀胱滑疝，误将膀胱作为疝囊切开。下腹或盆腔手术中缝扎过深，缝线贯穿膀胱，或盆腔肿瘤介入治疗等造成的损伤往往造成膀胱延迟破裂，形成尿液性腹膜炎，直至下腹疼痛及排尿困难时方才被发现。

三、分类

（1）按损伤类型分为膀胱挫伤和膀胱破裂。

（2）按损伤部位分为腹膜内型膀胱破裂和腹膜外型膀胱破裂。

（3）按损伤时间分为即发型膀胱破裂和迟发型膀胱破裂。

根据2002年的分类资料，腹膜内型膀胱破裂占38%～40%，腹膜外型膀胱占54%～56%，并发内外破裂者占5%～8%。

膀胱挫伤是由于膀胱黏膜和（或）膀胱肌层的损伤尚未破坏膀胱壁的连续性，膀胱挫伤由于症状较轻，仅见于一些剖腹探查病例的报道中，因此这类损伤往往被低估。腹膜外型膀胱破裂往往伴随骨盆骨折，而腹膜内型膀胱破裂除了骨盆骨折原因外，还可以由穿刺伤以及膀胱充盈时外部骤然高压所致的爆裂等造成。

四、诊断

准确快速的诊断及分型对治疗有积极意义。膀胱损伤的临床症状并不典型，大多数意识清醒的患者会有耻骨或下腹部的疼痛以及不能排尿，但这些很容易与骨盆骨折或下腹损伤的症状混淆，主要体征包括耻骨上压痛、下腹部淤青、肌紧张、强直以及肠鸣音消失等。膀胱损伤最典型、最有意义的表现是肉眼血尿，95%的膀胱损伤会出现肉眼血尿，因而在伤后早期予留置导尿对判断有无并发膀胱损伤至关重要。在急诊处置过程中还需注意有无尿道外口滴血，据统计，有10%～29%的患者可同时并发膀胱与尿道损伤，如发现伤者存在尿道口滴血，应考虑即刻行尿道造影。

（一）辅助检查

对于损伤后出现肉眼血尿，或并发骨盆骨折者应考虑膀胱影像学检查，肉眼血尿同时并发骨盆骨折是膀胱影像学检查的绝对指征，有资料显示29%的血尿并发骨盆骨折者同时存在膀胱破裂，相对指征则包括骨盆骨折、无骨折的肉眼血尿或骨盆骨折并发镜下血尿等，虽然这类患者膀胱破裂的机会较小，但如出现其他膀胱损伤表现时仍应考虑进行影像学检查。另一方面，如出现下腹部开放性损伤，骨盆、髋部骨折并发镜下或肉眼血尿时，均应考虑早期行膀胱影像学检查。

（二）膀胱造影注意点

（1）造影一般应在留置导尿前进行，以发现可能的尿道损伤。

（2）造影剂应通过重力作用自然进入膀胱而非直接注入，这样极有可能加重膀胱的损伤。

（3）使用稀释的造影剂，一般容量350～400 mL。

逆行及顺行膀胱造影几乎可100%诊断膀胱破裂，但需要患者的配合及经验，强调造影剂的注入量应超过250 mL，否则一些小的膀胱裂口有可能漏诊；其次建议使用常规三次摄片，即平片，膀胱造影片及膀胱排空后的再次摄片，因为有些膀胱后方的裂口可能在膀胱造影片中不能及时显示。在膀胱影像学检查的同时有必要进行上尿路检查，以免漏诊及重复检查。

盆腔内出现火焰样造影剂积聚是腹膜外型膀胱破裂的典型X线表现，如损伤严重破坏了盆底筋膜的完整性，则造影剂可出现于腹膜后腔、阴囊、阴茎、大腿内侧、下腹壁等区域，而造影剂外泄的数量并不一定与膀胱裂口的大小一致。腹膜内型膀胱破裂则直接可在腹腔内显示肠型，较易判断。

目前CT已被广泛用于评估外伤程度，因而CT膀胱造影也可用于判断膀胱损伤的部位与程度，从应用效果来说，CT膀胱造影的准确性和可靠性与X线相似，但造影剂的浓度要求低于X线造影，只要2%～4%的造影剂就可发现病损，由于膀胱后间隙可一览无余，也无须进一步的延迟摄片。常规的CT扫描有时也可发现一些膀胱裂口，但并不能替代CT膀胱造影，在怀疑有膀胱破裂的可能时，还是应该考虑CT膀胱造影。

五、治疗

（一）非手术治疗

通常，对于腹膜外型膀胱破裂较为简单的保守处理方法是留置导尿，一般会选择直径较大的导尿管（F 20～24），以保证充分的引流。一般流管时间在14天左右，并建议在拔管前行膀胱镜检，从受伤开始直至拔管后3天均应给予抗生素预防感染。

（二）手术修补

20世纪90年代有些学者发现，膀胱损伤后采取开放手术修补，患者术后出现瘘管、延迟愈合、血凝块堵塞等并发症的机会远远小于保守留置导尿（5%：12%），基于此，有人提倡在对一些有条件的患者进行剖腹探查的同时可考虑行腹膜外膀胱破裂的修补。可直接经膀胱前壁由膀胱内找到膀胱破裂口，以单层可吸收缝线进行膀胱壁全层缝合，膀胱周围的血肿则不予处理。另外，如骨盆骨折较为复杂，需进行手术内固定时，则应该同时修补膀胱破裂，以降低尿液外渗与植入钢板接触造成进一步严重感染的风险。

所有外伤导致的开放性膀胱损伤或腹膜内型膀胱破裂均应即刻手术修补。这类损伤往往会比膀胱造影显示的情况更严重，几乎没有自行愈合的可能。如不及时修补，创伤的同时再并发尿液性腹膜炎还会增加处理的难度。在膀胱修补过程中必须注意输尿管开口，建议在手术中采用靛青红或亚甲蓝等染料或直接经输尿管开口置管，损伤累及输尿管开口者需根据情况留置输尿管支架管甚至输尿管再植，膀胱周围应留置引流。对于膀胱手术修补的患者，可仅于围手术期3天内使用抗生素，拔除导尿管时间可掌握在术后7~10天，仍建议于拔管前行膀胱造影。行膀胱开放修补患者是否需耻骨上造瘘一度引起争论，进入21世纪后越来越多的证据证明并没有常规耻骨上造瘘的必要。

对于一些严重损伤同时累及膀胱及周围器官，特别是直肠或阴道时，应尽量将两器官受伤部分充分完整分离，避免缝线间重叠、交错，有条件者应将一些健康组织夹于两器官受损部位之间，以保证可靠愈合。将纤维蛋白原直接注射或黏附于膀胱壁层有助于加速膀胱壁的愈合并提高这类修补的成功率。

（三）即刻手术修补指征

（1）外伤导致腹膜内型膀胱破裂。

（2）穿刺伤、贯通伤或医源性膀胱损伤。

（3）经留置导尿后发现引流不充分或血块堵塞导管。

（4）证实膀胱颈部有损伤。

（5）并发直肠或阴道损伤。

（6）开放性骨盆骨折或骨盆骨折需行内固定或切开复位。

（7）膀胱壁疑有骨片传入者。

（李利军）

第四节　尿道损伤

尿道损伤是泌尿系统常见的损伤，占整个泌尿系统损伤的10%~20%。由于男女尿道解剖、生理等各方面的差异，尿道损伤多见于男性青壮年。尿道外暴力闭合性损伤约占其他原因引起尿道损伤的85%以上，其中最主要的是会阴部骑跨伤引起的球部尿道损伤及骨盆骨折并发的后尿道损伤。近年来，与医源性因素有关的尿道损伤呈逐渐上升趋势，不规范的导尿管引流、尿道腔内暴力性的器械操作以及各种化疗药物的尿道内灼伤使尿道损伤及之后出现的尿道狭窄等并发症的处理越发棘手。因此，如何根据尿道损伤时的情况以及患者的情况选择正确的处理方法，将直接关系到尿道狭窄、勃起功能障碍、尿失禁等并发症的发生率。

男性尿道损伤可根据损伤部位的不同分为前尿道（阴茎部及球部尿道）损伤和后尿道（尿道膜部及前列腺部）损伤。由于男性尿道解剖上的特点，使其较易遭受损伤，同时不同部位的尿道损伤其致伤原因、临床表现、治疗方法均不相同，至今临床上仍有许多处理意见不尽一致。尿道损伤后可能产生的尿液外渗、感染、狭窄、尿失禁、勃起功能障碍等并发症的发生率也会因早期处理的正确与否而不同。

女性尿道短而直，一般很少受到损伤，但严重骨盆骨折和移位，并且同时发生膀胱颈部和阴道撕裂的情况下，尿道也会发生损伤。国外报道在骨盆骨折的患者中，6%的女性并发尿道损伤。女性尿道损伤通常是尿道前壁的部分撕裂，很少发生尿道近端或远端的完全断裂。

一、分类和病因

尿道损伤的分类，如根据受伤性质的不同可分为开放性和闭合性损伤两类，而根据损伤部位的不同又可分为前尿道和后尿道损伤两类。近年来则根据致伤原因的不同分为以下4类。

1. 尿道内暴力伤

绝大多数为医源性损伤，另外较为少见的是将异物如发夹、电线等放入尿道为满足快感而损伤尿道。医源性损伤常由粗暴的尿道腔内器械操作或操作不当所致，如暴力导尿，尿道超声，尿道扩张和各种内镜操作如膀胱镜、输尿管镜、TURP、TURBt、DVIU等，尿道内有病变如狭窄、炎症、结石时更易发生损伤，损伤大多为黏膜挫伤，严重时可穿破尿道伤及海绵体甚至进入直肠。

2. 尿道外暴力闭合性损伤

尿道外暴力闭合性损伤主要由会阴骑跨伤和骨盆骨折所致。会阴骑跨伤是由高处摔下或滑倒时会阴部骑跨于硬物上，使球部尿道挤压于硬物与耻骨联合下方之间所致。损伤的程度取决于受暴力的程度，在严重的暴力下尿道可能完全断离，但在大多数情况下尿道只是部分断离。

有些性交时的阴茎海绵体折断伤也可伴有尿道损伤，其发生率大约为20%。一些使用阴茎夹控制尿失禁的截瘫患者由于阴茎感觉的降低和缺失会引起阴茎和尿道的缺血性损害。

骨盆骨折常见于交通事故、高处坠落伤或挤压伤。尿道损伤的程度取决于膀胱尿道的移位，可能导致尿道挫伤、裂伤、断裂，当耻骨前列腺韧带断裂，膀胱和前列腺往往悬浮于血肿上，拉长了膜部尿道，尿道断裂最常发生。但大多数患者在一段时间后，随着血肿的机化或吸收，膀胱或后尿道会逐渐下降，只发生一小段管腔闭锁。对于儿童患者，由于前列腺发育不良，尿道损伤更容易向膀胱颈延伸，因此儿童尿道损伤后尿失禁的发生率高于成人。严重的骨盆骨折不仅发生尿道损伤，而且离断的骨折片可刺破膀胱和直肠并发膀胱破裂或直肠损伤。外伤性骨盆骨折不仅造成尿道损伤，同时有可能损伤周围的血管神经，这是阴茎勃起功能障碍发生的原因之一。

3. 尿道外暴力开放性损伤

多见于枪击伤或锋利的器械伤，一般同时伤及海绵体，偶尔发生于牲畜咬伤、牛角顶伤等，常并发阴囊、睾丸的损伤，病情较为复杂。

4. 非暴力性尿道损伤

主要包括化学药物烧伤、热灼伤、放射线损伤等，近年来较为多见的是膀胱肿瘤术后采用尿道内直接灌注化疗药物而导致的长段尿道损伤。

二、病理

1. 损伤程度

根据尿道损伤程度可分为3种类型：挫伤、裂伤和断裂伤。尿道挫伤损伤程度最轻，仅为尿道黏膜水肿和出血，部分伴海绵体损伤；尿道裂伤表现为部分尿道全层断裂，同时有部分尿道壁完整，借此保持尿道的连续性；尿道断裂伤为整个尿道的完全离断，尿道的连续性丧失。由于这种分类比较笼统，目前针对后尿道损伤的程度主要采用Steven提出的4型分类法。

（1）尿道牵拉伤，逆行尿道造影无造影剂外渗。

（2）前列腺膜部尿道部分或完全断裂，但尿生殖膈保存完好，造影剂局限于尿生殖膈上。

（3）前列腺膜部尿道和尿生殖膈均受累，损伤可延伸到球部尿道，造影剂扩展至尿生殖膈上下。

（4）损伤累及膀胱颈及前列腺部尿道。

2. 病理分期

将损伤后不同时期的病理变化分为三期：损伤期、炎症期和狭窄期。这是因为尿道从损伤至组织愈合，不同阶段的病变具有不同的特点，治疗原则也有所区别。闭合性尿道损伤后72小时内为损伤期，此期的病理生理改变主要是出血及创伤引起的创伤性休克；尿道创伤处的缺损、组织挫伤、尿道失去连续性所引起的排尿困难和尿潴留；以及膀胱过度充盈后不断排尿使尿液经尿道破损处外溢于组织内而发生的尿液外渗。在此期，创伤局部无明显感染，也无明显创伤性炎症反应。因尿道血液循环丰富，故在此期内应争取进行尿道修补、吻合或其他恢复尿道连续性的手术，效果较为满意。尿道闭合伤超过72小时，或开放伤虽未超过72小时但已有感染者，均称为炎症期。此期可出现组织水肿、细胞浸润、血管充血，尿液外渗由于未经引流可出现发热、白细胞增高等一系列全身症状。此期治疗应以控制感染为主，辅以尿液外渗的引流、耻骨上膀胱造口等。若能妥善处理，炎症感染可迅速控制，然后做进一步治疗。必须强调此期内不宜进行任何尿道手术及机械操作，否则，因创伤部位炎症水肿、组织脆弱，不仅尿道修补不能愈合，而且还将导致感染范围扩大、局部坏死，并向周围蔓延或穿破，形成窦道、瘘管；有骨盆骨折者，极易发生骨髓炎，尿道感染也最终不可避免；部分患者可发生败血症甚至死亡。尿道创伤后 3 周，局部炎症逐渐消退，代之以纤维组织增生和瘢痕形成，致尿道狭窄，故称为狭窄期。尿道狭窄的程度视尿道损伤程度以及是否并发感染而定。除尿道挫伤外，尿道破裂和断裂均可导致不同程度的尿道狭窄，临床上出现排尿困难。

3. 尿液外渗及血肿

尿道破裂或断裂后，尿液及血液经裂损处渗至周围组织内，形成尿液外渗及血肿。其蔓延的区域、方向、范围与局部解剖有密切关系。由于盆底及会阴部筋膜的限制，不同部位的尿道破裂或断裂，尿液外渗和血肿的部位及蔓延方向各不相同。

（1）阴茎部尿道：如尿道海绵体破裂而阴茎筋膜完整时，尿液外渗及血肿仅局限于阴茎筋膜内，呈现阴茎普遍肿胀、紫褐色，极似一大圆紫色茄子。如阴茎筋膜同时破裂，则尿液外渗及血肿范围同球部尿道破裂。

（2）球部尿道：如阴茎筋膜破裂，则尿液外渗及血肿先聚积于阴囊内，使阴囊普遍肿胀。尿液外渗进一步发展，可沿会阴浅筋膜向上蔓延至腹壁浅筋膜的深面，使耻骨上区、下腹部皮下也发生肿胀。由于尿生殖膈完整，故盆腔内无尿液外渗。

（3）膜部尿道：尿生殖膈由尿生殖三角肌和两层坚韧的筋膜组成。膜部尿道破裂所引起的尿液外渗和血肿蔓延范围因尿生殖膈的破裂程度而异。一般膜部尿道破裂多有尿生殖膈上筋膜破损，故尿液外渗与前列腺部尿道破损所致的尿液外渗相同。如尿生殖膈完全破裂，不但有膀胱周围尿液外渗，尿液也可通过破裂的尿生殖膈进入阴囊内，同时产生与球部尿道破裂相同的尿液外渗范围。

（4）前列腺部尿道：尿液外渗向耻骨后膀胱周围间隙内蔓延，甚至可沿腹膜后向上扩散。因尿生殖膈完整，血液及尿液不能进入会阴浅袋，故体表看不到尿液外渗和血肿。

三、临床表现

尿道损伤的临床表现往往根据损伤部位、损伤程度以及是否并发有骨盆骨折和其他损伤而定。

1. 休克

并不少见，尤其是儿童患者，当同样的损伤程度作用于儿童时，发生休克的可能性大大增加。其次，在严重尿道损伤，特别是骨盆骨折后尿道断裂的同时并发其他内脏损伤者，常发生休克。

2. 尿道出血

为前尿道损伤的最常见症状。损伤后尿道口鲜血流出或溢出，如尿道连续性尚存在，排尿时为血尿。后尿道损伤时若无尿生殖膈破裂，可于排尿后或排尿时有鲜血滴出。尿道流血或肉眼血尿是尿道损伤的有力证据。

3. 疼痛

主要发生于损伤部位及骨盆骨折处。如血肿或尿液外渗蔓延，疼痛部位也会扩散至下腹部，并出现肌紧张。有些患者因尿潴留又无法排尿而造成腹部胀痛，以及排尿疼痛并向阴茎头和会阴部放射。

4. 排尿困难和尿潴留

排尿困难、尿潴留和尿道外口出血被称为尿道破裂三联征。尿道挫伤时即使尿道连续性存在，但因伤后疼痛导致括约肌痉挛，发生排尿困难；如损伤严重导致尿道完全断裂者伤后即不能排尿，出现急性尿潴留。

5. 局部血肿

骑跨伤时常在会阴部、阴囊处出现血肿及皮下瘀斑、肿胀等。典型的局部血肿如"蝴蝶样"会阴血肿可能并不常见。后尿道损伤如尿生殖膈未破裂，血肿往往局限于盆腔内，如出血严重，血肿可蔓延至膀胱和腹壁。

6. 尿液外渗

尿道破裂或完全断裂后如患者用力排尿，尿液及血液可从破口或近端裂口渗入周围组织内，形成尿液外渗及血肿。其蔓延的区域、方向、范围与局部解剖有密切关系。尿液外渗如未及时处理，会导致广泛皮肤及皮下组织坏死、感染及脓毒血症，并可形成尿瘘。

四、诊断

在诊断尿道损伤时应注意解决以下问题：①确定尿道损伤的部位；②估计尿道损伤的程度；③注意有无其他脏器并发伤。

1. 病史和体检

大多数患者有明确的会阴部骑跨伤或骨盆骨折史，对于无意识及全身多发伤的患者，检查者往往容易忽视下尿路损伤的存在，这就需要进行详细的体检，如发现尿道口有滴血，患者有排尿困难或尿潴留时，首先要想到尿道损伤。如膀胱同时损伤，则尿潴留和膀胱膨胀不会出现。直肠指检对判断后尿道损伤，尤其是并发骨盆骨折、直肠穿孔，诊断意义较大。当后尿道断裂，前列腺窝被柔软的血肿所替代，前列腺有浮动感，手指可将前列腺向上推动，或仅能触到上移的前列腺尖部，甚至有时前列腺可埋入血肿之中，触诊有一定困难。若前列腺位置仍较固定，说明尿道未完全断裂。

2. 诊断性导尿

仍有争议，因为对尿道损伤尤其是有撕裂伤的患者而言，盲目地试插导尿管可使部分尿道损伤变成完全性尿道损伤，并有可能加重出血或使血肿继发感染。但多数医生仍建议使用，因为它可判断尿道损伤的程度，而且绝大部分患者只为尿道挫裂伤，若一次试插成功则可免于手术。因此有指征时应在严格无菌条件下轻柔地试插导尿管，若成功，则可保留导尿管作为治疗；若失败，则不可反复试插；若高度怀疑为尿道破裂或断裂者，则不宜使用。如果导尿量少或导出血性液体，可能是由于尿道完全断裂导尿管进入盆腔血肿内，也可能是休克少尿或膀胱破裂导致膀胱空虚。

3. 尿道造影

所有怀疑尿道损伤的患者均有指征行逆行尿道造影。可先摄前后位的骨盆平片以确定有无骨盆骨折、骨移位或有无异物，再置患者于 25°～45° 斜位，将 25 mL 水溶性造影剂从尿道外口注入，此时尿道逐渐呈扩张状态，斜位可显示全部的尿道和任何部位的尿液外渗，如有破口，可发现造影剂从破口处外溢。女性患者怀疑尿道损伤时，很难获得较为满意的尿道造影片，可使用尿道镜检查代替尿道造影。

4. 尿道镜检查

曾被认为是急性尿道损伤的相对禁忌证，因为盲目的器械操作和冲洗液的注入有可能使破口扩大、外渗加重和盆腔感染。但近年来对怀疑有球部尿道部分损伤的患者行微创尿道镜下尿道会师术，使诊断和治疗融为一体，在有条件的单位可考虑在开放手术前尝试。

五、治疗

首先进行休克的防治，并注意有无骨盆骨折及其他脏器的并发损伤。尿道损伤治疗的原则是：①尽早解除尿潴留；②彻底引流尿液外渗；③恢复尿道连续性；④防止尿道狭窄的发生。

（一）急诊处理

新鲜的尿道创伤，应根据尿道创伤的程度、伴发损伤的情况以及当时的条件，采取适当的治疗措施，难以强求一律。治疗原则是先控制休克及出血，处理严重的危及生命的并发损伤，后处理尿道的问题。如果伤情严重无法进行复杂的修复手术或需转院时，均应采取最简单的方法解决尿潴留的问题。轻微损伤、能通畅排尿者，不需要特殊处理；较严重的损伤，可选用下列 6 种处理方法。

1. 留置导尿管

诊断时试插的导尿管如成功进入膀胱者，应留置 2 周左右作为尿道支撑和引流尿液之用。如试插导尿管不成功者，有时需考虑尿道括约肌痉挛的可能，此时不可反复试插以免增加尿道创伤，待麻醉后括约肌松弛再轻轻试插，有时会成功。

2. 耻骨上膀胱造瘘术

尿道创伤后，如诊断性插管失败，在患者伤情较重或不便进行较复杂的尿道手术时，为避免伤口被尿液浸渍及尿道吻合口漏尿，同时解决患者尿液引流的通畅，需进行膀胱造瘘术。一旦后尿道断裂采取耻骨上膀胱造瘘，就必须接受不可避免的尿道狭窄或闭锁，待损伤后至少 3 个月行延迟尿道修复。Morehouse 报道最初尿道修复和延迟尿道修复的结果显示，尿道狭窄的发生率分别为 14% 和 6%，尿失禁发生率分别为 21% 和 6%，勃起功能障碍的发生率分别为 33% 和 10%，表明延迟性尿道修复使尿道狭窄、尿失禁和勃起功能障碍的发生率降低。从创伤角度看，耻骨上膀胱造瘘并不是一种姑息性消极的治疗手段，这种处理避免了患者在严重创伤的基础上接受尿道内器械的操作。然而，对于严重的球膜部尿道的错位，膀胱颈为主的撕裂伤及伴有盆腔血管或直肠损伤，仍建议在情况稳定时进行探查，以避免因膀胱造瘘或内镜尿道恢复连续性后发生复杂性尿道狭窄和其他严重并发症。

3. 尿道镜下尿道会师术

当会阴部发生骑跨伤时，绝大多数患者尿道为部分损伤，由于球部尿道宽大且固定于尿生殖膈前方，目前较提倡采用尿道镜下尿道会师术恢复尿道连续性。此手术微创、操作简单、成功率高，但由于破裂口并没有进行黏膜间的吻合，破口间的组织愈合仍依靠瘢痕填充，以后拔除导尿管发生尿道狭窄不可避免。当发生骨盆骨折后尿道损伤时，由于患者无法摆放截石位，且损伤的后尿道在盆腔内活动空间较大，很难通过尿道镜完成会师术。因此，原则上尿道镜下尿道会师术只适合于球部尿道部分损伤的患者。

4. 尿道修补或尿道端-端吻合术

尿道镜下尿道会师术失败或球部尿道完全断裂时，如患者伤情不重，需立即进行尿道修补术或尿道端-端吻合术。清除血肿后，通过探杆找到裂口所在，修剪裂口中失去活力的组织，并进行修补。如尿道断裂后近端尿道口无法找到，可经膀胱将探杆插入后尿道，显示近端黏膜，进行远、近端尿道无张力吻合。

5. 开放性尿道会师术

骨盆骨折后尿道损伤的早期治疗包括抗休克、抗感染、治疗危重脏器，基本原则应当在可能条件下争取早期恢复尿道的连续性。但开放性尿道会师术只是通过膀胱和尿道外口插入的探杆完成尿道内导尿管的留置，这种操作会加重尿道的损伤，而且并不能清除坏死组织及血肿，离断的尿道是依靠局部导尿管牵拉完成对合，并不是黏膜间的吻合，因此最后形成尿道狭窄的机会甚多，难免需进行延期尿道修复重建术。尽管尿道会师术可能不能防止尿道狭窄的发生，但因为把前列腺和尿道拉得更近，所以可以降低开放性后尿道成形术的难度。

6. 早期后尿道端-端吻合术

后尿道损伤早期是否可行尿道端-端吻合术目前仍存在争论。从理论上讲，一期后尿道端-端吻合术能达到满意的解剖复位，效果最为理想。但这些患者往往有骨盆骨折及盆腔内出血，手术术野深，难度大，创伤更大；而且骨盆骨折时根本无法摆放截石位，因此更明智的方法是根据损伤的程度和伴发周围组织损伤来决定治疗的方法和时间。

（二）复杂性尿道损伤处理

尽管尿道损伤很难用单纯性和复杂性加以区分，但复杂性尿道损伤的概念越来越受到重视，本文将以下一些情况下的尿道损伤定义为复杂性尿道损伤。

1. 女性尿道损伤

对于骨盆骨折导致尿道破裂的女性患者，大多数学者建议行及时的一期修补，或至少通过留置导尿管行尿道复位，从而避免尿道阴道瘘和尿道闭锁的发生。同时发生的阴道撕裂也应及时闭合，避免阴道狭窄的发生。延期重建对于女性患者而言并不合适，因为女性尿道太短，如包埋在瘢痕内，其长度不足以进行吻合修补。对严重骨盆骨折导致尿道破裂，甚至并发其他脏器损伤，急诊一期修复的难度很大，可先行膀胱造瘘，待患者稳定后行尿道重建和瘘口修补手术。

2. 儿童尿道损伤

儿童一旦发生骨盆骨折尿道断裂，绝大多数属于复杂性尿道损伤，这是因为在和成人相同创伤外力的作用下，儿童的损伤往往更严重，甚至危及生命。儿童的骨盆环及前列腺部尿道周围韧带未发育完全，尿道断裂部位绝大多数位于前列腺部尿道，膀胱上浮后位置极高，后期修复远较成人困难。

3. 尿道损伤并发直肠破裂

尿道损伤的同时如并发直肠破裂，无论是高位还是低位的直肠破口，急诊一期修复的难度都很大，比较统一的处理方法是膀胱和肠道分别做造瘘，待患者稳定后行尿道重建和瘘口修补手术。

4. 膀胱抬高、上浮或伴随膀胱颈撕裂伤

创伤后发现伤及膀胱颈部或膀胱被血肿抬高、上浮，如不处理，远期尿道发生长段闭锁或严重尿失禁的可能性极大，颈部如处理不及时或不准确，后期即使尿道修复成功，也很难完成正常的排尿。

（李利军）

第五节 阴茎损伤

阴茎创伤是泌尿外科急症，自1924年首例阴茎创伤报道以来，其发病率呈逐渐上升趋势，阴茎创伤修复已成为泌尿外科医生面临的挑战。

一、分类

阴茎创伤分为钝性伤和锐性伤两类。两类创伤的机制不尽相同，临床治疗也各有特点。

钝性伤所致的阴茎破裂（折断）可用非手术疗法治愈，有人联合应用经验性抗生素、导尿、地西泮（降低勃起的强度和频率）以及冰敷加压包扎等处理成功治愈阴茎损伤。但近期的文献推荐手术疗法，手术疗法包括早期探查和修复被膜撕裂。

锋利物体所致的锐性阴茎伤应尽早手术修复。伴有血管和神经损伤的阴茎断裂及深的撕裂伤可用显微外科方法修复。显微外科修复与普通的修复不同，能有效改善畸形、纤维化、持久疼痛、皮肤坏死和感觉障碍等并发症。非显微外科方法修复阴茎创伤时，阴茎背动、静脉的修复至关重要，因为其是阴茎皮肤、龟头和软组织血供的主要来源，且与勃起功能的修复密切相关。

阴茎皮肤的缺失可用附近有活力的皮肤或中厚皮片移植修复。

（一）钝性伤

1. 挫伤

单纯的挫伤通常是阴茎处于松弛状态时由外力所致，伴血肿和瘀斑。

2. 破裂（折断）

阴茎破裂（折断）常发生在勃起状态下。引发的原因包括：勃起的阴茎被强力弯曲、与坚硬表面发生撞击、搓揉阴茎以减轻勃起和在床上滚动等。不同地域阴茎破裂的病因也不同，在西半球，阴茎破裂主要由性交所致，占30%~50%；中东地区主要由手淫和揉搓阴茎以减轻勃起所致。

阴茎破裂常表现为血肿形成、肿胀、变色和阴茎偏位。阴茎破裂时，右侧海绵体损伤较常见。双侧海绵体同时受损时，尿道损伤概率高。阴茎背侧邻近耻骨的部位是损伤易发生之处，但损伤也可发生在阴茎体的任何部位，甚至是海绵体固定的位置。

3. 缢勒伤

头发、环、带子及其他收缩性装置引起的阴茎缢勒伤也属阴茎钝性伤，缢勒伤最先引起软组织和皮肤的损伤，如不及时解除勒压，还可伤及阴茎体和尿道。

（二）锐性伤

阴茎锐性伤发生时常常导致阴茎断裂、撕裂和穿孔等，主要病因包括：刀伤或枪伤、工业或农业机械损伤、自残、动物咬伤、车祸或化学试剂引起的烧伤以及医源性损伤等。迷幻剂和神经错乱也是阴茎锐性伤发生的重要病因。伴发尿道损伤的阴茎锐性伤会加重创伤程度；阴茎锐性伤如有异物残留会导致感染和继发组织损伤。

二、临床表现和诊断

（一）钝性伤

病史和物理检查可诊断阴茎破裂。勃起状态阴茎损伤时，患者及患者的妻子或伴侣可听见清脆的声响，如同折断玉米秆或玻璃棒，并伴有勃起消退、肿胀、变色（由血液外渗所致）、中到重度疼痛以及阴茎偏位，形成典型的"茄子畸形"，损伤部位可触及柔软而有韧性的隆凸表现为"滚动征"。会阴部出现蝴蝶形血肿提示尿道损伤。阴茎破裂如未及时治疗，晚期可表现为勃起功能障碍、阴茎偏位，形成 Pevronie 病样斑块，尿道海绵体瘘和尿道皮肤瘘，以及尿道狭窄引起的症状。

阴茎破裂伤时也可出现阴囊、耻骨上区和会阴肿胀等不常见的症状。

阴茎钝性伤常伴发尿道部分破裂。如尿道口有血并伴有肉眼血尿，就应高度怀疑尿道损伤，所有病例都应做尿道造影。另外，阴茎钝性伤引起的血肿和水肿会压迫尿道进而加重排尿困难。海绵体炎或海绵体纤维化也可引起阴茎破裂，但皆缺乏无创伤史及损伤时的断裂声响。

海绵体造影可以确定外渗的位置，对可疑病例的诊断有帮助。如果早期海绵体造影未能显示病灶，一定要再做延时造影（10 分钟），因为只有等造影剂充满血肿后才能显示渗漏。虽然海绵体造影有助于阴茎折断的诊断，但其假阳性率和假阴性率较高；同时该项有创检查还可导致海绵体纤维化和造影剂反应等并发症。

超声检查虽然无创，但诊断率有赖于检查者的技术水平，小撕裂伤和被血凝块堵塞的缺口，可能不易与正常白膜分辨开。

磁共振成像（MRI）可能是海绵体损伤最好的诊断方法。在 T_1 加权像上，显示高信号的血管窦状隙，容易与血管较少显示低信号的白膜区分开来。MRI 检查费用高，不能作为常规的检查手段，但对那些需要较好影像学质量的病例可进行 MRI 检查。

（二）锐性伤

阴茎离断时残端应低温保存并与患者一起送至急诊室。正确的保存可降低移植反应，提高成活率。

阴茎枪伤首先应确定损伤的程度。根据武器的口径和类型可估计发射物的速度。低速飞弹导致的病灶只在其运行轨迹上；高速飞弹可造成远离其运行轨迹一定距离的组织损伤。尿道造影（逆行尿道造影）有助于诊断潜在的尿道损伤。

阴茎锐性伤入院后可记录到阴茎疼痛、肿胀和捻发音；偶尔可发现明显的皮肤坏死。较大阴茎锐性损伤伴发的皮肤缺失，在尿道和软组织修复后应立即进行重建。重建的皮肤可阻止感染向他处蔓延，还可阻止其他生殖区与筋膜面相通。

三、治疗

（一）阴茎破裂（折断）

保守治疗适用于白膜破口较小、海绵体损伤但白膜完整的病例，包括冰敷加压包扎、抗感染、应用纤溶剂、抗雄激素抑制勃起等内容。手术治疗是大多数阴茎破裂伤常用的处理手段，因为持续的血肿会引起感染，并且二期修复所引起的纤维化会导致阴茎畸形或者疼痛，从而损害勃起和性交。手术切口有去颏套切口、直接纵向切口、腹股沟阴囊切口、高阴囊中线切口和耻骨上切口等多种选择。

外科治疗包括清除血肿、控制出血、伤处清创后用 3-0 的可吸收线间断缝合创面。阴茎破裂伴尿道部分或全部横断的，应尽早手术并留置导尿管。无尿道损伤的阴茎破裂术后当晚留置导尿并轻度加压包扎。

（二）阴茎断裂和撕裂

不管何种原因导致的阴茎锐性伤，都应先用 0.9% 的无菌生理盐水充分冲洗，然后进行保护阴茎血供的清创，取出异物和去除无活力组织。在阴茎根部上止血带或者结扎血管可减少出血。修复创伤后根据具体情况决定是否放引流管。

对于阴茎断裂伤，如果断裂的远端保存良好，可用显微外科方法进行再植。断端应浸入冷盐水或林格液中冰上运输。一般阴茎完全离断在 18～24 小时以内，再植成功率较高。伤后 48 小时以内仍可手术治疗，但术后并发症的发生率会升高。

阴茎断裂重建时将尿道断端修整成舌状，置入硅胶导尿管，用 5-0 可吸收线双层吻合尿道；用 3-0 可吸收线间断缝合白膜；阴茎背动脉用 10-0 尼龙线吻合；9-0 尼龙线缝合背深静脉；9-0 尼龙线缝合背神经鞘。一般无须吻合阴茎海绵体中央动脉。Buck 筋膜和 Colles 筋膜用 3-0 可吸收线间断缝合，以降低吻合口的张力，皮肤用 4-0 可吸收线缝合。阴茎体部轻度加压包扎，必要时做耻骨上膀胱造瘘，留置 2 周行排尿期尿道造影，无外渗时拔除造瘘管。彩色超声监测术后动、静脉开放状态。

虽然显微外科手术能降低感觉障碍、狭窄等常见的并发症，但一定程度的皮肤坏死仍会发生，此情况下可用自体中厚皮片植皮。精神心理原因导致的阴茎创伤，特别需要全面而细致的护理。

较深的阴茎部分撕裂伤的处理和阴茎断裂伤处理相同，只要条件具备都应用显微外科手术修复创伤。

（三）阴茎枪伤

低速枪伤应仔细探查并修补损伤。依据出血的强度选用缝合或手工压迫止血。高速枪弹导致的损伤修复较困难。如果尿道造影显示尿液外渗，应立即设法留置尿管并修复损伤，清创进口和出口后按单纯撕裂伤缝合之。

（四）阴茎咬伤

用 0.9% 的生理盐水冲洗、清创后，注射破伤风抗毒素并使用广谱抗生素。通常情况下，表浅的咬伤清洗后包扎，每天换 2 次药。对于伤情延搁并有感染迹象的患者，应住院并静脉应用抗生素，对该类患者有时需要再次手术以减少感染扩散，一旦感染控制、伤口清洁，即可行重建治疗。

（五）阴茎撕脱和皮肤缺损

完全撕脱或仅余少许残端与机体相连的阴茎撕脱伤应清洗后复位。如果皮肤不能成活，应连同肉芽组织一起切除。大多生殖区皮肤的缺损由感染所致，一旦感染发生，应湿敷创面并每日换药 2 次，彻底清创以及应用广谱抗生素，为日后的重建创造条件。阴茎撕脱伤导致的阴茎裸露会引起一定程度的情绪紧张，应注重心理方面的治疗。

年轻患者的大腿前外侧是常用的皮片供区，由于该处易于显露且取自该区的中厚皮片愈合时收缩率较小。筛孔状中厚皮片由于能良好地引流移植片下的液体，其覆盖创面和修复外观俱佳；虽收缩率较高，但对勃起功能修复并非首要目标的患者而言，仍不失为一种最佳材料。

中厚皮片较适用于部分或全部阴茎撕脱伤（全厚皮片是另一种选择，但供区需移植才能修复），为避免术后水肿引起的狭窄，所有远端阴茎皮肤都应在冠状沟水平切断。优先缝合移植片的腹侧，以保持正中外观和避免痛性勃起。用 5-0 铬线将移植片边缘分别固定于阴茎根部、冠状沟和腹侧中缝。用矿物油纱布包扎移植片，外加套管以制动，再加保护性弹性外包扎。最后，留置尿管或耻骨上膀胱造瘘管和应用抗生素。

（六）阴茎烧灼伤

三度烧伤须立即切除损伤的皮肤并进行移植。一度和二度烧伤经清创和一般的包扎，通常能获得满意的恢复，不需要移植重建。高压电流在组织内传播导致电灼伤属凝固性坏死，首先应进行必要的处理，待正常组织与坏死组织界限分明后再进行清创和修复。

（七）阴茎缢勒伤

应及时解除勒压，一般可用砂轮锯断缢勒物，否则将导致阴茎坏死。

（李利军）

第四章

肾感染性疾病

肾感染性疾病不如膀胱感染性疾病常见，但临床表现较后者严重，并可能严重损害肾功能。肾感染性疾病分为非特异性感染和特异性感染两大类。

第一节　肾非特异性感染

一、急性肾盂肾炎

急性肾盂肾炎是女性的常见病。

（一）病因

急性肾盂肾炎的细菌感染有上行感染和血行感染两种途径。

大多数进入尿路的细菌是肠道细菌，通过尿道进入膀胱，并沿输尿管上行到肾盂，到达肾盂的细菌能进入肾乳头的集合管，进而到达肾皮质。细菌对尿路上皮黏膜的黏附性在上行感染起了重要作用。革兰阴性菌及其内毒素、妊娠和输尿管梗阻能抑制输尿管蠕动，有助于细菌上行。

血行感染比较少见。有时可见口腔的金黄色葡萄球菌血症和念珠菌血症患者继发肾脏感染。上尿路梗阻时，感染机会增加。

上尿路梗阻和反流影响正常尿液排泄，危害尿路黏膜的防御机制，是发生急性肾盂肾炎的重要易感因素。尿液淤滞导致细菌生长，且增强细菌对上皮细胞的黏附能力。

女性糖尿病患者尿路感染的发病率增加，且感染更为严重。糖尿病导致女性急性肾盂肾炎的住院率是男性的 3 倍。妊娠女性出现菌尿的发病率为 4%～7%，25%～35% 未治疗者将继发急性肾盂肾炎。

（二）病理

急性肾盂肾炎可侵犯单侧或双侧肾。病理表现为肾盂肾盏黏膜充血、水肿，1 个或多个肾乳头可见尖端指向肾乳头、基底伸向肾皮质的楔形炎症病灶；病灶内肾小管腔中有脓性分泌物，小管上皮细胞肿胀、坏死、脱落；肾间质内有白细胞浸润和小脓肿形成；肾小球一般有形态改变。

（三）临床表现

急性肾盂肾炎的泌尿系统症状包括尿频、尿急、尿痛等膀胱刺激征，可伴有腰痛、下腹部疼痛、肋脊角及输尿管点压痛及肾区叩击痛等体征。全身症状包括寒战、发热、头痛、恶心、呕吐等。

（四）诊断

急性肾盂肾炎的诊断主要依靠病史和体征。以下检查有助于诊断。

1. 实验室检查

考虑急性肾盂肾炎者，应进行血常规、尿常规和细菌学检查。

（1）血常规检查：血常规呈现以中性粒细胞为主的白细胞增多。红细胞沉降率增快，C 反应蛋白增高。

（2）尿常规检查：尿液中可见大量白细胞，通常呈团块状。在尿沉渣中见到大量的颗粒管型或白细胞管型提示急性肾盂肾炎。可出现红细胞和少量蛋白。

（3）细菌学检查：尿沉渣涂片革兰染色可见到致病细菌。为了选择合适的抗生素，应进行尿细菌培养及药物敏感试验。如尿培养菌落数少于 10^5 cfu/mL 时，尿沉渣涂片革兰染色可能为阴性。70%的细菌为革兰阴性细菌，其中大肠埃希菌最为常见，其次为变形杆菌、克雷伯菌、产气杆菌和铜绿假单胞菌等。革兰阳性细菌约占20%，常见的是链球菌和葡萄球菌。医院内感染以大肠埃希菌、克雷伯菌、肠杆菌等为多见。常规需氧菌培养没有微生物生长时，应怀疑厌氧菌感染。有菌血症和败血症表现时，应做血细菌培养。

2. 影像学检查

对大多数急性肾盂肾炎病例，临床表现、体征和实验室检查一般可以明确诊断，影像学检查并非必需。影像学检查有助于发现上尿路梗阻、结石、肿瘤、先天畸形等促进感染的因素。对于可疑梗阻者，复杂的肾盂肾炎病例，抗生素治疗无效或反复发作的急性肾盂肾炎病例，影像学检查是必要的。影像学检查有助于急性肾盂肾炎和急腹症、肾周围脓肿等疾病的鉴别。

（1）B超检查：可见肾肿大，肾皮质髓质界限不清，以及散在的低回声区。可诊断肾结石，鉴别肾积水、肾积脓和肾周脓肿。

（2）X线检查：急性肾盂肾炎患者的腹部平片没有特异性表现，有时可见尿路结石影，如腰大肌影或肾轮廓异常，提示肾脓肿或肾周脓肿；静脉尿路造影经常是经过充分治疗、患者症状消退后进行的，因此大部分急性肾盂肾炎患者排泄性尿路造影是正常的。如果在急性肾盂肾炎期间检查，最常见的影像学异常是肾脏增大，这是广泛肾水肿的结果。炎症反应可以引起肾皮质血管收缩，有时可发现肾盂显影延迟并减弱，偶见输尿管上段和肾盂轻度扩张积水，可能是由于细菌内毒素抑制输尿管蠕动造成的。急性肾盂肾炎禁忌逆行尿路造影检查。

（3）CT和MRI检查：急性肾盂肾炎患者的CT显示患侧肾外形增大，增强扫描可见楔形低密度区域，从集合系统向肾包膜放散。MRI对肾的炎症的评估不如CT，但对肾周炎症的诊断有优势。

（五）鉴别诊断

急性肾盂肾炎需要与急性膀胱炎、肾脓肿或肾周围炎、急性胰腺炎、急性胆囊炎、肺底部炎症鉴别。急性胰腺炎患者血清淀粉酶增高，尿中不含脓细胞。肺底部肺炎刺激胸膜引起肋缘下疼痛，拍摄X线胸片可明确诊断。急性胆囊炎疼痛在腹部，伴有右上腹部肌肉紧张和反跳痛，尿中无脓细胞。

（六）并发症

急性肾盂肾炎如诊治不及时，可导致菌血症和中毒性休克。如治疗不适当，可引起慢性肾盂肾炎，导致肾衰竭。如引起败血症，可造成对侧肾感染及多发肾皮质脓肿，并可引起多脏器转移性脓肿。

（七）治疗

病情较轻的急性肾盂肾炎患者可以门诊治疗。有明显中毒表现者需留院观察、治疗。上尿路严重梗阻者需使用安全、简单的方法解除梗阻。急性肾盂肾炎的治疗包括全身支持治疗和抗菌药物治疗。

1. 全身支持治疗

包括卧床休息，给予足够营养，补充液体，保持体内水电解质平衡。尿量应维持在每日1 500 mL以上，利于促进体内毒素排出。

2. 抗菌药物治疗

应用抗菌药物前，应做尿液沉渣涂片染色、尿细菌培养和抗生素敏感试验。在细菌培养结果尚未得到前，可选用广谱抗生素治疗。尿沉渣涂片革兰染色对指导经验性抗生素治疗有所帮助。如为革兰阳性球菌，可选用万古霉素；革兰阴性杆菌，可选用头孢菌素、广谱青霉素、氨基糖苷类抗生素或复方磺胺甲噁唑、喹诺酮类合成药物。病情较重者，可联合使用几种抗菌药物。根据尿液细菌培养和抗生素敏感试验结果，选用有效抗生素，最终需杀灭尿路中的细菌。选择抗生素除对尿路病原菌有效外，还应在肾组织和尿液里能达到杀菌浓度。抗生素的疗效取决于其在尿液中的浓度和持续时间，浓度应维持感染细菌的最小抑菌浓度以上。

抗生素治疗之前，尿液除存在对抗生素敏感的细菌外，还可能存在很低浓度的耐药细菌。应用抗生素后，敏感细菌被消灭，重复尿培养可以发现耐药突变细菌计数很高，即抗生素治疗筛选了耐药突变细菌。尿液中抗生素浓度接近或低于最小抑菌浓度时，最可能发生这种现象。用药剂量不足、依从性不好或液体摄入增加导致尿液稀释，都会导致耐药突变细菌出现。因此，应该选择在尿液中显著超过最小抑菌浓度的药物，足量用药，并注意患者用药的依从性。

有的患者在治疗过程中，原发细菌经治疗后消失，但又产生一种新的细菌，或者细菌本身发生突变，对正在应用的抗菌药物产生耐药性，故应反复进行细菌培养和药物敏感试验，根据结果调整药物。

伴有肾功能不全者，应使用对肾毒性小的抗生素。如药物主要从肾清除，则应减小剂量。慎用氨基糖苷类抗生素。肾衰竭时，肾无法在尿中浓聚抗生素，因而细菌很难被消灭。上尿路梗阻也降低了抗生素在尿液中的浓聚。

抗生素应维持应用到体温正常，全身症状消失，细菌培养阴性后2周。若治疗后症状未好转，应考虑并发肾内或肾周围脓肿，需行B超或CT检查，以明确炎症发展情况。

二、肾脓肿

肾脓肿是指化脓性物质积聚并局限于肾实质而形成的脓肿。

（一）病因

过去，大多数肾脓肿是由葡萄球菌血行播散引起。抗生素广泛应用以来，革兰阳性菌引起的脓肿逐渐减少，革兰阴性菌成为主要的病原菌。尿路上行感染是革兰阴性菌引起肾脓肿的主要途径，血行感染并非常见原因。多数革兰阴性菌的感染与肾损伤或肾结石有关。与梗阻、结石、妊娠、神经源性膀胱和糖尿病相关的复杂性尿路感染者易发生肾脓肿。有关的复杂性泌尿道感染（UTIs）同样容易引发肾脓肿。

（二）临床表现和诊断

综合临床表现、实验室检查和影像学检查可做出诊断。

患者可以表现为发热、寒战、腹部或季肋部痛，也可出现下尿路刺激征。肾区可有叩击痛。

患者的尿液检查多有显著白细胞增多。血培养常为阳性。当脓肿含有革兰阴性菌时，尿培养结果通常与脓肿中分离的细菌一致。革兰阳性菌常为血行感染，因此，尿液中往往无细菌生长，或培养结果不同于脓肿中分离出来的细菌。

静脉尿路造影对于区分早期肾脓肿和急性肾盂肾炎帮助不大，B超和CT检查对鉴别肾脓肿和其他肾感染性疾病很有价值。B超检查是发现肾脓肿的最便捷方法。在急性期，脓肿的边界不清，内有散在回声，且周围肾实质水肿。脓肿形成后，可见边界清楚的团块，内部形态多样，回声强度取决于脓肿内碎屑的量。CT检查可极好地显示脓肿的轮廓，脓肿在增强前后都特征性地表现为边界清楚的占位。脓肿早期，CT检查显示肾增大和圆形低密度区，几天后脓肿周围形成厚壁，增强时显示"指环征"，反映了脓肿壁新生的血管。

（三）治疗

肾脓肿的治疗原则是外科引流，静脉应用抗生素是基础治疗。如早期静脉应用抗生素治疗，在密切观察下，直径<3 cm的脓肿可以保守治疗。B超引导下穿刺针吸进行细菌培养可以指导用药。对抗生素治疗无反应的小脓肿或直径3~5 cm的脓肿应在B超引导下穿刺引流。直径>5 cm的脓肿应考虑手术切开引流。治疗期间应连续进行B超或CT检查，直至脓肿消退。疗效不佳者，除应考虑抗生素敏感问题外，还应想到肾脓肿发展到肾周脓肿的可能。

三、肾周脓肿

（一）病因

肾周脓肿多由急性肾皮质脓肿溃破入肾周或其他部位感染经血行播散形成。伴有结石的肾盂积脓比较容易形成肾周脓肿。糖尿病患者容易发生肾周脓肿。病原菌多为大肠埃希菌、变形杆菌和金黄色葡萄球菌。肾周脓肿穿破 Gerota 筋膜可形成肾旁脓肿。

（二）诊断

肾周脓肿的临床表现与急性肾盂肾炎类似，但发病较为缓慢和隐匿。1/3 以上的患者无发热。约半数患者的腹部或季肋部可触及肿块。

实验室检查可发现血白细胞计数增多、脓尿和血清肌酐增高。血细菌培养的阳性率高于尿细菌培养，可是仅 40% 的患者致病菌能够被确定。肾周脓肿治疗的最大障碍是诊断的滞后。如治疗得当，急性肾盂肾炎一般 4～5 天后症状好转，肾周脓肿则需要更长时间。因此，诊断急性肾盂肾炎的患者如腹部或季肋部有肿块，或抗生素治疗 4 天后发热不缓解，应考虑肾周脓肿的可能性。

肾周脓肿在 B 超下表现多样，可为整个肾被无回声团块占据，也可为肾周脂肪囊强回声混合的强回声团。典型的 X 线影像学特征为腰大肌影消失，肾脏轮廓模糊及肾周包块，膈影增高。产气细菌导致的肾周脓肿，可见肾周围出现气泡。CT 检查对肾周脓肿的诊断有特殊的价值，能够清楚地显示感染灶扩散到肾周组织的路径。

（三）治疗

外科引流是肾周脓肿的主要治疗手段。对无功能肾或感染严重的肾行手术切开引流或肾造瘘，或在 B 超或 CT 引导下经皮穿刺引流。抗生素能有效控制败血症，防止感染的扩散，但不能代替引流。可使用两种抗生素，兼顾革兰染色阴性和阳性细菌。应注意肾周脓肿的并发症，如肠瘘。如同时存在肾盂积脓和肾周脓肿，患者情况良好可同时引流，否则先引流肾周脓肿，当患者情况改善后再行肾造瘘。

四、肾盂积脓

肾盂积脓是指与肾实质化脓性破坏有关的肾积水感染，且出现全部或几乎全部肾功能丧失。

（一）诊断

及时诊断和治疗肾盂积脓是挽救肾功能和防止败血症的关键。患者病情通常危重，高热、寒战、季肋部疼痛和压痛。有时患者仅有体温升高和胃肠道不适。患者常有尿路结石、感染或手术史。输尿管完全梗阻时可无菌尿。静脉尿路造影患肾可不显影。B 超、CT 检查有助于诊断。

（二）治疗

诊断肾盂积脓后应立即开始抗生素治疗并引流患肾。如置入输尿管导管失败可在 B 超引导下经皮行肾穿刺造瘘引流。患者病情稳定后，应进一步查明上尿路梗阻的原因。

五、黄色肉芽肿性肾盂肾炎

黄色肉芽肿性肾盂肾炎是一种罕见、严重的慢性肾脏感染。黄色肉芽肿性肾盂肾炎的病理特征是充满脂质的泡沫状巨噬细胞积聚，开始于肾盂和肾盏，随后弥漫到肾实质和邻近的组织并产生广泛的破坏。大部分病例为单侧肾受累。在影像学表现上，该病与肾细胞癌相似；在冷冻病理切片检查中，该病也容易与肾透明细胞癌相混淆。

（一）病因

黄色肉芽肿性肾盂肾炎的主要发病因素有尿石症、梗阻和感染等。约80%以上患者有尿石症，半数结石为鹿角状结石。上尿路梗阻和大肠埃希菌感染可以导致组织破坏，巨噬细胞吞噬，脂质物沉积。

（二）病理

肾通常明显增大，轮廓正常。绝大多数病例的病变是弥漫的，也可以是局灶的。镜下特征是充满了脂质的泡沫状巨噬细胞，与淋巴细胞、肥大细胞和浆细胞混合。

（三）诊断

任何年龄均可患本病，以 50～70 岁常见，女性及糖尿病患者多见，两侧肾受累机会一致。反复尿路感染的患者发现单侧肾增大，无功能或功能很差，伴有结石，有与肾癌难以鉴别的肿块时，应考虑到本病。大部分患者有季肋部疼痛、发热和寒战；体检可触及肾区的包块；高血压、血尿或肝肿大是少见的表现。

尿常规检查可见脓细胞和蛋白。血常规检查可见贫血。半数患者有肝功能异常。46% 的患者可出现持续的菌尿。最常见的致病菌是变形杆菌和大肠埃希菌。厌氧菌培养可能阳性。部分患者为混合感染，尿培养阴性的患者，其手术标本的组织细菌培养可为阳性。

B 超显示全肾增大，多发、混有液体回声的低回声团块取代了正常的肾结构。局灶型病例可见肾实性占位。可见肾和输尿管结石。泌尿系平片和静脉尿路造影表现为单侧肾影增大，肾影内有钙化，肾盂内有结石影，结石通常较大；少数患肾无功能或显影延迟，有肾积水。逆行肾盂造影可以显示梗阻部位，可见肾盂肾盏扩张及不规则的充盈缺损。CT 对诊断黄色肉芽肿性肾盂肾炎很有价值，提高了术前的诊断率。CT 诊断特点方面，弥漫型患者的肾增大，轮廓不清晰，肾盂无法有效分辨。肾窦的脂肪出现明显的减少，并且遭到纤维组织的替代，80% 左右的患者合并结石。其中肾实质存在低密度区，提示无效腔或者肾盏。CT 值取决于患者脂类及脓液之间的比例，增强扫描患者的病灶边缘，因为存在炎症环或者是压缩实质提示强化，坏死区反而无强化。

没有结石的局灶性黄色肉芽肿性肾盂肾炎的诊断比较困难，难与肾细胞癌鉴别，有时也与肾盂癌、肾盂鳞状细胞癌混淆，常导致术前的误诊。

（四）治疗

因黄色肉芽肿性肾盂肾炎在术前常被诊为肾肿瘤，故通常施行根治性肾切除术。如术前不能得到鉴别，应行肾切除术。如术前或术中诊断了本病，可行肾部分切除术。术前抗生素治疗是必需的。

六、肾软斑病

软斑病是一种少见的炎症性疾病，可发生于泌尿生殖道（肾盂、输尿管、膀胱、睾丸等），胃肠道，皮肤，肺，骨骼和肠系膜淋巴结等。

（一）病因

发病机制不清，可能与大肠埃希菌感染和吞噬细胞功能异常有关。

（二）病理

本病的特点是柔软的黄褐色斑块伴有肉芽肿性损害，内含特殊嗜碱性染色的包涵体或 Michaelis-Gutmann 小体的组织细胞。肾脏和膀胱软斑块内的巨噬细胞含有大量免疫反应性 α_1-抗胰蛋白酶，免疫组化染色对早期诊断软斑病有帮助。

（三）诊断

患者年龄多为 50 岁以上，尿路受累的男女比例是 1:4。患者通常体质较弱，处于免疫抑制状态，且患有其他慢性疾病。患者可有血尿。B 超可见肾增大，融合的肿块导致肾实质回声增强。静脉尿路造影的典型表现是肾影增大伴有多发充盈缺损。CT 增强扫描显示软斑病灶增强低于周围实质的增强。动脉造影显示肿块血管减少，没有外周新生血管形成。本病应与囊性肾病、肾肿瘤、黄色肉芽肿性肾盂肾炎等鉴别。肾多发占位时应想到肾软斑病的可能。

（四）治疗

首选抗生素治疗，氟喹诺酮、磺胺、利福平等有效。如抗生素治疗不能控制疾病进展，则进行手术，单侧有症状的肾软斑病可选择肾切除术。

（郝　鹏）

第二节　肾特异性感染

一、肾结核

临床肾结核发病高峰为 40～60 岁，其临床症状主要为膀胱刺激症状，但不典型肾结核则主要表现为腰痛。既往结核病史可为泌尿系结核诊断提供重要线索。一侧肾结核对侧肾积水所占比例呈下降趋势，尿液找抗酸杆菌、B 超仍为泌尿系结核的主要筛查手段，且手术对于中晚期患者仍属必需。

（一）病因

泌尿系结核是结核分枝杆菌原发感染时血行播散的结果。肾脏是泌尿系结核原发感染部位，原发感染时结核分枝杆菌经血行到达肾皮质，绝大部分原发感染被控制而不发展成临床肾结核，但结核分枝杆菌可在肾皮质内形成肉芽肿而潜伏长达数十年，当局部免疫力不足时潜伏感染被激活，结核分枝杆菌生长繁殖形成干酪性肉芽肿，朗格汉斯细胞周围包围着淋巴细胞和成纤维细胞，感染的病理过程取决于结核分枝杆菌的毒力和宿主的抵抗力。结核的愈合过程形成纤维组织和钙盐沉积。

（二）病理

肾结核可发展为肾乳头坏死、肾盏茎部或肾盂输尿管交界部狭窄。若形成广泛肾实质钙化、肾实质毁损，最终形成所谓的"肾自截"。结核分枝杆菌在这些钙化病灶内可以休眠潜伏很多年，当机体遇到疾病、外伤、应用皮质激素或免疫抑制剂、患糖尿病或 AIDS 等免疫力降低的情况时，结核分枝杆菌被激活而发展成临床肾结核。

（三）临床表现

肾结核常发生于 20～40 岁的青壮年，男性较女性多见。儿童和老年人发病较少，儿童发病多在 10 岁以上，婴幼儿罕见。约 90% 为单侧发病。

肾结核症状取决于肾的病变范围及输尿管、膀胱继发结核病变的严重程度。肾结核早期常无明显症状及影像学改变，只是尿液检查有少量红细胞、白细胞及蛋白，呈酸性，尿中可能发现结核分枝杆菌。随着病情的发展，可出现下列典型的临床症状表现。

1. 尿频、尿急、尿痛

是肾结核的典型症状之一。尿频往往最早出现，常是患者就诊时的主诉。最初是因含有结核分枝杆菌的脓尿刺激膀胱黏膜引起，以后当结核病变侵及膀胱壁，发生结核性膀胱炎及溃疡，尿频加剧，并伴有尿急、尿痛。晚期膀胱发生挛缩，容量显著缩小，尿频更加严重，每日排尿次数达数十次，甚至出现尿失禁现象。

2. 血尿

是肾结核的重要症状，常为终末血尿。主因是结核性膀胱炎及溃疡，在排尿终末膀胱收缩时出血所致。少数肾结核因病变侵及血管，也可以出现全程肉眼血尿；出血严重时，血块通过输尿管偶可引起肾绞痛。肾结核的血尿常在尿频、尿急、尿痛膀胱刺激征发生以后出现，但也有以血尿为初发症状者。

3. 脓尿

是肾结核的常见症状。肾结核患者均有不同程度的脓尿，严重者尿如洗米水样，内含有干酪样碎屑或絮状物，显微镜下可见大量脓细胞。也可以出现脓血尿或脓尿中混有血丝。

4. 腰痛和肿块

肾结核虽然主要病变在肾，但一般无明显腰痛。仅少数肾结核病变破坏严重和梗阻，发生结核性脓肾或继发肾周感染，或输尿管被血块、干酪样物质堵塞时，才引起腰部钝痛或绞痛。较大肾积脓或对侧巨大肾积水时，腰部可触及肿块。

— 45 —

5. 男性生殖系统结核

肾结核男性患者中有 50% ~70% 合并生殖系统结核。

6. 全身症状

肾结核患者的全身症状常不明显。晚期肾结核或合并其他器官活动性结核时，可以有发热、盗汗、消瘦、贫血、虚弱、食欲缺乏和红细胞沉降率增快等典型结核症状。严重双肾结核或肾结核对侧肾积水时，可出现贫血、水肿、恶心、呕吐、少尿等慢性肾功能不全的症状，甚至突然发生无尿。

（四）诊断

肾结核是慢性膀胱炎的常见原因，因此，凡是无明显原因的慢性膀胱炎，症状持续存在并逐渐加重，伴有终末血尿；尤其青壮年男性有慢性膀胱炎症状，尿培养无细菌生长，经抗菌药物治疗无明显疗效；附睾有硬结或伴阴囊慢性窦道者，都应该考虑有肾结核的可能。下列检查有助于诊断。

1. 尿检查

尿呈酸性，尿蛋白阳性，有较多红细胞和白细胞。尿沉淀涂片抗酸染色有 50% ~70% 的病例可找到抗酸杆菌，以清晨第 1 次尿的检查阳性率最高，至少连续检查 3 次。若找到抗酸杆菌，不应作为诊断肾结核的唯一依据，因包皮垢杆菌、枯草杆菌也是抗酸杆菌，易与结核分枝杆菌混淆。尿结核分枝杆菌培养时间较长但可靠，阳性率可达 90%，这对肾结核的诊断有决定性意义。

2. 影像学诊断

包括 B 超、X 线、CT 和 MRI 等检查。对确诊肾结核，判断病变严重程度，决定治疗方案非常重要。

（1）B 超：简单易行，对于中晚期病例可初步确定病变部位，常显示患肾结构紊乱，有钙化则显示强回声，B 超也较容易发现对侧肾积水及膀胱有无挛缩。

（2）X 线：泌尿系统平片（KUB）可能见到患肾局灶或斑点状钙化影或全肾广泛钙化。局限的钙化灶应与肾结石鉴别。静脉尿路造影（IVU）可以了解分侧肾功能、病变程度与范围，对肾结核治疗方案的选择必不可少。早期表现为肾盏边缘不光滑如虫蛀状，随着病变进展，肾盏失去杯形，不规则扩大或模糊变形。若肾盏颈纤维化狭窄或完全闭塞时，可见空洞充盈不全或完全不显影。肾结核广泛破坏致肾功能丧失时，患肾表现为"无功能"，不能显示出典型的结核破坏性病变。根据临床表现，如果尿内找到结核分枝杆菌，静脉尿路造影一侧肾正常，另一侧"无功能"未显影，虽造影不能显示典型的结核性破坏病变，也可以确诊肾结核。逆行尿路造影可以显示患肾空洞性破坏，输尿管僵硬、管腔节段性狭窄且边缘不整。

（3）CT 和 MRI：CT 对中晚期肾结核能清楚地显示扩大的肾盏肾盂、皮质空洞及钙化灶，三维成像还可以显示输尿管全长病变。MRI 水成像对诊断肾结核对侧肾积水有独到之处。在双肾结核或肾结核对侧肾积水，静脉尿路造影显影不良时，CT 及 MRI 检查有助于确定诊断。

延误肾结核的诊断，临床上常见有下列两种情况：其一是满足于膀胱炎的诊治，长时间使用一般抗感染药物而疗效不佳，却未进一步追查引起膀胱炎的原因；其二是发现男性生殖系统结核，尤其附睾结核，而不了解男性生殖系统结核常与肾结核同时存在，未做尿检查和尿找抗酸杆菌检查，有时还应做静脉尿路造影检查。

（五）鉴别诊断

肾结核主要需与非特异性膀胱炎和泌尿系统其他引起血尿的疾病进行鉴别。

肾结核引起的结核性膀胱炎，症状常以尿频开始，膀胱刺激征长期存在并进行性加重，一般抗生素治疗无效。非特异性膀胱炎主要是大肠埃希菌感染，多见于女性，发病突然，开始即有显著的尿频、尿急、尿痛，经抗感染治疗后症状很快缓解或消失，病程短促，但易反复发作。

肾结核血尿的特点是常在膀胱刺激征存在一段时间后才出现，以终末血尿多见，这和泌尿系统其他疾病引起的血尿不同。泌尿系肿瘤引起的血尿常为全程无痛性肉眼血尿。肾、输尿管结石引起的血尿常伴有肾绞痛；膀胱结石引起的血尿，排尿有时尿线突然中断，并伴有尿道内剧烈疼痛。非特异性膀胱炎的血尿主要在急性阶段出现，血尿常与膀胱刺激征同时发生。但最主要的是肾结核的尿中可以找到抗酸杆菌或尿结核分枝杆菌培养阳性，而其他疾病的尿中不会发现。

（六）治疗

肾结核是全身结核的一部分，治疗时应注意全身治疗，包括营养、休息、环境、避免劳累等。临床肾结核是进行性、破坏性病变，不经治疗不能自愈，在有效抗结核药物问世之前，死亡率很高，主要治疗手段是切除患肾。随着链霉素、异烟肼、利福平、吡嗪酰胺等抗结核药物相继应用于临床治疗，肾结核的治疗效果有了很大提高。肾结核的治疗应根据患者全身和患肾情况，选择药物治疗或手术治疗。

1. 药物治疗

适用于早期肾结核，如尿中有结核分枝杆菌而影像学上肾盏、肾盂无明显改变，或仅见一两个肾盏呈不规则虫蛀状，在正确应用抗结核药物治疗后多能治愈。抗结核药物种类很多，首选药物有吡嗪酰胺、异烟肼、利福平和链霉素等杀菌药物，其他如乙胺丁醇、环丝氨酸、乙硫异烟胺等制菌药为二线药物。

吡嗪酰胺 1.0～1.5 g/d（2 个月为限，避免肝毒性），异烟肼 300 mg/d，利福平 600 mg/d，维生素 C 1.0 g/d，维生素 B$_6$ 60 mg/d 顿服，睡前服药同时喝牛奶，有助于耐受药物。如果膀胱病变广泛，膀胱刺激征严重，头 2 个月可加用肌内注射链霉素（需做皮试）1.0 g/d，服用吡嗪酰胺 2 个月后改用乙胺丁醇 1.0 g/d。因抗结核药物多数有肝毒性，用药期间应同时服用保肝药物，并定期检查肝功能。链霉素对第Ⅷ对脑神经有损害，影响听力，一旦发现应立即停药。

药物治疗最好采取 3 种药物联合服用的方法，并且药量要充分，疗程要足够长，早期病例用药 6～9 个月，有可能治愈。实践证明，药物治疗失败的主要原因是治疗不彻底。治疗中应每月检查尿常规和尿找抗酸杆菌，必要时行尿路静脉造影，以观察治疗效果。连续半年尿中未找到结核分枝杆菌称为稳定阴转。5 年不复发即可认为治愈，但如果有明显膀胱结核或伴有其他器官结核，随诊时间需延长至 10～20 年或更长。

2. 手术治疗

凡药物治疗 6～9 个月无效，结核导致肾脏破坏严重者，应在药物治疗的配合下行手术治疗。肾切除术前抗结核治疗不应少于 2 周。

（1）肾切除术：肾结核破坏严重，而对侧肾正常，应切除患肾。双侧肾结核一侧广泛破坏呈"无功能"状态，另一侧病变较轻，在抗结核药物治疗一段时间后，择期切除严重的一侧患肾。肾结核对侧肾积水，如果积水肾功能代偿不良，应先引流肾积水，保护肾功能，待肾功能好转后再切除无功能的患肾。

（2）保留肾组织的肾结核手术：如肾部分切除术，病灶局限于肾的一极。结核病灶清除术，适用于局限于肾实质表面闭合性的结核性脓肿，与肾集合系统不相通。上述结核病变经抗结核药物治疗 3～6 个月无好转，可考虑行此类手术。近年这类手术已很少采用。

二、肾包虫病

包虫病是由细粒棘球绦虫的幼虫引起的寄生虫感染，是一种流行于畜牧业发达地区的人畜共患病。

（一）病理

细粒棘球绦虫成虫寄生在犬的小肠，虫卵随犬粪排出，羊、猪或人吞食虫卵后成为该虫的中间宿主。幼虫孵出后，穿透十二指肠壁小静脉，随血流进入肝脏，逃脱的幼虫接着进入肺，极少的病原体最终进入体循环感染肾。肾包虫病的囊泡通常单一定位在皮质，棘球蚴囊充满了液体，有很强的抗原性；囊壁有 3 层，内层为生发层，生成生发囊并不断增加，在生发囊里长出大量从生发层发育成的原头蚴。

（二）诊断

含囊泡的包虫囊肿生长非常缓慢，大部分患者无症状，可有上腹部包块、钝痛，偶有血尿。罕有囊泡破入集合系统，出现严重肾绞痛，尿液中有葡萄皮样的囊皮。

如在尿液里能检查出子囊或囊泡的碎片即可确诊。少部分患者有血嗜酸性粒细胞增多。酶联免疫吸附试验检测金葡萄球菌 A 蛋白（SPA-ELISA）阳性率 92%，敏感性高，准确性好。

B 超检查通常显示多囊或多房的团块。静脉尿路造影可能见到厚壁囊性团块，有时可见钙化。CT 典型表现是一个囊性占位中有分散的圆形子囊及边界清楚的强化的膜；不典型表现是一个壁厚的多房囊性占位。

（三）治疗

外科手术是肾包虫病的主要治疗方法。应完整摘除囊泡，避免破裂以减少种植和再发的机会。为预防手术前后的种植和再发，可使用甲苯达唑、吡喹酮、阿苯达唑等。

三、肾真菌感染

真菌可以通过血源性传播从其他部位感染灶或胃肠道进入肾，出现真菌尿、肾脓肿或肾周脓肿。50% 为白色念珠菌。留置导尿管、抗生素治疗、糖尿病、住院和免疫抑制是真菌感染的易感因素。

由于真菌感染的侵袭性和隐秘性，肾脏真菌感染可以无症状，也可以表现为肾盂肾炎的症状。无症状真菌尿常见，显微镜下可见真菌芽孢或假菌丝。肾脏真菌感染的超声表现：初始为肾失去正常形态，可见回声减低区，其内血流稀疏，随病情发展，肾周包膜下有异常无回声区，无回声区内可有点状或片状稍高回声，或出现肾盂积水征象。本病需与肾占位、肾结核等相鉴别：肾占位，为实质性回声肿块，多呈圆形或椭圆形，边界清晰，一般可见包膜，其内可见血流信号，而真菌感染病灶边界不如肾占位清晰；肾结核，肾的形态饱满不规则，其内可出现囊状无回声区，内有云雾状回声，囊壁厚薄不均，囊内壁有不均匀的斑片状强回声及肾内纤维化或钙化产生的强回声，可资鉴别。

在抗真菌治疗前，应祛除易感因素。大多数无症状真菌尿无须治疗，可能自行清除。有症状或泌尿系手术前的真菌尿患者需要治疗。口服药物可有效治疗真菌尿。氟康唑容易被胃肠道吸收并主要以原形在尿液排出，首日口服 200 mg，之后每日 100 mg，共 10～14 天。常见的不良反应有恶心、头痛、皮疹、腹痛、呕吐和腹泻。肾念珠菌病和播散性感染的患者通常用两性霉素 B 静脉治疗，但肾功能不全患者应慎用。上尿路梗阻的患者易患真菌尿，可通过经皮肾造瘘管滴入含抗真菌药的冲洗液。

（郝　鹏）

第五章

输尿管结石

输尿管结石是泌尿系统结石中的常见疾病，发病年龄多为 20~40 岁，男性略多于女性。其发病率约占上尿路结石的 65%。其中 90% 以上是继发性结石，即结石在肾内形成后降入输尿管。原发于输尿管的结石较少见，通常合并输尿管梗阻、憩室等其他病变。所以输尿管结石的病因与肾结石基本相同。从形态上看，由于输尿管的塑形作用，结石进入输尿管后常形成圆柱形或枣核形，也可由于较多结石排入，形成结石串，俗称"石街"。

解剖学上输尿管的 3 个狭窄部将其分为上、中、下 3 段：①肾盂输尿管连接部；②输尿管与髂血管交叉处；③输尿管的膀胱壁内段。这 3 处狭窄部常为结石停留的部位。除此之外，输尿管与男性输精管或女性子宫阔韧带底部交叉处及输尿管与膀胱外侧缘交界处管径较狭窄，也容易造成结石停留或嵌顿。过去的观点认为，下段输尿管结石的发病率最高，上段次之，中段最少。但最新的临床研究发现，结石最易停留或嵌顿的部位是输尿管的上段，约占全部输尿管结石的 58%，其中又以第 3 腰椎水平最多见；而下段输尿管结石仅占 33%。在肾盂及肾盂输尿管连接部起搏细胞的影响下，输尿管有节奏地蠕动，推动尿流注入膀胱。因此，在结石下端无梗阻的情况下，直径 ≤0.4 cm 的结石约有 90% 可自行降至膀胱随尿流排出，其他情况则多需要进行医疗干预。

第一节　输尿管结石的临床表现

一、症状

（一）疼痛

1. 中、上段输尿管结石

当结石停留在一个特定区域而无移动时，常引起输尿管完全性或不完全性的梗阻，尿液排出延迟引起肾脏积水，可出现腰部胀痛、压痛及叩痛。随着肾脏"安全阀"开放引起静脉、淋巴管或肾周反流，肾内压力降低，疼痛可减轻，甚至完全消失。而当结石随输尿管蠕动和尿流影响，发生移动时，则表现为典型的输尿管绞痛。上段输尿管结石一般表现为腰区或胁腹部突发锐利的疼痛，并可放射到相应的皮肤区及脊神经支配区，如可向同侧下腹部、阴囊或大阴唇放射。值得注意的是，腰背部皮肤的带状疱疹经常以单侧腰胁部的疼痛出现，在疱疹出现前几乎无法确诊，因此常与肾或输尿管上段的结石相混淆，需要仔细询问病史以排除可能性。中段的输尿管结石表现为中、下腹部的剧烈疼痛，这种患者常以急腹症就诊，因此常需与腹部其他急症相鉴别。例如，右侧需考虑急性阑尾炎，胃、十二指肠溃疡穿孔；左侧需考虑急性肠憩室炎、肠梗阻、肠扭转等疾病。在女性还需要注意排除异位妊娠导致输卵管破裂、卵巢囊肿蒂扭转、卵巢破裂等疾病，以免造成误诊。

2. 下段输尿管结石

下段输尿管结石引起的疼痛位于下腹部，并向同侧腹股沟放射。当结石位于输尿管与膀胱连接处时，由于膀胱三角区的部分层次由双侧输尿管融合延续而来，因此可表现为耻骨上区的绞痛，伴有尿频、尿急、尿痛等膀胱刺激征，排尿困难。在男性还可放射至阴茎头。牵涉痛产生于髂腹股沟神经和生殖股神经的生殖支神经。因此在排除泌尿系统感染等疾病后，男性患者需要与睾丸扭转或睾丸炎相鉴别。在女性则需要与卵巢疾病相鉴别。

（二）血尿

约 90% 的患者可出现血尿，其中 10% 为肉眼血尿，还有一部分患者由于输尿管完全梗阻而无血尿。输尿管结石产生血尿的原因有：结石进入输尿管引起输尿管黏膜受损出血或引起感染。因此一般认为，先出现输尿管绞痛而后出现血尿的患者应首先考虑输尿管结石；而先出现大量肉眼血尿，排出条索状或蚯蚓状血块，再表现为输尿管绞痛的患者则可能是由于梗阻上端来源的大量血液排入输尿管后未及时排出，凝固形成血块引起绞痛，因此需要首先排除肾的出血性疾病，如肾盂恶性肿瘤或者肾小球肾炎等肾内科疾病。

（三）感染与发热

输尿管结石可引起梗阻导致继发感染而引起发热，其热型以弛张热、间歇热或不规则热为主。严重者还可引起中毒性休克症状，出现心动过速、低血压、意识障碍等症状。产脲酶的细菌感染（如变形杆菌、铜绿假单胞菌、枯草杆菌、产气肠杆菌等）还可形成感染性结石进一步加重梗阻。尽管抗生素治疗有时可以控制症状，但多数情况下，在解除梗阻以前，患者的发热不能得到有效改善。

（四）恶心、呕吐

输尿管与胃肠有共同的神经支配，因此输尿管结石引起的绞痛常引起剧烈的胃肠症状，表现为恶心、呕吐等症状。这一方面为其诊断提供了重要的线索，但更多情况下往往易与胃肠或胆囊疾病相混淆，造成误诊。当与血尿等症状同时出现时，有助于鉴别。

（五）排石

部分患者以排尿过程中发现结石为主诉就诊，其中有部分患者已确诊患有结石，行碎石治疗后，结石排出；还有部分患者既往无结石病史。排石的表现不一，从肉眼可见的结石颗粒到浑浊的尿液，常与治疗方式及结石的成分有关。

（六）其他

肾移植术术后输尿管结石的患者，由于移植物在手术过程中神经、组织受到损伤，发生结石后一般无明显症状，多在移植术后随访过程中通过超声探查发现。妊娠后子宫增大，压迫输尿管，导致尿液排出受阻可并发结石，其发病率 <0.1%，其中又以妊娠中、晚期合并泌尿系结石较多见。临床表现主要有腰腹部疼痛、恶心呕吐、膀胱刺激征、肉眼血尿和发热等，与非妊娠期症状相似，且多以急腹症就诊，但需要与妇产科急症相鉴别。尽管输尿管结石的患者多由于上述主诉而就医，但不可忽视少数患者可无任何临床症状，仅在体检或者治疗结石后随访中发现输尿管结石。

二、体征

输尿管绞痛的患者，表情痛苦，卧位，辗转反复变换体位。输尿管上段结石常可表现为肾区、胁腹部的压痛和叩击痛。输尿管走行区域可有深压痛，但除非伴有尿液外渗，否则无腹膜刺激征，可与腹膜腔内的脏器穿孔、感染相鉴别。有时经直肠指诊可触及输尿管末端的结石，是较方便的鉴别手段。

（成　俊）

第二节　输尿管结石的诊断

与肾结石一样，完整的输尿管结石诊断应包括：①结石自身的诊断，如结石部位、体积、数目、形状、成分等；②结石并发症的诊断，如感染、梗阻的程度、肾功能损害等；③结石病因的评价。对通过病史、症状和体检后发现，具有泌尿系统结石或者排石病史，出现肉眼或镜下血尿和（或）运动后输尿管绞痛的患者，应进入下述诊断过程。

一、实验室检查

1. 尿常规检查

尿常规检查可见镜下血尿，运动后血尿加重具有一定意义。伴感染时有脓尿。结晶尿多在肾绞痛时出现。尿液 pH 可为分析结石成分提供初步依据。尿液培养可指导尿路感染抗生素的使用。

2. 血常规检查

剧烈的输尿管绞痛可导致交感神经高度兴奋，机体发生应激反应，出现血白细胞升高；当其升到 $13 \times 10^9/L$ 以上则提示存在尿路感染。血电解质、尿素和肌酐水平是评价肾功能的重要指标，当由于输尿管梗阻导致肾积水、肾功能损害时，常需要结合上述指标指导制订诊疗方案。

3. 结石分析及尿液分析

复杂性尿路结石患者（指结石反复复发、有或无肾内残石和特别危险因素的患者）可选择进一步的尿液分析和结石分析。24 小时尿液分析是一种重要的检查方法。因为尿液成分可以反映机体的代谢状况，尿液中的微量元素含量，可以帮助判断结石的成分。结石成分分析是确诊结石性质的方法，也是制订结石预防措施和选用溶石疗法的重要依据，此外，它还有助于缩小结石代谢评估的范围。结石标本可经手术、碎石和自排取得。

二、影像学检查

影像学检查是确诊结石的主要方法。目的在于明确结石的位置、数目、大小、可能的成分、可能的原因、肾功能、是否合并肾积水、是否合并感染、是否合并尿路畸形、既往治疗情况等。所有具有泌尿系结石临床症状的患者都应该行影像学检查，其结果对于结石的进一步检查和治疗具有重要的参考价值。

1. B 超

超声检查是一种简便、无创伤的检查，是使用最广泛的输尿管结石的筛查手段。它可以发现 2 mm 以上非 X 线透光结石即通常所称"阳性"结石及 X 线透光结石即"阴性"结石。超声检查还可以了解结石以上尿路的扩张程度，间接了解肾皮质、肾实质厚度和集合系统的情况。超声检查能同时观察膀胱和前列腺，寻找结石形成的诱因和并发症。但输尿管壁薄，缺乏一个良好的"声窗"衬托结石的背景，因此输尿管结石检出率低于肾结石。不过一旦输尿管结石引起上尿路积水，则可沿积水扩张的输尿管下行，扫查到输尿管上段的结石或提示梗阻的部位。由于受肠道及其内容物的影响，超声检查诊断输尿管中段结石较困难。而采用充盈尿液的膀胱作为"声窗"，则能发现输尿管末端的结石。此外，经直肠超声检查（TRUS）也能发现输尿管末端的结石。尽管超声检查存在一定的缺陷，但其仍是泌尿系结石的常规检查方法，尤其是在肾绞痛时可作为首选方法。

2. 尿路平片（KUB）

尿路平片可以发现 90% 左右非 X 线透光结石，能够大致确定结石的位置、形态、大小和数量，并且通过结石影的明暗初步提示结石的化学性质，因此可以作为结石检查的常规方法。在尿路平片上，不同成分的结石显影程度依次为草酸钙、磷酸钙和磷酸铵镁、胱氨酸、含尿酸盐结石。单纯性尿酸结石和黄嘌呤结石能够透过 X 线，胱氨酸结石的密度低，后者在尿路平片上的显影比较淡。最近还有研究者采用双重 X 线吸光度法检测结石矿物质含量（SMC）和密度（SMD）。并在依据两者数值评估结石脆性的基础上，为碎石方法的选择提供重要依据。他们认为当结石 SMC > 1.27 gm 时，应采用 PCNL 或 URSL 等方法，而不宜选择 ESWL。

与肾或膀胱结石相比，输尿管结石一般体积较小，同时输尿管的走行区域有脊椎横突及骨盆组织重叠，因此即使质量优良的 KUB 平片，尽管沿输尿管走行区域仔细寻找可能增加结石检出的概率，但仍有约 50% 急诊摄片的结石患者无法明确诊断。腹部侧位片有助于胆囊结石与输尿管结石的鉴别，前者结石影多位于脊柱的前侧，后者多位于脊柱的前缘之后。钙化的淋巴结、静脉石、骨岛等也可能被误认为结石，需仔细鉴别。可插入输尿管导管拍摄双曝光平片，如钙化影移动的距离和导管完全一致，则表明阴影在导管的同一平面。另外，由于输尿管的走行不完全位于一个冠状平面，因此 KUB 片上结石影存在不同的放大倍数，输尿管中段放大率最大，下段最小。因此，中段结石下移，结石影会缩小，此时不应认为结石溶解。

3. 静脉尿路造影（IVU）

静脉尿路造影应该在尿路平片的基础上进行，其价值在于了解尿路的解剖，发现有无尿路的发育异常，如输尿管狭窄、输尿管瓣膜、输尿管膨出等。确定结石在尿路的位置，发现尿路平片上不能显示的 X 线透光结石，鉴别 KUB 平片上可疑的钙化灶。此外，还可以初步了解分侧肾功能，确定肾积水程度。对于一侧肾功能严重受损或者使用普通剂量造影剂而肾不显影的情况，采用加大造影剂剂量或者延迟摄片的方法往往可以达到肾显影的目的。在肾绞痛发作时，由于急性尿路梗阻往往会导致肾排泄功能减退，尿路不显影或显影不良，进而轻易诊断为无肾功能。因此建议在肾绞痛发生 2 周后，梗阻导致的肾功能减退逐渐恢复时，再行 IVU 检查。

IVU 的禁忌证主要包括：①对碘剂过敏、肾功能严重受损、妊娠早期（3 个月内）、全身状况衰竭者为 IVU 绝对禁忌证；②肝功能不全、心功能不全、活动性肺结核、甲状腺功能亢进、有哮喘史及其他药物过敏史者慎用；③肾功能中度受损者、糖尿病、多发性骨髓瘤的患者肾功能不全时避免使用。如必须使用，应充分水化减少肾功能损害。

4. CT 扫描

随着 CT 技术的发展，越来越多复杂的泌尿系统结石需要做 CT 扫描以明确诊断。CT 扫描不受结石成分、肾功能和呼吸运动的影响，而且螺旋 CT 还能够同时对所获取的图像进行二维及三维重建，获得矢状或冠状位成像，因此，能够检出其他常规影像学检查中容易遗漏的微小结石（如直径 0.5 mm 的微结石）且能显示在 KUB 上不显影的尿酸结石和胱氨酸结石。关于 CT 扫描的厚度，有研究者认为，采用 3 mm 厚度扫描可能更易发现常规 5 mm 扫描容易遗漏的微小的无伴随症状的结石，因而推荐这一标准。而通过 CT 扫描后重建得到的冠状位图像能更好地显示结石的大小，为结石的治疗提供更为充分的依据，但这也将增加患者的额外费用。CT 诊断结石的敏感性比尿路平片及静脉尿路造影高，尤其适用于急性肾绞痛患者的确诊，可以作为 B 超、X 线检查的重要补充。CT 片下，输尿管结石表现为结石高密度影及其周围水肿的输尿管壁形成的"框边"现象。近期研究发现，双侧肾 CT 值相差 5.0 Hu 以上，CT 值较低一侧常伴随输尿管结石导致的梗阻。另外，结石的成分及脆性可以通过不同的 CT 值（Hu 单位）改变进行初步的评估，从而对治疗方法的选择提供参考。对于碘过敏或者存在其他 IVU 禁忌证的患者，增强 CT 能够显示肾积水的程度和肾实质的厚度，从而反映肾功能的改变情况。有的研究认为，增强 CT 扫描用于评价肾功能上，甚至可以替代放射性核素肾扫描。

5. 逆行（RP）或经皮肾穿刺造影

属于有创性的检查方法，不作为常规检查手段，仅在静脉尿路造影不显影或显影不良及怀疑是 X 线透光结石、需要做进一步的鉴别诊断时应用。逆行性尿路造影的适应证包括：①碘过敏无法施行 IVU；②IVU 检查显影效果不佳，影响结石诊断；③怀疑结石远端梗阻；④需经输尿管导管注入空气作为对比剂，通过提高影像反差显示 X 线透光结石。

6. 磁共振水成像（MRU）

磁共振对尿路结石的诊断效果极差，因而一般不用于结石的检查。但是，磁共振水成像能够了解上尿路梗阻的情况，而且不需要造影剂即可获得与静脉尿路造影同样的效果，不受肾功能改变的影响。因此，对于不适合做静脉尿路造影的患者（如碘造影剂过敏、严重肾功能损害、儿童和妊娠妇女等）可考虑采用。

7. 放射性核素显像

放射性核素检查不能直接显示泌尿系结石，但是，它可以显示泌尿系统的形态，提供肾的血流灌注、肾功能及尿路梗阻情况等信息，因此对手术方案的选择及手术疗效的评价具有一定价值。此外，肾动态显影还可以用于评估体外冲击波碎石对肾功能的影响情况。

8. 膀胱镜、输尿管镜检查

输尿管结石一般不需要进行膀胱镜检查，其适应证主要有：①需要行 IVU 或输尿管插管摄双曝光片；②需要了解碎石后结石是否排入膀胱。

（吕　骥）

第三节　输尿管结石的治疗

一、治疗方法的选择

目前治疗输尿管结石的主要方法有非手术治疗（药物治疗和溶石治疗）、体外冲击波碎石（ESWL）、输尿管镜（URSL）、经皮肾镜取石术（PCNL）、开放手术及腹腔镜手术。大部分输尿管结石通过微创治疗如体外冲击波碎石和（或）输尿管镜、经皮肾镜取石术治疗均可取得满意的疗效。输尿管结石位于输尿管憩室内、狭窄段输尿管近端的结石及需要同时手术处理先天畸形等结石病因导致微创治疗失败的患者往往需要行开放手术或腹腔镜手术取石。

对于结石体积较小（一般认为直径 <0.6 cm）可通过水化疗法，口服药物排石。较大的结石，除纯尿酸结石外，其他成分的结石，包括含尿酸铵或尿酸钠的结石，溶石治疗效果不佳，多不主张通过口服溶石药物溶石。对于 X 线下显示低密度影的结石，可以利用输尿管导管或双 J 管协助定位试行 ESWL。尿酸结石在行逆行输尿管插管进行诊断及引流治疗时，如导管成功到达结石上方，可在严密观察下行碱性药物局部灌注溶石，此方法较口服药物溶石速度更快。

最新研究发现，近 20 年来世界范围内泌尿系结石治疗方法中输尿管镜增长了 17%，而体外冲击波碎石下降了 14.5%。对于输尿管结石而言，体外冲击波碎石和输尿管镜的总的结石清除率相当，但是输尿管镜可以通过单次治疗即获得较好的结石清除。不过，必须说明的是输尿管镜具有较高的手术并发症。

二、非手术治疗

（一）药物治疗

临床上多数尿路结石需要通过微创的治疗方法将结石粉碎并排出体外，少数比较小的尿路结石可以选择药物排石。药物排石治疗的适应证包括：①结石直径 <0.6 cm；②结石表面光滑；③结石以下无尿路梗阻；④结石未引起尿路完全梗阻，局部停留少于 2 周；⑤特殊成分（尿酸结石和胱氨酸结石）推荐采用排石疗法；⑥经皮肾镜、输尿管镜碎石及 ESWL 术后的辅助治疗。

排石方法主要包括以下 5 种。①每日饮水 2 000~3 000 mL，保持昼夜均匀。②双氯芬酸钠栓剂塞肛，双氯芬酸钠能够减轻输尿管水肿，减少疼痛发作风险，促进结石排出，推荐应用于输尿管结石，但对于有哮喘及肝肾功能严重损害的患者应禁用或慎用。③口服 α 受体阻滞剂（如坦索罗辛）或钙离子通道拮抗剂。坦索罗辛是一种高选择性 α 肾上腺素能受体阻滞剂，使输尿管下段平滑肌松弛，尤其可促进输尿管下段结石的排出。此外，越来越多的研究表明口服 α 受体阻滞剂作为其他碎石术后的辅助治疗，有利于增加结石清除率，特别是位于输尿管下段的结石，同时可缩短排石时间，减轻疼痛，减少"石街"的形成。④中医中药，治疗以清热利湿、通淋排石为主，佐以理气活血、软坚散结。常用的成药有尿石通，常用的方剂如八正散、三金排石汤和四逆散等。针灸疗法无循证医学的证据，可以作为辅助疗法。包括体针、电针、穴位注射等。常用穴位有肾俞、中脘、京门、三阴交和足三里等。⑤适度运动，根据结石部位的不同选择体位排石。

（二）溶石治疗

近年来，我国在溶石治疗方面处于领先地位，该项治疗主要应用于纯尿酸结石和胱氨酸结石。尿酸结石：口服别嘌醇，根据血、尿的尿酸值调整药量；口服枸橼酸氢钾钠或碳酸氢钠片，以碱化尿液，维持尿液 pH 在 6.5 ~ 6.8。胱氨酸结石：口服枸橼酸氢钾钠或碳酸氢钠片，以碱化尿液，维持尿液 pH 在 7.0 以上。治疗无效者，应用青霉胺，但应注意药物的不良反应。

三、体外冲击波碎石术

体外冲击波碎石术（ESWL）可使大多数输尿管结石行原位碎石治疗即能获得满意疗效，并发症发生率较低。但由于输尿管结石在尿路管腔内往往处于相对嵌顿的状态，其周围缺少一个有利于结石粉碎的液体环境，与同等大小的肾结石相比，粉碎的难度较大。因此，许多学者对 ESWL 治疗输尿管结石的冲击波能量和次数等治疗参数进行了有益的研究和探讨。以往的观点认为冲击波能量、次数越高治疗效果越好。但最近有研究表明，当结石大小为 1 ~ 2 cm 时，低频率冲击波（SR 60 ~ 80 次/分）较高频率冲击波（FR 100 ~ 120 次/分）效果更好。这样一来，相同时间下冲击波对输尿管及周围组织的损伤总次数减少，因而出现并发症的概率降低。

ESWL 疗效与结石部位、长径、短径、碎石前肾绞痛、CT 值有关，大而致密的结石再次治疗率比较高；有典型肾绞痛患者碎石成功率高于无肾绞痛患者。肾绞痛的存在说明结石新近发生或处于活动期，没有被周围组织机化包裹，或与输尿管黏膜粘连较轻，肾盂内积水压力较高，术后尿液可对粉碎的结石进行冲刷，使其容易排出体外。大多数输尿管结石原位碎石治疗即可获得满意的疗效。有些输尿管结石需放置输尿管支架通过结石或者留置于结石的下方进行原位碎石，也可以将输尿管结石逆行推入肾盂后再行 ESWL 治疗。但 ESWL 的总治疗次数应限制在 3 次以内。而对于直径 ≤ 1 cm 的输尿管结石，尤其是输尿管上段结石，ESWL 为治疗的首选方案。当结石嵌顿后刺激输尿管壁，引起炎症反应，导致纤维组织增生，常可引起结石下端输尿管的梗阻，影响 ESWL 术后结石排出。因此对于结石过大或纤维组织包裹严重，需联合应用 ESWL 和其他微创治疗方式（如输尿管支架或输尿管镜、经皮肾镜取石术）。对于多个结石病例，ESWL 治疗输尿管结石的成功率显著下降，有时甚至不适合行 ESWL。下段和上段输尿管结石 ESWL 成功率高于中段，可能与中段结石碎石时容易受肠气干扰而与骨骼重叠、能量传递差、进而影响碎石效果有关。相比而言，上、下段结石较易避开骨骼遮挡而成功定位，故碎石效果较好。

随着计算机技术和医学统计学及循证医学的发展，研究者在计算机软件对输尿管结石 ESWL 术预后的评估方面进行了有益的探索。Gomha 等将结石部位，结石长度、宽度，术后是否留置双 J 形管等数据纳入人工神经网络（ANN）和 logistic 回归模型（LR）系统，对比两者在输尿管结石 ESWL 术后无结石生存情况方面的预测能力。结果显示，两者在 ESWL 有效患者的评估中均具有较高价值，两者无明显差别。但对于 ESWL 碎石失败的输尿管结石患者 ANN 的评估效果更好。

四、输尿管镜治疗

自 20 世纪 80 年代输尿管镜应用于临床以来，输尿管结石的治疗发生了根本性的变化。新型小口径硬性、半硬性和软性输尿管镜的应用，与新型碎石设备如超声碎石、液电碎石、气压弹道碎石和激光碎石的广泛结合，以及输尿管镜直视下套石篮取石等方法的应用，极大地提高了输尿管结石微创治疗的成功率。甚至在处理上输尿管结石时，也比 ESWL 有着更高的结石清除率。

（一）适应证及禁忌证

1. 输尿管镜取石术的适应证

（1）直径 ≥ 1 cm 或合并有输尿管息肉、狭窄的输尿管结石，尤其是中、下段输尿管结石。

（2）ESWL 失败后的输尿管上段结石。

（3）ESWL 术后产生的"石街"。

（4）结石并发可疑的尿路上皮肿瘤。

（5）X 线透光的输尿管结石。

（6）停留时间超过 2 周的嵌顿性结石。

（7）输尿管结石合并肥胖或病理性肥胖患者。

2. 输尿管镜取石术的禁忌证

（1）不能控制的全身出血性疾病。

（2）严重的心肺功能不全，手术耐受差。

（3）未控制的泌尿道感染。

（4）腔内手术后仍无法解决的严重尿道狭窄。

（5）严重髋关节畸形，摆放截石位困难。

（二）操作方法

1. 输尿管镜的选择

输尿管镜下取石或碎石方法的选择，应根据结石的部位、大小、成分，合并感染情况，可供使用的仪器设备，泌尿外科医生的技术水平和临床经验及患者本身的情况和意愿等综合考虑。目前使用的输尿管镜有硬性、半硬性和软性3类。硬性和半硬性输尿管镜适用于输尿管中、下段结石的碎石取石，而软性输尿管镜多适用于肾结石及输尿管中、上段结石，特别是上段的碎石及取石。中、上段结石在硬性输尿管镜手术过程中结石逃逸到肾内，可以一期行软性输尿管镜取石术（RIRS）。

2. 手术步骤

患者取截石位，先用输尿管镜行膀胱检查，然后在安全导丝的引导下，置入输尿管镜。输尿管口是否需要扩张，取决于输尿管镜的粗细和输尿管腔的大小。硬性输尿管硬或半硬性输尿管镜均可以在荧光屏监视下逆行插入上尿路。软性输尿管镜需要借助1个10~13 F的输尿管镜镜鞘或通过接头导入1根安全导丝，在其引导下插入输尿管。在入镜过程中，利用注射器或者液体灌注泵调节灌洗液体的压力和流量，保持手术视野清晰。经输尿管镜发现结石后，利用碎石设备（激光、气压弹道、超声、液电等）将结石粉碎成0.3 cm以下的碎片。对于小结石及直径≤0.5 cm的碎片也可用套石篮或取石钳取出。为预防结石上移至肾内，提高碎石的成功率，应用输尿管镜治疗输尿管上段结石过程中，要注意以下几点。①患者采取头高臀低位，输尿管镜快要接近结石时，应适当降低灌注压，以视野清晰为度。②可适当应用利尿药。③碎石前留置1根3 F输尿管导管跨越结石置于结石上方。④应用钬激光尽量选用低能量、低频率的激光参数进行碎石；应用气压弹道碎石时，用碎石杆压住结石碎石，结石不易上移。一旦结石上移至肾内，应常规留置双J形管，术后行体外冲击波碎石。有条件者，还可以用软性输尿管镜处理上移至肾内的结石。

3. 术后留置双J形管

输尿管镜下碎石术后是否放置双J形管，目前尚存在争议。有研究者认为，放置双J形管会增加术后并发症，而且并不能通过引流而降低泌尿系统感染的发病率。但下列情况下，建议留置双J形管：①较大的嵌顿性结石（>1 cm）；②输尿管黏膜明显水肿或有出血；③术中发生输尿管损伤或穿孔；④伴有输尿管息肉形成；⑤术前诊断输尿管狭窄，有（无）同时行输尿管狭窄内切开术；⑥较大结石碎石后碎块负荷明显，需待术后排石；⑦碎石不完全或碎石失败，术后需行ESWL治疗；⑧伴有明显的上尿路感染。一般放置双J形管1~2周，如同时行输尿管狭窄内切开术，则需放置4~6周。如果留置时间少于1周，还可放置输尿管导管，一方面降低患者费用，另一方面有利于观察管腔是否通畅。

留置双J形管常见的并发症及其防治主要有以下几点。①血尿，留置双J形管可因异物刺激，致输尿管、膀胱黏膜充血、水肿，导致血尿。就诊者多数为肉眼血尿。经卧床、增加饮水量、口服抗生素2~3天后，大部分患者血尿可减轻，少数患者可延迟至拔管后，无须特殊处理。②尿道刺激症状，患者常可出现不同程度的尿频、尿急、尿痛等尿路刺激征，还可能同时伴有下尿路感染。这可能与双J形管膀胱端激惹膀胱三角区或后尿道有关，口服解痉药物后，少部分患者症状能暂时缓解，但大多数患者只能在拔管后完全解除症状。③尿路感染，输尿管腔内碎石术可导致输尿管损伤，留置双J形管后肾盂输尿管蠕动减弱，易引起膀胱尿液输尿管反流，引起逆行性上尿路感染。术后可给予抗感染对症处理。感染严重者在明确为置管导致的前提下可提前拔管。④膀胱输尿管反流，留置双J形管后，膀胱输尿管抗反流机制消失，膀胱内尿液随着膀胱收缩产生与输尿管的压力差而发生反流，因此，建议置管后应持续导尿约 7 天，使膀胱处于空虚的低压状态，防止术后因反流导致上尿路感染或尿瘘等并发症。⑤双 J 形管阻塞引流不畅，如术中出血较多，血凝块易阻塞管腔，导致引流不畅，引起尿路感染。患者常表现为发热、腰痛等症状，一旦怀疑双 J 形管阻塞应及时予以更换。⑥双 J 形管移位，双 J 形管放置正确到位，很少发生移动。双 J 形管上移者，多由于管末端圆环未放入膀胱内，可在预定拔管日期经输尿管镜拔管；管下移者，多由于上端圆环未放入肾盂，还可见到由于身材矮小的女性患者双 J 形管长度不匹配而脱出尿道的病例，可拔管后重新置管，并酌情留置导尿管。⑦管周及管腔结石生成，由于双 J 形管制作工艺差别很大，部分产品的质量欠佳，表面光洁度不够，使尿液中的盐溶质易于沉积。此外，随着置管时间的延长，输尿管蠕动功能受到的影响逐渐增大。因此，医生应于出院前反复、详细告知患者拔管时间，有条件的地区可做好随访工作，置普通双 J 形管时间一般不宜超过 6 周，如需长期留置可在内镜下更换或选用质量高的可长期留置型号的双 J 形管。术后适当给予抗感染、碱化尿液药物，嘱患者多饮水，预防结石生成。一旦结石形成，较轻者应果断拔管给予抗感染治疗；严重者可出现结石大量附着，双 J 形管无法拔除。此时可沿双 J 形管两端来回行 ESWL 粉碎附着结石后，膀胱镜下将其拔出。对于形成单发的较大结石可采用输尿管镜碎石术后拔管，还可考虑开放手术取管，但绝不可暴力强行拔管，以免造成输尿管黏膜撕脱等更严重的损伤。

4. 输尿管镜碎石术失败的原因及对策

与中、下段结石相比，输尿管镜碎石术治疗输尿管上段结石的清除率最低。手术失败的主要原因如下。

（1）输尿管结石或较大碎石块易随水流返回肾盂，落入肾下盏内，输尿管上段结石返回率可高达16.1%。一般认为直径 ≥0.5 cm 的结石碎块为碎石不彻底，术后需进一步治疗。对此应注意以下几点。①术前、术中预防为主，术前常规 KUB 定位片，确定结石位置。手术开始后患者取头高臀低位，在保持视野清晰的前提下尽量减慢冲水速度及压力。对于中、下段较大结石（直径 ≥1 cm）可以采用较大功率和"钻孔法"碎石以提高效率，即从结石中间钻洞，贯穿洞孔，然后向四周蚕食，分次将结石击碎。然而对于上段结石或体积较小（直径 <1 cm）、表面光滑、质地硬、活动度大的结石宜采用小功率［<1.0 J/（8~10）Hz，功率过大可能产生较大碎石块，不利于结石的粉碎，而且易于结石移位］、细光纤、"虫噬法"碎石，即用光纤抵住结石的侧面，从边缘开始，先产生一个小腔隙，再逐渐扩大碎石范围，使多数结石碎块 <0.1 cm。必要时用"三爪钳"或套石篮将结石固定防止结石移位。结石松动后较大碎块易冲回肾内，此时用光纤压在结石表面，从结石近端向远端逐渐击碎。②如果手术时看不到结石或发现结石已被冲回肾内，这时硬性输尿管镜应置入肾盂内或换用软性输尿管镜以寻找结石，找到后再采用"虫噬法"碎石，如肾积水严重或结石进入肾盏，可用注射器抽水，抬高肾，部分结石可能重新回到视野。

（2）肾和上段输尿管具有一定的活动性，受积水肾和扩张输尿管的影响，结石上、下段输尿管容易扭曲、成角，肾积水越重，角度越大，输尿管镜进镜受阻。具体情况如下。①输尿管开口角度过大，若导管能进入输尿管口，这时导管尖一般顶在壁内段的内侧壁，不要贸然入镜，可借助灌注泵的压力冲开输尿管口，缓慢将镜体转为中立位，常可在视野外侧方找到管腔，将导管后撤重新置入，再沿导管进镜；无法将导管插入输尿管口时，可用电钩切开输尿管口游离缘，再试行入镜。②输尿管开口、壁内段狭窄且导丝能通过的病例，先用镜体扩张，不成功再用金属橄榄头扩张器进行扩张，扩张后入镜若感觉镜体较紧，管壁随用力方向同向运动，不要强行进镜，可在膀胱镜下电切输尿管开口前壁 0.5~1.0 cm 扩大开口，或者先留置输尿管导管 1 周后再行处理。③结石远端输尿管狭窄，在导丝引导下保持视野在输尿管腔内，适当增加注水压力，用硬性输尿管镜扩张狭窄处，切忌暴力，以防损伤输尿管壁。如狭窄较重，可用钬激光纵向切开输尿管壁至通过输尿管镜。④结石远端息肉或被息肉包裹，导致肾积水、肾功能较差，术后结石排净率相对较低。可绕过较小息肉碎石，如息肉阻挡影响碎石，需用钬激光先对息肉进行汽化凝固。⑤输尿管扭曲，选用 7 F 细输尿管和"泥鳅"导丝，试插导丝通过后扭曲可被纠正；如导丝不能通过，换用软性输尿管镜，调整好角度再试插导丝，一旦导丝通过，注意不可轻易拔除导丝，若无法碎石可单纯留置双 J 形管，这样既能改善肾积水，又能扩张狭窄和纠正扭曲，术后带双 J 形管ESWL或1个月后再行输尿管镜检。中、上段输尿管迂曲成角的病例，可等待该处输尿管节段蠕动时或呼气末寻找管腔，并将体位转为头低位，使输尿管拉直便于镜体进入，必要时由助手用手托起肾区；若重度肾积水造成输尿管迂曲角度过大，导管与导丝均不能置入，可行肾穿刺造瘘或转为开放手术。

（三）并发症及其处理

并发症的发生率与所用的设备、术者的技术水平和患者本身的条件等因素有关。目前文献报道并发症的发生率为5%~9%，较为严重的并发症发生率为0.6%~1%。

1. 近期并发症及其处理

（1）血尿：一般不严重，为输尿管黏膜挫伤造成，可自愈。

（2）胁腹疼痛：多由术中灌注压力过高造成，仅需对症处理或不需处理。

（3）发热：术后发热，体温≥38 ℃者，原因如下。①术前尿路感染或脓肾。②结石体积大、结石返回肾盂内等因素增加了手术时间，视野不清加大了冲水压力。体外研究表明压力大于35 mmHg会引起持续的肾盂-静脉、淋巴管反流，当存在感染或冲洗温度较高时，更低的压力即可造成反流。处理方法：①针对术前尿培养、药敏结果应用抗生素，控制尿路感染。如术前怀疑脓肾，可先行肾造瘘术，二期处理输尿管结石以避免发生脓毒症。②术中如发现梗阻近端尿液浑浊，应回抽尿液，查看有无脓尿并送细菌培养和抗酸染色检查，呋喃西林或生理盐水冲洗，必要时加用抗生素。尽量缩短手术时间，减小冲水压力。

（4）黏膜下损伤：放置双J形支架管引流1~2周。

（5）假道：放置双J形支架管引流4~6周。

（6）穿孔：为主要的急性并发症之一，小的穿孔可放置双J形管引流2~4周，如穿孔严重，应进行输尿管端-端吻合术等进行输尿管修复。

（7）输尿管黏膜撕脱：为最严重的急性并发症之一，应积极手术重建（如自体肾移植、输尿管膀胱吻合术或回肠代输尿管术等）。

2. 远期并发症及其处理

输尿管狭窄为主要的远期并发症之一，其发生率为0.6%~1%，输尿管黏膜损伤、假道形成或者穿孔、输尿管结石嵌顿伴有息肉形成、多次ESWL致输尿管黏膜破坏等是输尿管狭窄的主要危险因素。远期并发症及其处理如下。

（1）输尿管狭窄：输尿管狭窄内（激光）切开或狭窄段切除端-端吻合术。

（2）输尿管闭塞：狭窄段切除端-端吻合术，下段闭塞，应行输尿管膀胱再植术。

（3）输尿管反流：轻度者随访每3~6个月进行B超检查，了解是否存在肾积水和（或）输尿管扩张；重度者宜行输尿管膀胱再植术。

五、经皮肾镜取石术

经皮肾镜取石术（PCNL）能快速去除结石，但术后康复时间较长及手术并发症相对较高。其主要适应证有：①上段输尿管体积巨大的结石（位于第3腰椎水平以上）；②远段输尿管狭窄；③行各种尿流改道手术的输尿管上段结石患者。

对于伴有肾积水的嵌顿性输尿管上段结石，PCNL具有明显的优势，理由如下。①对于伴有肾积水的输尿管上段结石，积水的肾进行穿刺、扩张简单，不容易造成肾损伤，只要从肾中、上盏进针，即能进入输尿管上段进行碎石，部分肾重度积水患者，无须经B超或X线引导，盲穿即可进行。术中处理完肾脏结石后将扩张鞘推入输尿管，使其紧靠结石，可避免碎石块随水流冲击返回肾盂，引起结石残留。②结石被息肉包裹的患者，逆行硬性输尿管镜碎石需先处理息肉后才能发现结石，可能造成输尿管穿孔，导致碎石不完全或者需转为其他手术方式；PCNL在内镜进入输尿管后可直接窥见结石，碎石过程直接、安全。③结石取净率高，无须考虑肾功能及输尿管息肉对术后排石的影响，短期内就可以达到较好的疗效。④对结石体积大的患者，与URSL相比PCNL手术时间较短。⑤可同时处理同侧肾结石。

六、开放手术、腹腔镜手术

输尿管结石的开放手术常用于需要同时进行输尿管自身疾病的手术治疗，如输尿管成形术，输尿管上端的大结石或者 ESWL 和输尿管镜碎石、取石治疗失败的情况下。此外，开放手术还可应用于输尿管镜取石或 ESWL 存在着禁忌证的情况。后腹腔镜下的输尿管切开取石可以作为开放手术的另一种选择。这种更具有侵袭性的手术比 PCNL 和输尿管镜碎石术获得了更高的结石清除率和手术成功率，且术后并发症少，而 URS 失血量少。

七、双侧上尿路结石的处理原则

双侧上尿路同时存在结石约占泌尿系结石患者的 15%，传统的治疗方法一般是对两侧结石进行分期手术治疗，随着体外碎石、腔内碎石设备的更新与泌尿尿外科微创技术的进步，对于部分一般状况较好、结石清除相对容易的上尿路结石患者，可以同期行微创手术治疗双侧上尿路结石。

双侧上尿路结石的治疗原则如下。①双侧输尿管结石，如果肾功能正常或处于肾功能不全代偿期，血肌酐 <178.0 μmol/L，先处理梗阻严重一侧的结石；如果肾功能较差，处于氮质血症或尿毒症期，先治疗肾功能较好一侧的结石，条件允许，可同时行对侧经皮肾穿刺造瘘，或同时处理双侧结石。②双侧输尿管结石的客观情况相似，先处理主观症状较重或技术上容易处理的一侧结石。③一侧输尿管结石，另一侧肾结石，先处理输尿管结石，处理过程中建议参考肾功能与患者一般情况。④双侧肾结石，一般先治疗容易处理且安全的一侧，如果肾功能处于氮质血症或尿毒症期，梗阻严重，建议先行经皮肾穿刺造瘘，待肾功能与患者一般情况改善后再处理结石。⑤孤立肾上尿路结石或双侧上尿路结石致急性梗阻性无尿，只要患者情况许可，应及时外科处理，如不能耐受手术，应积极试行输尿管逆行插管或经皮肾穿刺造瘘术，待患者一般情况好转后再选择适当的治疗方法。⑥对于肾功能处于尿毒症期，并有水电解质和酸碱平衡紊乱的患者，建议先行血液透析，尽快纠正其内环境紊乱，并同时行输尿管逆行插管或经皮肾穿刺造瘘术，引流肾，待病情稳定后再处理结石。

八、"石街"的治疗

"石街"为大量碎石在输尿管与男性尿道内堆积没有及时排出，堆积形成"石街"，阻碍尿液排出，以输尿管"石街"为多见。输尿管"石街"形成的原因有：①一次粉碎结石过多；②结石未能粉碎为很小的碎片；③两次碎石间隔时间太短；④输尿管有炎症、息肉、狭窄和结石等梗阻；⑤碎石后患者过早大量活动；⑥ESWL 引起肾功能损害，排出碎石的动力减弱；⑦ESWL 术后综合治疗关注不够；⑧肾内血块或渗出物未及时清除及术中输尿管有损伤。如果"石街"形成 3 周后不及时处理，肾功能恢复将会受到影响；如果"石街"完全堵塞输尿管，6 周后肾功能将会完全丧失。

在对较大的肾结石进行 ESWL 之前常规放置双 J 形管，"石街"的发生率明显降低。对于有感染迹象的患者，给予抗生素治疗，并尽早予以充分引流。通过经皮肾穿刺造瘘术放置造瘘管通常能使结石碎片排出。对于输尿管远端的"石街"，可以用输尿管镜碎石以便将其最前端的结石击碎。总之，URSL 治疗为主，联合 ESWL、PCNL 是治疗复杂性输尿管"石街"的好方法（表 5-1）。

表 5-1 "石街"的治疗方案

结石的位置	无梗阻	有梗阻	和（或）有症状
上段输尿管	ESWL	1. PCNL*	1. PCNL
		2. 支架管	2. ESWL
		3. ESWL	
中段输尿管	ESWL	1. PCNL	1. PCNL
		2. 支架管	2. ESWL
		3. ESWL	

续表

结石的位置	无梗阻	有梗阻	和（或）有症状
下段输尿管	1. ESWL 2. URSL	1. PCNL 2. ESWL 3. URSL、PCNL	

注：＊数字表明治疗方案选择顺序。

九、妊娠合并输尿管结石的治疗

妊娠合并输尿管结石临床发病率不高，但由于妊娠期的病理、生理改变，增加了治疗难度。妊娠期间体内雌、孕激素的分泌大量增加，雌激素使输尿管肌层肥厚，孕激素则使输尿管扩张及平滑肌张力降低导致蠕动减弱，尿流减慢。孕期膨大的子宫压迫盆腔内输尿管而形成机械性梗阻，影响尿流，并易发生尿路感染。

妊娠合并结石首选非手术治疗，应根据结石的大小、梗阻的部位、是否存在着感染、有无肾实质损害及临床症状来确定治疗方法。原则上对于结石较小、没有引起严重肾功能损害者，采用综合排石治疗，包括多饮水、补液、解痉、止痛和抗感染等措施促进排石。

对于妊娠合并输尿管结石患者，保持尿流通畅是治疗的主要目的。通过局部麻醉下经皮肾穿刺造瘘术、置入双 J 形管或输尿管支架等方法引流尿液，可协助结石排出或为以后治疗结石争取时间。妊娠期间麻醉和手术的危险很难评估，妊娠前 3 个月（早期）全身麻醉会导致畸胎的风险增加。提倡局部麻醉下留置双 J 形管，并且建议每 4 周更换 1 次，防止结石形成被覆于双 J 形管。肾积水并感染积液者，妊娠 22 周前在局部麻醉及 B 超引导下进行经皮肾造瘘术为最佳选择，引流的同时尚可进行细菌培养以指导治疗。与留置双 J 形管一样，经皮肾穿刺造瘘也可避免在妊娠期进行对妊娠影响较大的碎石和取石治疗。还要强调的是，抗生素的使用应谨慎，即使有细菌培养、药敏试验作为证据，也必须注意各种药物对胎儿的致畸作用。

约 30% 的患者因非手术治疗失败或结石梗阻而并发严重感染、急性肾衰竭而最终需要手术治疗。妊娠合并结石不推荐进行 ESWL、PCNL 与 URSL 治疗。但也有报道对妊娠合并结石患者进行手术，包括经皮肾穿刺造瘘术、置入双 J 形管或输尿管支架、脓肾切除术、肾盂输尿管切开取石术、输尿管镜取石或碎石甚至经皮肾镜取石术。但是，如果术中一旦出现并发症则较难处理。

（吕　骥）

第六章

上尿路梗阻

本章重点讨论输尿管梗阻的病因、诊断和治疗。由于输尿管肠吻合口狭窄和腹膜后纤维化有其各自的临床特点，将在本章第二节和第三节分别具体论述。

第一节 输尿管梗阻

一、病因

引起输尿管梗阻的常见原因详见表6-1。在人群中确切的输尿管梗阻发病率尚不清楚，但是存在输尿管结石和针对结石的治疗均为输尿管梗阻的危险因素。有学者对21例有输尿管结石嵌顿的患者进行研究，发现结石嵌顿时间超过2个月，输尿管梗阻发生率为24%。任何针对输尿管的腔内操作都有可能引起输尿管梗阻。随着输尿管镜技术的进步，现在临床上应用的输尿管镜内径越来越小，可以弯曲且有良好的成像效果，在应用输尿管镜进行操作时对输尿管的损伤越来越小。目前，由于输尿管镜的检查和治疗造成输尿管损伤的发生率已降至1%以下。此外，颈部、乳腺、大肠、前列腺和卵巢的恶性肿瘤转移病变也可引起输尿管梗阻。其他可造成输尿管梗阻的良性病变包括感染性疾病（结核、血吸虫感染等），创伤（包括在腹部或盆腔手术过程中发生的医源性损伤），腹主动脉瘤，子宫内膜异位症，放射治疗后等。如果考虑患者的输尿管梗阻是特发性的，应进一步行CT检查，明确是否有输尿管恶性肿瘤或外源性压迫引起的损害。

表6-1 可能引起输尿管梗阻的原因

先天性疾病

　　输尿管狭窄

　　输尿管囊肿

　　输尿管瓣膜

　　异位肾

　　腔静脉后输尿管

　　梨状腹综合征

　　输尿管膀胱反流

肿瘤

　　原发输尿管肿瘤

　　转移性恶性肿瘤

炎症

　　输尿管结核

　　血吸虫感染

脓肿
其他疾病
创伤
子宫内膜异位症
妊娠
尿性囊肿
囊性淋巴管瘤
放射治疗后
腹主动脉瘤
盆腔脂肪增多症
腹膜后纤维化

二、临床表现

1. 症状

主要是上尿路梗阻引起的症状，如腰腹部疼痛，多为不同程度的持续性钝痛，大量饮水可使症状加重。长时间的梗阻可使肾盂、肾盏和输尿管积水。同时，易合并尿路感染、结石和血尿，严重者可引起肾实质损害。继发感染时，可出现寒战、高热、腰痛、尿路刺激征等。此外，部分患者还伴有原发疾病的症状，如泌尿系结石引起的肾绞痛、血尿和膀胱刺激征等。少数患者可有肾性高血压、贫血等症状。

2. 体征

一般较少出现。在输尿管梗阻引起严重的肾积水时，可在患者腹部触及囊性肿块，为积水增大的肾。

三、诊断

根据病史，结合影像学检查一般可以明确诊断，主要内容为梗阻原因和梗阻部位，同时评估患侧肾功能情况。

（一）实验室检查

慢性感染或双侧输尿管梗阻导致肾积水晚期，出现尿毒症的患者可有贫血。急性感染期白细胞升高。白细胞升高不明显通常提示慢性感染。

一般情况下不会出现大量蛋白尿，很少出现管型尿。镜下血尿提示可能为结石、肿瘤、炎症。尿液中可有细菌和脓细胞。

严重的双侧肾积水时，尿液流经肾小管变缓，尿素被大量重吸收，但是肌酐没有被吸收。血生化检查提示尿素/肌酐比值大于正常。尿毒症期，血肌酐和尿素氮水平明显增高。

（二）影像学检查

输尿管梗阻的诊断主要依靠影像学检查。输尿管梗阻影像学检查的目的在于确定梗阻的部位、程度、原因、并发症及肾功能状态等。一般情况下确定有无梗阻并不困难，但应注意早期梗阻的征象，证实尿流受阻。影像学检查应明确梗阻的平面，梗阻的部位位于扩张尿路的远端。并确定梗阻的程度、原因和性质。输尿管梗阻的影像学表现可分为直接和间接征象。直接征象是指梗阻端的影像学表现。间接征象是指梗阻病变导致的继发改变，如肾盂的扩张积水、梗阻近端的输尿管扩张等。常用于输尿管梗阻诊断的影像学方法包括 B 超、排泄性尿路造影、逆行性尿路造影、磁共振水成像、放射性核素检查等。

1. B 超检查

是一种简单、无创的检查方法。可以发现患侧肾积水、输尿管在梗阻段上方的扩张，并了解输尿管梗阻的大致位置，同时，B超检查是输尿管梗阻患者治疗后随访的重要手段。输尿管梗阻的超声表现取决于梗阻的部位和程度。如果梗阻的部位在肾盂输尿管交界处，则主要表现为肾的集合系统扩张。如果梗阻发生在输尿管壁内段，肾的集合系统和输尿管全程明显扩张。输尿管扩张在B超上表现为输尿管的增宽，宽度多在1 cm以上，重度积水可在2 cm以上。输尿管的结石、肿瘤、结核等均可引起输尿管积水，在声像图上除表现输尿管梗阻、积水的特征外，还有各自原发疾病的不同表现，在此不详述。输尿管积水可引起肾积水，肾窦回声分离、肾形增大和肾实质变薄是肾积水超声显像的3个特点。

超声检查在诊断输尿管梗阻上也有其局限性。由于肾和充盈膀胱的声窗作用，对邻近肾盂的输尿管起始段和邻近膀胱的终末段输尿管显示较好，对这两个部位梗阻的定位诊断准确率比较高。而位于中间部位的输尿管由于位置较深，且腹部探查时易受肠道内容物和气体的干扰，常使输尿管显示不清，不易确定梗阻的部位，定位准确性较差。尽管腔内超声检查在临床很少使用，但是它有助于明确梗阻的部位、特性，并指导治疗。

2. 排泄性尿路造影和逆行性尿路造影

X线尿路造影是临床诊断输尿管梗阻常用的检查方法。如果患者肾功能较好，排泄性尿路造影显影满意，不但可以明确显示梗阻的部位，而且可以直接显示梗阻的形态及患肾积水的程度，对输尿管梗阻的定位、定性诊断符合率高。造影检查还可以观察对侧肾和输尿管及膀胱的形态、功能。此外，可以根据对侧肾代偿情况评估患侧肾积水的程度及功能状态。对于肾功能差，排泄性尿路造影输尿管显影不满意或不宜做静脉肾造影的患者，建议行逆行性尿路造影。逆行性尿路造影对输尿管狭窄定位、定性诊断符合率达94.4%。

将超声和X线尿路造影两种检查方法结合应用，各取所长，可提高输尿管梗阻的诊断符合率。超声具有简便、无痛苦、易重复和不受肾功能影响的特点，可以判断有无肾积水及积水的严重程度。对于超声提示肾积水较轻，估计肾功能无明显损害，可采用常规静脉肾盂造影；对于超声提示有重度肾积水者，应采用大剂量静脉肾盂造影和（或）适当延长造影时间，尽量使输尿管显影。对输尿管仍未显影者行逆行性尿路造影，以显示输尿管梗阻的部位及病因。对于严重肾积水、肾功能严重损害者，可考虑采用超声引导下经皮肾盂穿刺造影，不但可以明确诊断，而且可以引流积水，减轻肾盂压力，改善肾功能。

3. 磁共振尿路成像

如果患者梗阻严重，肾无法显影，输尿管梗阻导致逆行插管失败，可考虑磁共振尿路成像（MRU）以明确诊断。MRU技术是近年来磁共振成像技术的重大进展之一。这一新技术无放射性损伤，不需要插管和注射造影剂，安全可靠，患者无任何痛苦。输尿管良性梗阻多见于输尿管结石、结石取石术后、肉芽肿性炎症、结核和外伤等。MRU可满意地显示输尿管全程和梗阻段的特征，狭窄段梗阻端一般呈光滑的锥形。MRU还可同时显示间隔的两段以上的输尿管梗阻。结核、原发输尿管癌引起的输尿管梗阻在MRU上均有其特征性表现。泌尿系统外的病变常可导致输尿管梗阻，包括盆腔肿瘤放疗后、转移性肿瘤、子宫内膜异位症和卵巢囊肿等。这些病变均可压迫输尿管，引起输尿管梗阻。盆腔肿瘤放疗后的放射性反应和纤维化，导致输尿管梗阻，在MRU上表现为输尿管受压移位，发生狭窄。狭窄段附近有不规则的混杂信号的软组织影。腹膜后是恶性肿瘤转移的好发部位之一。恶性肿瘤腹膜后转移引起输尿管梗阻，在MRU上可表现为不同程度的肾盂、输尿管扩张。部分情况下，梗阻段较长，粗细不均，有时可见弧形压迹。梗阻附近的输尿管周围有片状、分叶状或多纹状软组织影。有的表现为输尿管梗阻端受牵拉和压迫征象。结合原发肿瘤可做出正确的诊断。卵巢囊肿、子宫内膜异位症时，MRU除可显示输尿管狭窄，还可显示输尿管腔外的病理情况。囊肿发生粘连时，可见梗阻的输尿管周围有片状混杂的信号，有时可见囊性区。

4. 放射性核素检查

肾图是应用放射性核素检查分侧肾功能最简单且常用的方法，肾图检查常用于各种疾病状态下总肾及分肾功能的监测。由于输尿管腔内治疗需要治疗侧肾功能不低于正常的50%，才能保证治疗的成功率。因此，输尿管梗阻治疗前利用肾图对分侧肾功能进行评估是十分重要的。利尿肾图有助于鉴别机械性上尿路梗阻与单纯肾盂扩张。

（三）输尿管镜检查

任何病因不明的输尿管梗阻患者建议行输尿管镜检查，必要时活检以明确诊断。

四、治疗

对于输尿管梗阻的患者，应在寻找病因的基础上解除梗阻，最大限度地保护肾功能，控制感染，防止并发症的发生。慢性不完全性输尿管梗阻，如果患者肾功能在正常范围内，应尽快明确梗阻的原因和部位，解除梗阻和病因治疗同时进行。如果解除梗阻和病因治疗不能同时进行，先解除梗阻，待梗阻解除、病情稳定后再进一步针对病因治疗。如果患者肾功能已有明显损害，应立即解除梗阻，治疗并发症，恢复肾功能，然后针对病因进一步治疗。慢性不完全性输尿管梗阻一般并不需要急诊处理，但是在下列情况下需要急诊解除梗阻。①反复的泌尿系感染。②有明显症状（如腰痛）。③反复进行性肾功能损害。一侧急性完全性输尿管梗阻，应尽快解除梗阻，尽可能保护患侧肾功能。急性完全性输尿管梗阻引起的无尿需要急诊治疗，解除梗阻。如无法接受手术治疗的患者可经皮肾穿刺留置造瘘管或逆行插管暂时解除梗阻，待病情稳定后再针对病因治疗。对于一时无法解除梗阻的重症患者，可考虑行血液透析治疗。

通常情况下，对于局部病变严重，肾功能有进展性损害，肾的形态学上变化明显，出现并发症的患者，应积极手术治疗。输尿管梗阻的手术治疗方式主要根据患肾受损的程度而定。如果患者患侧肾积水不重、肾功能尚可，常用腔内方法或外科修复治疗输尿管梗阻。

（一）腔内治疗

1. 输尿管支架置入术

置入输尿管支架能够迅速有效地治疗大多数的输尿管梗阻，尤其是输尿管内在病变引起的梗阻。一般情况下，内在病变引起的输尿管梗阻适于腔内治疗，而外部病变压迫输尿管造成的梗阻，可考虑经皮穿刺造瘘缓解肾积水或手术治疗。如果其他治疗方法都无效或患者本身疾病预后很差，如恶性肿瘤全身多处转移，可考虑置入输尿管支架，并定期更换输尿管支架，缓解由于梗阻引起的积水对肾功能的损害。Yohannes 等针对 1 根输尿管支架引流不畅的输尿管梗阻患者留置 2 根输尿管支架，可保证良好的内引流作用。但长期放置输尿管支架的并发症包括患者不适，支架移位，感染，支架结壳、堵塞和更换困难。

2. 球囊扩张术

（1）逆行球囊扩张术：逆行球囊扩张术曾经是泌尿外科医生治疗输尿管梗阻的重要方法。这项技术没有明显的局限性，只是需要定期扩张。在 20 世纪 80 年代，在血管造影中应用的球囊被应用于泌尿外科的临床治疗中。随后，应用球囊扩张后暂时置入输尿管支架的方法成为大多数泌尿外科医生和输尿管梗阻患者均可以接受的治疗方法。对于输尿管梗阻的患者，如果已引起明显的梗阻，都可接受逆行球囊扩张治疗。下列情况被视为禁忌：活动期感染、输尿管狭窄长度超过 2 cm。因为在上述情况下，单独应用球囊扩张治疗梗阻很少取得成功。

应用经尿道逆行技术在临床中较容易通过输尿管梗阻段。首先，应用逆行性造影明确输尿管梗阻的部位和长度。然后在输尿管导管引导下置入 1 根柔软的金属导丝，通过梗阻处，在肾盂处盘绕。在导丝引导下置入带球囊的导管，在 X 线动态监视下，调整球囊的位置在输尿管梗阻处，使 X 线可以监测到球囊的位置。接着，使球囊膨胀扩张，对梗阻段进行扩张。球囊膨胀达到的程度为在球囊膨胀前，X 线可见金属导丝，随着球囊膨胀，最终无法看见金属导丝。经过 10 分钟治疗后退出球囊导管。用于引导的金属导丝仍留在输尿管内，引导留置输尿管支架。输尿管支架留置时间一般为 2 ~ 4 周。拔除输尿管支架大约 1 个月后，复查排泄性尿路造影、B 超和利尿肾图，了解治疗效果。随后，每 6 ~ 12 个月复查一次。少数情况下，X 线无法准确定位，可借助输尿管镜直视下置入金属导丝后再置入球囊。部分球囊扩张术可在输尿管镜下直视操作。

（2）顺行球囊扩张术：当逆行插管失败时，可考虑顺行球囊扩张术。经皮肾穿刺建立顺行通道。应用 X 线或联合输尿管镜引导金属导丝到达输尿管梗阻处，其余步骤与逆行球囊扩张类似，在此不详述。只是在放置完输尿管支架后，应留置肾造瘘管。在术后 24～48 小时行 X 线片检查，了解输尿管支架的位置是否正确。如果输尿管支架位置无问题，可拔除肾造瘘管。如果患者术前有明显感染或肾功能明显受损，可先留置肾造瘘管引流，待感染控制、肾功能明显改善后，再治疗输尿管梗阻。

顺行和逆行球囊扩张术治疗梗阻长度短和持续时间短的输尿管狭窄有良好的效果。应用球囊扩张治疗输尿管梗阻的总有效率为 50%～76%，治疗效果最好的是非吻合口狭窄造成的医源性损伤（如输尿管镜检查），有效率可达到 85%。Ravery 等对输尿管炎症引起的输尿管梗阻进行逆行球囊扩张治疗，随访 16 个月，发现总有效率为 40%。Richter 等对 114 例输尿管梗阻患者进行球囊扩张治疗，随访 2 年以上，发现球囊扩张对梗阻段较短的患者有较好的疗效。良好的输尿管血供是手术成功的重要条件。对于长段的输尿管梗阻和输尿管血供不太好的患者，建议行腔内狭窄段切开术。在实验动物模型中，由于球囊扩张可以形成纵行裂纹，可能可以解释为什么球囊扩张可用于治疗输尿管梗阻。

3. 腔内输尿管切开术

是球囊扩张术微创治疗输尿管梗阻的延伸，方法类似于球囊扩张术。在输尿管镜直视下或借助 X 线定位，应用逆行或顺行的方法通过输尿管梗阻段，施行梗阻段切开。因为创伤较小，一般建议应用逆行方式。患者在术后 3 年内应定期随访，行利尿肾图检查，了解是否存在远期并发症。

（1）逆行腔内输尿管切开术：最早借助 X 线定位，应用带有软尖端的引导导丝通过输尿管梗阻段。假如导丝在 X 线定位下无法通过梗阻段，可联合应用半硬性或软性输尿管镜引导。通过梗阻段后，输尿管镜退出，导丝仍留在输尿管内。

输尿管切开的部位应根据输尿管梗阻的部位而定。一般情况下，低位的输尿管梗阻选择前内侧切口，避免损伤髂血管。高位的输尿管梗阻选择侧方或后外侧切口，避免损伤大血管。

输尿管切开可选用冷刀、电刀或钬激光，切开的范围从输尿管管腔一直到脂肪组织。无论近端还是远端输尿管切开，切开范围应包括正常 2～3 mm 输尿管。在特定的情况下，输尿管梗阻段可先用球囊扩张，再行内切开术。同样，也可以先内切开，再应用球囊扩张。完成内切开后，通过留置金属导丝引导置入输尿管支架。一般情况下，置入的输尿管支架直径最好在 12 F，利于提高治疗效果。Wolf 等发现在内切开后应用肾上腺皮质激素注射到梗阻段输尿管有利于提高疗效。糖皮质激素和其他生物反应调节剂可能在未来治疗输尿管梗阻方面发挥重要的作用。

（2）顺行腔内输尿管切开术：通过逆行途径无法使输尿管镜到达梗阻处时，可考虑顺行的方法。建立经皮通道，留置造瘘管，缓解肾积水和控制感染后，扩大通道至能通过输尿管镜，剩余步骤与逆行方法基本一致。始终留置安全导丝在输尿管内，远端盘绕在膀胱内。

（3）联合应用逆行和顺行腔内输尿管切开术：在少数情况下，输尿管梗阻的部位已完全闭锁，金属导丝无法通过输尿管闭锁段，无法施行球囊扩张或内切开术。这种情况下可以考虑联合应用逆行和顺行的方法行输尿管闭锁段的切开。在治疗前，同时施行逆行造影和顺行肾盂造影，了解闭锁段的情况。通过经皮顺行通道和逆行输尿管途径同时插入输尿管镜，输尿管闭锁的两端借助输尿管镜和 X 线尽量在一条直线上靠近。然后关闭一侧的输尿管镜的光源，让对侧的输尿管镜光源透过闭锁段照到关闭光源侧，从关闭光源侧应用金属导丝沿着光源的指引通过闭锁段，或应用钬激光、小的电刀边切边通过闭锁段，使输尿管再通。一旦输尿管再通，扩大通道，置入输尿管支架 8～10 周。与其他腔内治疗输尿管梗阻方法类似，该方法的成功率与输尿管闭锁的长度密切相关。Knowles 等报道 10 例远端输尿管闭锁的患者，其中 3 例用该方法，总的有效率达到 90%。

（二）外科修复

在施行任何类型的外科修复之前，必须仔细评估患者的肾功能，输尿管梗阻的部位、长度和程度。术前评估包括排泄性尿路造影（或顺行肾盂造影）、逆行性尿路造影（必要时）、放射性核素检查、输尿管镜检查＋活检等。完成上述术前评估后，才开始为患者制订相应的手术治疗方案（表 6-2）。

表 6-2　不同输尿管狭窄的长度选择的外科修复方式

狭窄长度（cm）	外科修复方式
2～3	输尿管-输尿管吻合术
4～5	输尿管膀胱吻合术
6～8	肾移位术
6～10	膀胱腰肌悬吊术
12～15	膀胱瓣修复术

1. 输尿管-输尿管吻合术

（1）开放输尿管-输尿管吻合术：输尿管上段和中段的梗阻，如果梗阻长度在 2～3 cm，首选输尿管-输尿管吻合术。由于吻合口的张力会影响输尿管的血供，导致术后再发梗阻。因此，输尿管-输尿管吻合术适用于短的输尿管梗阻。对于输尿管长度是否满足输尿管-输尿管吻合要求，只有在手术中才能最终做出决定。

开放输尿管-输尿管吻合术的手术成功率很高，可达90%以上。假如出现吻合口漏，首先行腹部平片了解输尿管支架的位置，出现移位，调整支架位置。如果吻合口处正在使用负压装置，应停用，因为吻合口部位的负压吸引不利于吻合口的愈合。尿液反流及膀胱痉挛也可能影响吻合口愈合，可延长尿管留置时间和使用抗胆碱药物对症处理。吻合口漏持续时间较长，可留置肾造瘘管，引流尿液。

（2）腹腔镜下输尿管-输尿管吻合术：Nezhat 等于 1992 年首次报道应用腹腔镜行输尿管-输尿管吻合术治疗由于子宫内膜异位症导致输尿管梗阻的患者。该作者于 1998 年系统回顾了 8 例接受腹腔镜下输尿管-输尿管吻合术的患者，其中 7 例患者术后吻合口通畅。总体而言，临床上对腹腔镜下输尿管-输尿管吻合术应用例数较少，在这方面的临床经验不多。但是，对于有经验的腹腔镜泌尿外科医生，该项技术仍不失为一种治疗长度较短的输尿管狭窄的微创方法。

2. 输尿管膀胱吻合术

（1）开放输尿管膀胱吻合术：输尿管下段短的狭窄首选输尿管膀胱吻合术。用于治疗膀胱输尿管反流的输尿管膀胱吻合术在此不讨论。单纯开放输尿管膀胱吻合术不同时行膀胱腰肌悬吊术或膀胱瓣修复术适用于输尿管下段长 4～5 cm 的输尿管梗阻。假如术后的膀胱输尿管反流是可以接受的，可直接吻合输尿管膀胱，不需要抗反流。否则，应行远端隧道再植术抗反流。对成年患者接受输尿管膀胱吻合术的回顾性研究发现输尿管膀胱吻合口是否抗反流并不影响患者术后肾功能的恢复，输尿管再发梗阻的危险性也无差异。但是，目前尚不清楚在成年患者直接行输尿管膀胱吻合术是否能减少肾盂肾炎的发生。

（2）腹腔镜下输尿管膀胱吻合术：已有多位学者报道成功施行腹腔镜下输尿管膀胱吻合术。对于输尿管下段的梗阻，腹腔镜下输尿管膀胱吻合术通常应用经腹腔联合体内缝合技术，常规放置输尿管支架。目前该手术的例数报道仍较少，经验尚欠缺。但是，从已有的文献报道来看，该手术方式较开放手术对患者的创伤小，术后恢复时间短。

3. 膀胱腰肌悬吊术

（1）开放膀胱腰肌悬吊术：膀胱腰肌悬吊术能有效治疗输尿管下段较长的梗阻、缺损以及输尿管膀胱吻合术后持续反流或梗阻的患者，一般推荐输尿管梗阻长度在 6～10 cm 者施行该手术。膀胱腰肌悬吊术也被应用于断离的输尿管两端与对侧输尿管做端侧吻合术，治疗复杂的输尿管梗阻。如果膀胱容积小，不易游离，则不适合施行膀胱腰肌悬吊术。术前除了行排泄性尿路造影、输尿管镜检查外，应加做尿流动力学检查，了解膀胱容积和顺应性。一旦发现膀胱出口梗阻或神经源性膀胱，应先治疗，再行膀胱腰肌悬吊术。相比简单的输尿管膀胱吻合术，膀胱腰肌悬吊术可提供大约 5 cm 的额外长度。而相比膀胱瓣修复术，膀胱腰肌悬吊术操作更简单，减少了血管损伤和排尿困难的危险。该手术对于成人和儿童的成功率均在 85% 以上，并发症很少见，主要包括输尿管再发梗阻、肠管损伤、髂静脉损伤、吻合口漏和尿脓毒症。

（2）腹腔镜下膀胱腰肌悬吊术：Nezhat 等于 2004 年报道成功应用腹腔镜行输尿管膀胱吻合 + 腰肌

悬吊术。术前常规放置输尿管支架，手术过程经腹腔完成。该手术的例数报道很少，经验欠缺。但是从短期和中期随访的结果看，临床的疗效令人满意。

4. 膀胱瓣修复术

（1）开放膀胱瓣修复术：当输尿管梗阻的部分太长或输尿管游离比较困难，输尿管-输尿管吻合术和输尿管膀胱吻合术无法保证吻合口无张力的情况下，可考虑施行膀胱瓣修复术。Boari 于 1894 年在犬身上成功应用该项技术。膀胱瓣可以替代 10～15 cm 长的输尿管，在一定的条件下，螺旋形膀胱瓣一直可以连接到肾盂，尤其在右侧。与膀胱腰肌悬吊术相似，术前患者需接受排泄性尿路造影、输尿管镜检查及尿流动力学检查，了解膀胱容积和顺应性。发现膀胱出口梗阻或神经源性膀胱，应先治疗，再行膀胱瓣修复术。膀胱容积过小，不宜行膀胱瓣修复术。接受膀胱瓣修复术的患者数目较少，但只要膀胱瓣的血供良好，术后效果令人满意。最常见的并发症为术后再发梗阻，梗阻复发的原因大多为缺血或吻合口张力过大。偶有假性憩室形成。

（2）腹腔镜下膀胱瓣修复术：腹腔镜下膀胱瓣修复术已有成功的报道，但手术例数很少。Kavoussi等报道了 3 例远端输尿管梗阻成功经腹腔施行腹腔镜下膀胱瓣修复术。手术过程与开放手术类似，制成膀胱瓣，与输尿管行无张力吻合。手术持续时间为 120～330 分钟，术中出血量为 400～600 mL。2 名患者术后 3 天恢复出院，1 名患者因术后出现难治性芽孢杆菌结肠炎，住院 13 天。患者随访时间超过 6个月，影像学检查吻合口通畅。在该报道中未提及腹腔镜下膀胱瓣修复术适合治疗的输尿管梗阻长度。在另一项研究报道中认为腹腔镜下膀胱瓣修复术适合治疗 8～12 cm 的输尿管梗阻。

5. 肾移位术

肾移位术最早于 1964 年由 Popescu 报道。该手术能为输尿管上段缺损提供额外的长度，同时可以减少输尿管修复的吻合口张力。该手术方式可提供额外的 8 cm 长度。在这类手术中，肾的血管尤其是肾静脉限制肾游离的范围。作为解决的方法，可将肾静脉切断，重新吻合在更低位置的腔静脉。该方法现在已很少使用。

6. 输尿管切开插管术

由于其他外科手术的发展，该技术已很少使用。该手术一般用于传统的输尿管-输尿管吻合术和输尿管膀胱吻合术无法施行的 10～12 cm 长的输尿管梗阻。目前，该方法有新的改进，即联合口腔黏膜移植于梗阻处。

7. 断离的输尿管两端与对侧输尿管作端侧吻合术

断离的输尿管两端与对侧输尿管做端侧吻合术在 1934 年由 Higgins 首次报道。该术式适于输尿管长段梗阻，剩余正常的输尿管无法吻合到膀胱上。对于残留的正常输尿管长度无法与对侧输尿管吻合，为本术式的绝对禁忌证。相对禁忌证包括既往有肾结石病史、腹膜后纤维化、输尿管恶性肿瘤、慢性肾盂肾炎和腹部-盆腔放疗史。如果接受移植的输尿管存在反流，应进一步证实并纠正。应在术前完成排尿期膀胱 X 线检查、其他相关影像学检查、输尿管镜检查，以评估双侧输尿管的功能。

多位学者报道断离的输尿管两端与对侧输尿管做端侧吻合术的治疗效果令人满意。腹腔镜下施行该手术尚未见报道。

8. 机器人下颊黏膜移植输尿管成形术

近期有研究报道使用颊黏膜移植物替代输尿管成形术，并应用机器人辅助腹腔镜完成，并发症相对较少，是治疗复杂的上段和中段输尿管狭窄的有效方法。

9. 回肠代输尿管术

对于长段的输尿管梗阻或缺损，尤其是近段的输尿管，外科治疗始终具有挑战性。应用膀胱尿路上皮替代输尿管，重建输尿管是目前认为最理想的方法。因为尿路上皮不吸收尿液，而且可以抵抗尿液的腐蚀及致癌作用。在无法应用膀胱尿路上皮替代输尿管的情况下，才考虑应用其他组织替代输尿管。回肠代输尿管术被认为是一种令人满意的治疗复杂的输尿管长段狭窄的方法。而输卵管和阑尾并非可靠的输尿管替代物。

（1）开放回肠代输尿管术：Shoemaker 等于 1909 年首次报道为 1 例患泌尿系结核的女性患者施行

回肠代输尿管术。之后，有学者应用犬对回肠输尿管的代谢和生理功能进行研究。当一段回肠直接吻合到膀胱上，膀胱输尿管反流及肾盂的压力增高只在排尿时出现。比较犬逐渐变细和没有逐渐变细的替代肠管发现肾脏内压力及相关代谢无差异。膀胱内压力的逆行传导取决于替代输尿管的回肠长度及排尿时压力。Waldner 等报道如果替代输尿管的回肠长度大于 15 cm，无尿液反流到肾盂。

Boxer 等对 89 例接受回肠代输尿管的患者进行随访，发现术前肾功能正常的患者仅有 12% 术后出现明显的代谢问题，因此认为术前患者的肾功能是评估预后的重要因素。在另一项研究中，接近一半的术前血肌酐水平在 2 mg/dL 之上的患者，术后发展为代谢性酸中毒，需要再插管引流尿液。在该项研究中，同时发现膀胱功能障碍或出口梗阻的患者术后并发症明显增高。尚无研究资料表明抗反流的吻合口、肠代输尿管的长度缩短优于标准的肠代输尿管术。综上所述，肠代输尿管术的禁忌证包括患者基础的血肌酐水平在 2 mg/dL 之上，膀胱功能障碍或出口梗阻，炎症性肠炎，放射性肠炎。

在围术期，与替代输尿管的回肠有关的并发症包括早期尿液外渗或尿性囊肿、肠壁水肿引起的梗阻、黏液栓、肠管扭转。尤其是肠管缺血坏死应引起临床医师的高度重视。如果患者术后出现急性腹痛，应排除肠坏死。患者术前肾功能正常，一般术后很少出现肾功能不全、电解质紊乱。假如患者术后出现明显的代谢异常，合并替代输尿管的肠管膨胀、扩张，应考虑存在膀胱尿道功能障碍。远期并发症主要是可能使替代输尿管的肠管恶变概率升高。推荐患者接受定期术后随访，手术后 3 年开始行输尿管镜检查，以利于早期发现恶变。但是，Bonfig 等对 43 例接受开放回肠代输尿管术的患者进行平均长达 40.8 个月的随访，未发现恶变。

（2）腹腔镜下回肠代输尿管术：Gill 等报道成功施行腹腔镜下回肠代输尿管术。整个手术过程包括吻合口缝合和打结均在腹腔镜下完成。尽管整个手术持续的时间比较长，达到 8 小时，但是手术创伤小，患者术后第 5 天就可以出院。

10. 自体肾移植术

1963 年，Hardy 首次应用自体肾移植治疗了 1 例近端输尿管损伤的患者。之后，自体肾移植手术被逐渐应用于治疗多种疾病，包括严重的输尿管损伤及缺损。通常情况下，自体肾移植主要适用于患侧输尿管严重梗阻，对侧肾缺如或丧失大部分功能，其他方法如肠代输尿管手术无法施行的情况。由于肾有较长的血管，适于自体移植术。近年来，腹腔镜下自体肾移植手术已被成功应用于严重的输尿管缺损和梗阻。腹腔镜下自体肾移植一般采用经腹途径，也有学者尝试经腹膜后途径，均取得较好的疗效。首先将待移植的肾切除，方法同腹腔镜下供体肾切除术，然后将移植的肾置于髂窝处，吻合血管，近端正常的输尿管吻合于膀胱，也可以直接将肾盂与膀胱吻合。腹腔镜下自体肾移植较常规的开放自体肾移植，术后应用镇痛药物的剂量明显减少，恢复明显较开放手术快，具有微创的优势。

如果患者病情较重，输尿管梗阻暂时无法解除，可行经皮肾穿刺造瘘，引流尿液，以利于感染的控制和肾功能的改善。待患者一般情况好转后，再治疗输尿管梗阻。如果输尿管梗阻无法解除，则永久保留肾造瘘。如果患者患肾积水严重，肾实质显著破坏、萎缩或合并严重的感染，肾功能严重丧失，同时对侧肾功能正常，可考虑施行肾输尿管切除术。否则，应尽可能保留肾，尤其是儿童和年轻患者。

（李利军）

第二节　输尿管肠吻合口狭窄

一、病因

多种因素可引起输尿管肠吻合口狭窄，包括输尿管解剖分离技术、应用于替代输尿管的肠管类型、吻合口的类型等。由于输尿管局部缺血是导致输尿管肠吻合口狭窄的主要原因，因此手术中对输尿管的解剖、分离至关重要。尽管在手术过程中需要将输尿管游离，使输尿管和准备吻合的肠管尽量靠近，但是不宜过分剥离输尿管外膜。因为输尿管的血供与输尿管外膜平行，过分剥离输尿管外膜可能引起远侧输尿管缺血及狭窄形成。当使用回肠代左侧输尿管时，输尿管应置于乙状结肠系膜的下方、主动脉上方。在左侧输尿管解剖分离后，多余的输尿管长度和可能形成的成角弯曲围绕肠系膜下动脉可能导致吻合口狭窄的发病率升高。

使用哪一段肠管来替代输尿管目前尚有争议。部分学者认为应用结肠替代输尿管能够形成抗反流的吻合口。但是，近来的文献报道应用抗反流的吻合口与未抗反流的吻合口在对肾功能的损害方面无明显优势。尽管缺乏客观的大宗随机研究结果，但越来越多的研究结果认为抗反流的吻合口术后引起狭窄的概率高于未抗反流的吻合口。Pantuck 等对 60 例行抗反流的输尿管肠吻合患者和 56 例直接吻合的患者随访 41 周，发现两者发生吻合口狭窄的比例分别为 13% 和 1.7%。引起术后肾积水、肾盂肾炎、肾结石、肾功能不全的概率无统计学差异。Roth 等发现，抗反流的吻合口引起狭窄的概率高于未抗反流的吻合口 5 倍，而且认为引起吻合口狭窄的原因与手术经验无关。Studer 等报道了一项随机研究抗反流的吻合口与未抗反流的吻合口术后吻合口狭窄的研究结果，认为两者发生吻合口狭窄的比例分别为 13% 和 3%。尽管没有足够证据证明尿液反流入成人的肾是有害的，但是梗阻造成肾功能的损害是明确的。上述研究结果均支持使用未抗反流的吻合技术。

输尿管肠吻合口狭窄好发于左侧，发病率为 4%～8%。

二、评估

对于接受任何类型尿流改道的患者术后了解上尿路情况最简单、微创的检查就是 B 超检查。如果患者 B 超检查提示肾积水，应行排泄性尿路造影了解狭窄的部位、长度及程度。假如发现结石或肿瘤复发，可考虑行 CT 或 MRI 检查。慢性肾积水的患者应用利尿肾图可了解单侧肾功能，明确是否存在功能性梗阻。如果患者肾功能不全，不宜行排泄性尿路造影和利尿肾图检查，可考虑做经皮肾穿刺造影并留置造瘘管，这样既可明确诊断又可以缓解肾积水。该项检查也可用于内镜治疗吻合口狭窄的术前评估，利于制订手术计划。此外，如果患者存在肾绞痛、复发性泌尿系感染、肾功能损害等情况，也应该进一步检查。

三、治疗

并非所有接受输尿管肠吻合的患者术后出现肾积水均需要接受外科干预。大多数接受输尿管肠吻合术的患者术后出现慢性肾积水的原因并非梗阻，这类患者不需要手术治疗。只有那些出现疼痛、感染，由于功能性梗阻导致肾功能不全的患者需要外科治疗。尽管在吻合口处出现恶性肿瘤复发的情况不多见，但是如果在狭窄部位出现不规则肿块，迅速增大，导致梗阻，明显影响肾功能，则需要积极评估和进行外科手术。

妇科恶性肿瘤接受盆腔脏器剜除 + 尿流改道的患者，术后出现肾积水及吻合口狭窄，治疗比较棘手。Penalver 等报道了 66 例这一类患者，95% 在术前接受盆腔放射治疗。输尿管肠吻合术的早期和晚期并发症的发生率分别为 22% 和 10%。85% 的患者通过非手术治疗（如肾穿刺造瘘）使术后并发症得到有效缓解。

（一）内镜治疗

内镜治疗输尿管肠吻合口狭窄的技术发展类似于内镜治疗输尿管梗阻的过程。最初的内镜治疗方法包括简单的球囊扩张、留置支架。由于上述方法的治疗效果，尤其是远期疗效不理想，内镜下应用电烧灼和激光对狭窄段进行内切开技术逐渐发展起来。目前，可弯曲的软性输尿管镜下应用钬激光切除输尿管肠吻合口狭窄正成为内镜治疗输尿管肠吻合口狭窄的先进技术。

内镜治疗输尿管肠吻合口狭窄与输尿管狭窄之间的不同之处在于治疗输尿管肠吻合口狭窄更倾向应用顺行的方法。首先建立经皮通道，缓解梗阻引起的肾积水以及可能同时合并的感染。一旦患者病情稳定，积水得到明显缓解，感染得到控制，球囊借助内镜通过经皮通道到达吻合口狭窄处，进行狭窄部位的扩张，直至狭窄环消失；或同样的方法置入输尿管支架，扩张狭窄环。由于支架容易出现黏液堵塞，导致治疗失败，多个治疗中心为避免上述情况发生，支架的留置时间一般为 4～8 周。

内镜下球囊扩张是最早用于治疗输尿管肠吻合口狭窄的内镜方法。该治疗方法近期的疗效尚可，远期疗效不理想。最近，有学者对52例接受球囊扩张术的输尿管肠吻合口狭窄的患者进行3年的随访，仅有5%的有效率。

有学者报道应用电烧灼的方法治疗输尿管肠吻合口狭窄。对于良性狭窄，该方法长期的有效率仅为30%。Meretyk等回顾了腔内电切治疗输尿管肠吻合口狭窄的长期疗效，15例输尿管肠吻合口狭窄的患者接受平均长达2.5年的随访，结果发现总的有效率达到57%。Cornud等对接受经皮电切治疗输尿管肠吻合口狭窄的患者进行长期随访，重点比较内镜和X线引导的治疗效果。27例患者拔除输尿管支架后进行超过1年的随访，总有效率为71%。研究发现直接应用内镜引导或联合X线引导的治疗效果好于只用X线引导。有1例单用X线引导的患者术后出现右侧髂血管的损伤。因此，在内镜直视下行输尿管肠吻合口狭窄电切术是相对安全、有效的方法。随着激光技术的发展，钬激光越来越多地应用于泌尿外科的临床治疗。钬激光是一种有效的切割工具，可应用于吻合口狭窄的切开。

左侧输尿管肠吻合口狭窄的腔内治疗较右侧难度大，大多数治疗失败的病例集中于左侧。左侧输尿管肠吻合口狭窄腔内治疗的主要风险在于出血，可能与该侧输尿管与乙状结肠系膜邻近，手术过程中容易造成乙状结肠系膜损伤有关。因此，对于左侧输尿管肠吻合口狭窄应慎重考虑腔内治疗，开放手术可能是一种安全的选择。

（二）开放手术

在腔内治疗失败后，才考虑开放手术。开放手术治疗输尿管肠吻合口狭窄在技术上更具有挑战性，同时术后需要更长的时间恢复。但是开放手术的成功率较腔内手术高，尤其相对球囊扩张术。开放手术的远期成功率可达80%。但是，如果狭窄段的长度大于1 cm，术后复发率明显增加。左侧手术成功率要低于右侧。术后的并发症发生率约为11%。

（成　俊）

第三节　腹膜后纤维化

腹膜后纤维化的确切发病率尚不明确，据估计每年的发病率在1/500 000~1/200 000。该病好发于40~60岁的成人，但老年人和儿童也可患此病。腹膜后纤维化好发于男性，男性：女性发病比为（2~3）：1。其中，特发性腹膜后纤维化约占腹膜后纤维化总发病率的70%。

一、病因

腹膜后纤维化又称输尿管周围炎，是指由于腹膜后的炎症引起纤维化过程，导致腹膜后的结构包括输尿管出现压迫的一类疾病。引起腹膜后纤维化的原因比较多，临床上分为两大类：一类是有明确诱因的腹膜后纤维化；另一类是指未找到明确诱因的腹膜后纤维化，又称特发性腹膜后纤维化。常见引起腹膜后纤维化的诱因见表6-3。

表6-3　引起腹膜后纤维化的诱因

药物：二甲麦角新碱及其他麦角生物碱
　　　β肾上腺阻滞剂
　　解热镇痛药：非那西丁
恶性肿瘤：淋巴瘤
　　　　　多发性骨髓瘤
　　　　　类癌
　　　　　前列腺癌
　　　　　胰腺癌
　　　　　肉瘤
腹膜后恶性肿瘤放疗后
腹主动脉瘤

感染性疾病：结核
　　　　　放线菌感染
　　　　　淋病
　　　　　血吸虫感染
其他：膜性肾小球肾炎
　　　强直性脊柱炎
　　　肉芽肿性病

目前认为二甲麦角新碱及其他麦角生物碱是一种半抗原，长期服用后可激发机体的过敏反应或自身免疫性反应，表现为脉管炎和血管周围炎，最后出现纤维化。

特发性腹膜后纤维化病因尚不清楚，可能与过敏性免疫反应有关的多灶性或系统性纤维化性或硬化性炎症有关，是免疫介导的少见的炎症性疾病。有的病例与免疫球蛋白 IgA 沉着有关。

二、病理

1. 肉眼观

为位于腹膜后光滑、扁平、褐色的无包膜的纤维包块，包绕在腹膜后正中结构的表面，其厚度一般为数厘米。纤维包块有明显边缘，一般局限于第 3 腰椎和骶骨岬之间，两侧一般不超过输尿管径路外侧 2 cm，病变中央一般位于 $L_4 \sim L_5$ 的腹主动脉远端。病变常累及双肾、肾盂、膀胱及尿道，包绕输尿管后形成尿路梗阻。

2. 镜下观

表现为亚急性、非特异性炎症过程，随病程的变化而发生改变。在疾病早期，病变组织主要由胶原纤维束构成，伴有淋巴细胞、浆细胞和成纤维细胞等炎性细胞浸润和毛细血管增生。免疫组织化学染色显示大量组织细胞及浆细胞，并有较明显的多克隆免疫球蛋白，其中 IgA 较多。在疾病晚期，病变组织内炎性细胞越来越少，主要为淋巴细胞及单核细胞，而纤维化越来越明显，胶原纤维逐渐增多，最后可以完全成为致密纤维组织增生性病变，且有结缔组织玻璃样变。一般纤维组织的中线或中心部位较边缘部成熟，边缘部尚有炎症，组织较为稀疏，而中心部分已成为无明显炎症的致密胶原纤维组织。少数病例病变可累及主动脉和大静脉，可见血管炎病变，多为增生闭塞性血管炎，常无典型的坏死性血管炎。恶性肿瘤继发的腹膜后纤维化与特发性腹膜后纤维化在组织学上不易区分，仅能通过在腹膜后纤维组织中形成的岛状肿瘤细胞分辨。

三、临床表现

1. 疼痛

约 90% 的患者在早期即有典型的疼痛，为钝痛。开始发生在两侧下腹部或腰骶部，可放射到两侧外阴部，有时疼痛会沿着骨盆环绕状传播。疼痛不因体位变动、排便而改变性质。偶尔疼痛非常剧烈，阿司匹林可缓解，但麻醉药通常无效。

2. 梗阻症状

随着病情进展，纤维组织收缩，压迫腹膜后的脏器，可引起各种不同的梗阻症状，最常见的是输尿管梗阻症状。如果双侧输尿管同时受到压迫，引起完全性梗阻，临床上表现为无尿。长期的不完全性梗阻可引起肾功能严重受损，出现尿毒症症状。

3. 全身症状

患者可出现疲乏、体温升高、体重下降、食欲缺乏、恶心、呕吐等全身症状，这些症状与慢性炎症活动有关。

4. 大血管受累症状

纤维组织延伸到肾门，压迫肾静脉，可引起肾性高血压和肉眼血尿。如果病变累及下腔静脉及髂静脉，则发生单侧或双侧下肢水肿或下肢静脉曲张。病变累及腹主动脉及髂总动脉，可引起栓塞性脉管炎症状如间歇性跛行、勃起功能障碍等。由于纤维化病变发展缓慢，容易建立侧支循环，上述症状少见。

5. 继发性腹膜后纤维化

患者有明确的诱因导致腹膜后纤维化，这部分患者通常有与诱因相关的临床表现，如前列腺癌引起的排尿障碍等。

6. 其他症状

有时纤维化病变发生的位置较低，位于盆腔底部，累及直肠，可出现严重的便秘或便秘与腹泻交替症状。少数患者可合并硬化性纵隔炎、硬化性胆管炎、硬化性甲状腺炎、眼眶炎性假瘤等，通常称为多灶性纤维硬化病。

四、诊断

1. 病史

继发性腹膜后纤维化通常有相关疾病的病史，如服用麦角生物碱，接受腹膜后恶性肿瘤放疗等既往史。

2. 临床表现

已如前述。尽管有上述临床表现，但这些表现通常是非特异性的，在其他疾病也存在，需要注意与其他疾病鉴别。

3. 体征

通常无特异性阳性体征。部分患者由于输尿管梗阻引起肾积水，可出现肾区叩击痛，触及肿大的肾。肾静脉受压后出现高血压、血尿。晚期可出现下肢水肿、下肢静脉曲张、阴囊水肿等。

4. 实验室检查

（1）血常规检查：白细胞数升高，其中嗜酸粒细胞百分比增高。血红蛋白减低。红细胞沉降率加快。

（2）尿常规检查：一般无明显异常。如合并尿路感染，尿中白细胞升高，出现菌尿。部分患者出现血尿，尿中可见红细胞。

（3）肾功能检查：病变早期，肾功能通常无明显变化。病变晚期，长期的双侧肾积水严重破坏肾功能，出现血肌酐和尿素氮升高。

（4）血浆蛋白检查：白蛋白和球蛋白比例可倒置，球蛋白中 α 和 γ 球蛋白增高。

5. 影像学检查

（1）排泄性尿路造影：肾功能正常的患者，建议行排泄性尿路造影。典型的病变为双侧肾积水，近段和中段输尿管向内侧偏斜，输尿管在梗阻水平管腔变细，管腔内光滑。通常情况下，腹膜后纤维化引起双侧肾积水，但也有仅引起单侧肾积水的报道。罕见的情况是患者有明显梗阻症状，而造影检查肾积水不明显。

（2）逆行性尿路造影：当患者肾功能不全，或排泄性尿路造影显示肾、输尿管不清时，可考虑逆行性尿路造影。逆行性尿路造影的表现与排泄性尿路造影相似。

（3）B超检查：了解肾积水和输尿管扩张的情况，同时可以显示腹膜后腹主动脉周围低回声不规则实性肿块。B超检查还可作为随访治疗效果和测定肾积水变化的手段。

（4）CT检查：是目前确诊腹膜后纤维化的最重要方法，检出率可达88.9%。典型的CT表现为肾积水，同时合并明显的腹膜后软组织团块，包绕大血管和输尿管。但在疾病的不同阶段，CT的表现可有所不同。在纤维化开始形成时，CT表现为腹膜后软组织密度影，密度均匀，也可不对称。前缘境界多较锐利，后缘边界不甚清楚。病变可局限或广泛，团块的大小不等，病变CT值与肌肉或实质性脏器密度相近似。因此，在CT上与新生物或肿大的淋巴结不易区别。薄扫CT扫描有利于观察组织结构。静脉注射造影剂后，软组织密度影增强表现不一，多为小片状增强，其程度取决于纤维化的分期、炎症的程度及血管数目的多少。病变早期增强多较明显，成熟期几乎无强化。一般认为增强程度与良恶性无关。CT 可以很好地显示纤维团块的解剖位置与外形，但不能区别良恶性病变。随着 CT 三维重建技术的发展，采取 CT 三维重建技术，可以观察到软组织影与受累大血管之间的毗邻关系，借此与腹膜后的原发性肿瘤、转移瘤、腹主动脉瘤鉴别，提高诊断的准确率。

（5）MRI 检查：对腹膜后纤维化的发现及确定作用也很明显。通过多平面图像能完整确定病变形态，通过流空效应可确定病变与血管结构的关系。T_1 和 T_2 加权像，病变均表现为低到中等信号，增强后不均匀强化。如果 T_2 加权信号高于 T_1 加权信号，呈高或不均匀信号，常提示为恶性病变引起的腹膜后纤维化。而 T_1 和 T_2 加权像均为低信号，则提示纤维化斑块为成熟期。

（6）放射性核素检查：对于肾功能不全的腹膜后纤维化患者，建议术前行放射性核素检查，了解分侧肾功能的情况，对手术治疗有指导意义。

（7）淋巴造影：有助于鉴别输尿管梗阻的原因，借此与恶性肿瘤区别。

6. 膀胱镜检查

膀胱内一般正常。逆行插管常无困难，当输尿管导管通过梗阻部位后，可见尿液快速滴出。如果将输尿管导管退到梗阻部位下方，可见尿液停止滴出。

7. 穿刺活检

在 B 超或 CT 引导下行腹膜后肿块的针吸细胞学检查或穿刺活检，可有助于病变性质尤其是良恶性病变的诊断。对于是否需要在治疗前行活检术，尚有一定争议。部分学者认为应常规行活检术，明确良恶性病变。也有学者认为如果有典型的腹膜后纤维化病变特点的 CT 或 MRI 检查结果，没有原发恶性肿瘤病史，没有淋巴结病，在治疗前的活检无必要。

五、治疗

腹膜后纤维化治疗的目的在于及时解除梗阻，恢复肾功能，防止炎症进一步发展，避免再次梗阻。有学者报道部分腹膜后纤维化患者能自行缓解，无须特殊处理。

（一）紧急处理

对于腹膜后纤维化的患者，如果出现双侧输尿管完全梗阻，导致无尿、急性肾衰竭，应急诊行输尿管插管或经皮肾穿刺造瘘，解除梗阻。一般主张先行输尿管插管，因为通常情况下这类患者较容易行输尿管插管。而且，通过输尿管插管还可以行逆行性造影检查，了解上尿路的解剖情况，输尿管管腔内的通畅和排尿的情况。一旦输尿管插管失败，再行经皮肾穿刺造瘘术。暂时解除梗阻后，应注意定期监测患者的尿量、肾功能恢复情况，补充水和电解质，保持内环境的稳定。

（二）病因治疗

如果是因为服用麦角生物碱等药物发生纤维化，应立即停用造成纤维化的药物。对于恶性肿瘤引起的腹膜后纤维化，如果能手术切除肿瘤，应积极手术治疗。如果无法手术切除肿瘤，可行经皮肾穿刺永久留置造瘘管，或者行输尿管插管留置输尿管支架，定期更换输尿管支架。对于其他病因引起的腹膜后纤维化，也应首先针对病因治疗后再行输尿管松解术。

（三）药物治疗

特发性腹膜后纤维化确诊后，首选的治疗方法是激素治疗。由于该病的发病率较低，激素治疗的效果目前尚无大宗的报道。有报道 140 例特发性腹膜后纤维化的患者，经肾上腺糖皮质激素治疗后，约有80% 的患者有临床效果，包括纤维肿块体积缩小，输尿管梗阻和腔静脉压迫改善，疼痛缓解，尿量增多及红细胞沉降率下降。激素的用量、疗程及对激素的耐受，文献报道并不一致。但大多数治疗方案推荐激素的疗程在 6 个月以上。也有文献报道疗程达 2 年以上，可明显缓解临床症状。尽管激素治疗无法逆转腹膜后已形成的纤维化，但是可以明显减轻由于炎症引起的纤维化和与纤维化相关的症状，以及由此引起的后遗症。对于那些有明显活动性炎症的腹膜后纤维化的患者，激素的治疗效果尤为理想。除了激素治疗外，还有一些免疫抑制剂也被用于特发性腹膜后纤维化的治疗，包括硫唑嘌呤、环磷酰胺、环孢素、霉酚酸酯、醋酸甲羟孕酮、黄体酮和他莫昔芬等，其中他莫昔芬在多篇文献中均报道对特发性腹膜后纤维化有效。上述药物对特发性腹膜后纤维化的作用机制目前尚不清楚，认为可能是通过抑制炎症反应，进而抑制纤维组织的增殖，最终缓解临床症状。

（四）手术治疗

1. 开放手术

开放的输尿管松解术被认为是标准的手术治疗腹膜后纤维化引起输尿管梗阻的方法。术前行输尿管插管留置导管，以利于术中输尿管的辨认和解剖。即使患者术前的临床评估认为肾积水仅位于一侧，也应按照双侧输尿管松解术进行。对于术前无法明确诊断或药物治疗无效的患者，在手术中应多处取活检，进一步明确病变的性质。

将双侧输尿管松解后，应将松解后的输尿管重新放置，以避免再次被纤维组织包绕。一种方法是将游离的输尿管置于腹腔内，使输尿管腹腔化。另一种方法是将输尿管向侧方移位，在输尿管和纤维组织之间填入腹膜后脂肪或用大网膜将其包裹。有学者比较上述两种方法治疗特发性腹膜后纤维化的患者，术后疗效无明显差异。对于极其严重的特发性腹膜后纤维化的患者，可以考虑使用大网膜将其包裹后，置于腹腔内。术后可进行激素治疗，目的在于预防复发。如果术中未发生输尿管损伤，可在术后拔除输尿管导管。

对纤维化累及输尿管肌层长度不足 4 cm 的患者，可考虑施行输尿管狭窄段切除加端-端吻合术，吻合后将输尿管置于新的位置。

如果由于广泛的输尿管周纤维化，导致输尿管松解术无法施行，可考虑自体肾移植，前提是该侧的肾功能正常。如果患侧肾功能完全丧失，在对侧肾功能正常的情况下，可考虑患肾切除。但应慎重，即使对侧肾功能正常也不保证对侧不存在梗阻或以后发生梗阻的可能。

2. 腹腔镜下输尿管松解术

1992 年 Kavoussi 和 Clayman 首次报道成功施行腹腔镜下输尿管松解术。最近，Kavoussi 等对 13 例特发性腹膜后纤维化的患者接受腹腔镜下输尿管松解术进行回顾性分析。其中，7 例为双侧病变，6 例为单侧病变。所有患者术前均双侧留置输尿管导管。每侧输尿管均打 4 孔进行手术操作，进入腹腔后，游离结肠，打开后腹膜，暴露并将输尿管从纤维化组织中游离出来，置于腹腔内。多处病变组织的活检在术中进行，以明确病变的良恶性。11 例手术成功，2 例中途改为开放手术。改开放手术的原因分别为：1 例术中损伤髂静脉，另 1 例腹膜后纤维化太严重，无法在腹腔镜下游离输尿管。双侧手术平均手术时间 381 分钟，单侧手术平均手术时间 192 分钟。术中麻醉药吗啡的平均使用剂量为 59 mg，平均住院时间为 4 天。手术后有 4 例患者出现并发症，包括附睾炎、肠梗阻、尿潴留、脐孔红斑等。术后病理提示纤维组织合并淋巴细胞、浆细胞、巨噬细胞和成纤维细胞增生，未发现恶性病变。平均随访 30 个月，影像学检查提示 92% 的患者上尿路梗阻解除。

（李利军）

第七章

前列腺疾病

第一节　前列腺炎

一、流行病学

前列腺炎是泌尿外科门诊常见与多发疾病，病情反复且治疗效果不尽如人意，部分前列腺炎可以严重影响患者的生活质量与身心健康。由于前列腺炎的发病机制、病理生理目前为止尚不清楚，加上前列腺炎患者临床表现具有多样性、复杂性，使前列腺炎的流行病学研究困难重重，研究的结果受地域、饮食习惯、文化背景、季节、医生惯性思维以及研究设计方案、年龄群组选择、诊断标准的差异而影响结论的一致性。因此各国缺乏系统而详细的流行病学资料调查与研究，难以制订前列腺炎治疗与预防的相关医疗计划，从而对公共健康卫生事业造成巨大的经济负担。

根据 1995 年 NIH 标准，前列腺炎分为急性细菌性前列腺炎（Ⅰ型）、慢性细菌性前列腺炎（Ⅱ型）、炎症性慢性骨盆疼痛综合征（ⅢA 型）、非炎症性慢性骨盆疼痛综合征（ⅢB 型）和无症状的炎性前列腺炎（Ⅳ型）。Ⅰ型前列腺炎比较少见，前列腺炎的 3 个主要类型为Ⅱ型、ⅢA 型和ⅢB 型。德国学者 Brunner1983 年统计 600 例因前列腺炎就诊的患者，发现其中 5% 为细菌性前列腺炎、64% 为非细菌性前列腺炎、31% 为前列腺痛。Ⅳ型前列腺炎由于缺乏明显的症状而不为临床重视，只有因前列腺指诊异常和（或）前列腺特异性抗原（PSA）增高而怀疑前列腺增生和前列腺癌进行前列腺活检时或因男性不育症进行精液分析时才偶然发现和诊断。研究表明，Ⅳ型前列腺炎在老年男性和男性不育症中发病率较高，占不育男性中前列腺炎的半数以上。

前列腺感染可以发生在各个年龄段，以成年男性最多，是 50 岁以下男性就诊于泌尿外科最常见的原因。以前认为前列腺炎多发于有性活动的青壮年人，高发年龄为 25～35 岁，但流行病学调查显示 36～65 岁发病率高于 18～35 岁者，并与老年前列腺增生症患者具有很大的重叠性。

慢性前列腺炎的发病明显存在季节性。芬兰的调查显示，63% 的前列腺炎患者冬季症状明显加重。国内也有这种情况。而美国的调查显示南部居民比北部居民的慢性前列腺炎发生率高 1.7 倍，说明过冷过热是慢性前列腺炎发病的诱因。

性生活不节制者，手淫过频及酗酒者前列腺炎的发病率较高，而规律的性生活对前列腺功能正常发挥具有重要的作用。芬兰的调查结果显示，离婚或独身的男性前列腺炎发病率明显低于已婚男性，可能与其性刺激及感染机会较少有关。

二、NIH 分类

1995 年，美国国立卫生研究院（NIH）在过去综合分类的基础上对前列腺炎进行了重新分类，并在流行病学、病原学、病理发生学和治疗方法上都有了重大的突破，重新燃起了人们对该病的极大热情。1998 年"国际前列腺炎合作网络（IPCN）"调查并确定了这种分类方法在 3 年临床和研究应用中的作用，并建议推广使用。新的分类（NIH 分类）法及其基本特点如下。

1. I型急性细菌性前列腺炎

急性细菌性前列腺炎是一种急性尿路感染。细菌存在于中段尿液，与引起尿路感染（UTIs）的微生物相同，主要为革兰阴性细菌。患者可表现为突发的发热性疾病，并伴有持续和明显的尿路感染症状。

2. II型慢性细菌性前列腺炎

近几十年来，对于II型前列腺炎的定义经历许多改变，主要是由于单纯根据临床定义而缺乏客观的循证医学证据及诊断方法的混乱。早在20世纪，人们就认为慢性前列腺炎是继发于细菌感染，尤其是革兰阳性菌。随着资料和经验的积累，一些学者对普遍存在的"慢性细菌性前列腺炎"提出质疑，认为只有在定位的前列腺内发现病原菌（主要是革兰阴性菌）才能诊断，并设计实验来区分尿道和前列腺的病原菌。1978年以后人们认为，慢性细菌性前列腺炎是指在前列腺液内存在相当大数量的病原菌，同时没有尿道感染或没有类似急性前列腺炎那样的全身症状。目前认为，II型前列腺炎患者的前列腺存在反复复发性的感染特征，具有前列腺炎样症状，前列腺内定位分析存在病原菌。多数研究者坚持认为这一类型的前列腺炎是由已经确立的泌尿系统病原微生物引起的前列腺炎症，并伴有反复发作的下尿路感染，具有复发性UTIs的特征，但这一限定只适合约5%的慢性前列腺炎患者。在诊断II型前列腺炎时还存在许多疑问，例如现代诊断技术区别细菌性和非细菌性前列腺炎的能力有限；使用敏感特异的诊断技术培养所谓的特殊泌尿道病原体结果与II型前列腺炎的相关性难以确定；前列腺内定位分析的病原体与UTIs的关系不清；许多慢性前列腺炎患者前列腺液培养可以发现革兰阳性细菌，但却不一定存在于前列腺内，对其致病性也存在广泛的争议；彻底消除细菌与临床症状的改善之间缺乏相关性。目前，对于下列前列腺炎患者的分类和治疗情况还难以有一致性意见：①没有反复发作的UTIs病史，但是在前列腺内有定位病原菌存在的证据；②有反复发作的UTIs病史，但是病原菌却不定位于前列腺内；③定位分析前列腺内具有在其他情况下的非致病性的病原菌。因此需要加强相关研究，尤其是对那些还没有接受过抗生素治疗的初诊患者前列腺内定位病原菌的诊断和分析。

3. III型慢性非细菌性前列腺炎/慢性骨盆疼痛综合征

III型前列腺炎，即慢性非细菌性前列腺炎/慢性骨盆疼痛综合征（CPPS），是前列腺炎中最常见的类型，也就是过去分类的慢性非细菌性前列腺炎和前列腺痛，又可进一步分为IIIA型和IIIB型。其中IIIA型为炎症性骨盆疼痛综合征，也称无菌性前列腺炎，在患者的精液、前列腺按摩液（EPS）或前列腺按摩后尿液标本中存在有诊断意义的白细胞，是前列腺炎各种类型中最多见的一种。IIIB型为非炎症性慢性骨盆疼痛综合征，在患者的精液、前列腺液或前列腺按摩后尿液中不存在有诊断意义的白细胞。患者的主要临床表现为盆腔区域的疼痛或不适至少持续3个月以上，可伴随各种排尿和性生活方面症状，但无UTIs病史，实验室检查不能证实感染的存在。对于如何命名III型前列腺炎一直存在争议，目前认为非细菌性前列腺炎和前列腺痛的诊断给医师和研究者都带来了很大的困惑，给患者的情绪造成了很大的负担，因此建议不再采用。而统一使用CPPS的诊断，这样就拓宽了该病的范围，囊括了泌尿生殖系和肛周疼痛为主诉的非前列腺因素造成的疾病，因为学者们普遍认为慢性骨盆疼痛是这一类型前列腺炎患者中确定不变的因素。国外有些学者认为没有必要把IIIA型和IIIB型前列腺炎区分开来，这是因为IIIB型前列腺炎患者的前列腺液中有时也可含有较多的白细胞，而且这两种状态的治疗原则基本相同。

4. IV型无症状的炎症性前列腺炎（AIP）

患者没有主观症状，因在其前列腺的活检组织、精液、前列腺液或前列腺按摩后尿液标本中偶然发现存在炎症反应的证据才得以诊断，患者前列腺液中PSA水平也可增高。多数患者是因为血清PSA水平升高，在进行前列腺组织的活检时没有发现癌变，却偶然发现了炎症的存在；有一些男性不育症患者在进行不育原因检查时发现精液内存在大量炎症细胞，并因此发现了前列腺内也存在炎症反应。

临床上I、II型前列腺炎占5%~10%，III型前列腺炎占90%~95%，IV型前列腺炎的确切发病情况还不清楚。

三、临床表现

（一）急性细菌性前列腺炎

临床表现突然发热、寒战、乏力、厌食、恶心、呕吐，后背及会阴或耻骨上区域痛，伴有尿频、尿急、尿道灼痛及排尿困难，夜尿多，全身不适并有关节痛和肌肉痛、排便痛，排便时尿道流白，性欲减退，性交痛，阳痿、血精。上述症状并非全都出现，有的早期只有发热、尿道灼热感而被误诊为感冒。直肠指诊：前列腺肿胀、触痛明显，整个或部分腺体坚韧不规则。前列腺液有大量白细胞或脓细胞以及含脂肪的巨噬细胞，培养有大量细菌生长。但急性期不应做按摩，以免引起菌血症。急性细菌性前列腺炎通常伴有不同程度的膀胱炎，尿培养可了解致病菌及进行药敏试验。可并发急性尿潴留、急性精囊腺或附睾炎。

（二）慢性细菌性前列腺炎

临床表现各有不同，其可由急性细菌性前列腺炎迁延而来，但多数患者先前无急性前列腺炎病史，有些患者仅因偶尔发现无症状菌尿而诊断。大多数有不同程度的排尿刺激症状，如尿痛、尿急、尿频、夜尿多，有些患者尿末流出白色黏液，会阴、肛周、耻骨上、耻区、腰骶部、腹股沟、阴囊、大腿内侧及睾丸、尿道内有不适感或疼痛，可有全身不适、疲乏、失眠等症状，偶有射精后疼痛、血精、早泄和阳痿。约有 1/3 的患者无临床症状，仅靠前列腺液检查诊断，偶有急性发作。膀胱镜检查和泌尿系造影皆无异常发现。CBP 患者 PSA 可升高。

（三）慢性非细菌性前列腺炎

临床表现有时同细菌性前列腺炎，主诉有尿频、尿急、夜尿多、尿痛，感觉骨盆区、耻骨上或会阴生殖区疼痛或不适。可伴有头痛、乏力、失眠多梦、食欲缺乏、焦虑，随着病程延长，患者的精神症状越来越重，甚至怀疑自己得了不治之症，有时射精后痛和不适是突出特征。病理学检查无特殊发现。

虽然慢性细菌性和非细菌性前列腺炎临床特征有很多相似之处，但非细菌性前列腺炎患者前列腺液细菌培养阴性，也无尿路感染史。非细菌性前列腺炎的前列腺按摩液中白细胞和含有脂肪的巨噬细胞较正常多。慢性细菌性和非细菌性前列腺炎均可并发性功能减退和不孕，也可并有免疫反应性疾病如虹膜炎、关节炎、心内膜炎、肌炎等。

（四）前列腺痛

前列腺痛是非细菌性前列腺炎的特殊类型。典型前列腺痛患者可能有前列腺炎的症状但无尿路感染的病史，前列腺液培养无细菌生长，前列腺液中见有大量炎症细胞，主要见于 20～45 岁的男性。主要症状是与排尿无关的"盆腔"痛，如会阴坠胀，阴茎、阴茎头、尿道痛，耻骨上下腹坠胀，腹股沟、阴囊、睾丸抽痛，下腰背痛，大腿内侧痛，个别甚至脚或肩痛，轻重不一，有的患者只有 2～3 个症状，但精神痛苦，以致失眠。有些患者主诉间歇性尿急、尿频、夜尿多和排尿困难。刺激性排尿困难不是主要症状。许多患者意识到有不同程度的梗阻性排尿障碍症状，即排尿踌躇、尿流无力、尿线中断及所谓"脉冲"式排尿。

泌尿生殖系统和神经系统检查无特殊异常，有些患者指检时肛门括约肌有些紧，前列腺和其周围组织有触痛。前列腺液细菌培养阴性，前列腺液镜检正常，膀胱镜检查有轻中度梗阻和不同程度的膀胱小梁。前列腺痛的患者 PSA 可升高。

四、诊断

1. 症状

诊断前列腺炎时，应详细询问病史，了解发病原因或诱因；询问疼痛性质、特点、部位、程度和排尿异常等症状；了解治疗经过和复发情况；评价疾病对生活质量的影响；了解既往史、个人史和性生活情况。

（1）Ⅰ型前列腺炎：常突然发病，表现为寒战、发热、疲乏无力等全身症状，伴有会阴部和耻骨上疼痛，尿路刺激症状和排尿困难，甚至急性尿潴留。

（2）Ⅱ型和Ⅲ型前列腺炎：临床症状类似，多有疼痛和排尿异常等。Ⅱ型可表现为反复发作的下尿路感染。Ⅲ型主要表现为骨盆区域疼痛，可见于会阴、阴茎、肛周部、尿道、耻骨部或腰骶部等部位。排尿异常可表现为尿急、尿频、尿痛和夜尿增多等。由于慢性疼痛久治不愈，患者生活质量下降，并可能有性功能障碍、焦虑、抑郁、失眠、记忆力下降等。

（3）Ⅳ型前列腺炎：无临床症状。

慢性前列腺炎症状评分：由于诊断慢性前列腺炎的客观指标相对缺乏并存在诸多争议，因此推荐应用 NIH-CPSI 进行症状评估。NIH-CPSI 主要包括 3 部分内容，有 9 个问题（0~43 分）。第一部分评估疼痛部位、频率和严重程度，由问题 1~4 组成（0~21 分）；第二部分为排尿症状，评估排尿不尽感和尿频的严重程度，由问题 5~6 组成（0~10 分）；第三部分评估对生活质量的影响，由问题 7~9 组成（0~12 分）。目前已被翻译成多种语言，广泛应用于慢性前列腺炎的症状和疗效评估。

2. 体征

诊断前列腺炎，应进行全面的体格检查，重点是泌尿生殖系统。检查患者耻区、腰骶部、会阴部、阴茎、尿道外口、睾丸、附睾和精索等有无异常，有助于进行诊断和鉴别诊断。直肠指检对前列腺炎的诊断非常重要，且有助于鉴别会阴、直肠、神经病变或前列腺其他疾病，同时通过前列腺按摩获得 EPS。

（1）Ⅰ型前列腺炎：体检时可发现耻骨上压痛、不适感，有尿潴留者可触及耻骨上膨隆的膀胱。直肠指检可发现前列腺肿大、触痛、局部温度升高和外形不规则等。禁忌进行前列腺按摩。

（2）Ⅱ型和Ⅲ型前列腺炎：直肠指检可了解前列腺大小、质地、有无结节、有无压痛及其范围与程度，盆底肌肉的紧张度、盆壁有无压痛。按摩前列腺获得 EPS。直肠指检前，建议留取尿液进行常规分析和尿液细菌培养。

3. 实验室检查

（1）EPS 常规检查：EPS 常规检查通常采用湿涂片法和血细胞计数板法镜检，后者具有更好的精确度。正常的 EPS 中白细胞 <10 个/高倍视野，卵磷脂小体均匀分布于整个视野，红细胞和上皮细胞不存在或偶见。当白细胞 >10 个/高倍视野，卵磷脂小体数量减少即有诊断意义。胞质内含有吞噬的卵磷脂小体或细胞碎片等成分的巨噬细胞，也是前列腺炎的特有表现。当前列腺有细菌、真菌及滴虫等病原体感染时，可在 EPS 中检测出这些病原体。此外，为了明确区分 EPS 中白细胞等成分，可对 EPS 采用革兰染色等方法进行鉴别。如前列腺按摩后收集不到 EPS，不宜多次重复按摩，可让患者留取前列腺按摩后尿液进行分析。

（2）EPS-pH 测定：正常人 EPS 的 pH 介于 6.4~6.7，随年龄增长有升高趋势，逐渐变为碱性。在慢性细菌性前列腺炎时。EPS 的 pH 明显变为碱性，其碱性程度约比正常高 10 倍，大大影响前列腺内的抗生素浓度，影响治疗效果。前列腺炎所致的 EPS 的 pH 改变可能早于临床症状的出现，当出现临床症状时，前列腺上皮细胞的分泌功能和通透性已经改变，EPS 的 pH 已升高，在随后的病程中不会再有明显变化。故不论症状轻重，EPS 的 pH 升高提示前列腺炎症相对较重。另外，CBP 的 EPS 的 WBC 计数与 EPS 的 pH 升高的关系呈正相关，前列腺液中的白细胞参与炎症反应，白细胞越多，前列腺的细菌炎症反应越明显，上皮细胞水肿、坏死，导致前列腺上皮细胞分泌功能损害，枸橼酸分泌减少，pH 升高；同时细菌使前列腺上皮通透性增加，更多的组织液渗透到前列腺腔内，进一步稀释其中的枸橼酸，EPS 的 pH 更接近于组织液或血浆 pH。文献报道证实慢性前列腺炎治疗后 EPS 的 pH 可明显下降，但不能恢复正常，这可能因为治疗后前列腺细菌所致的前列腺上皮通透性稍有好转，但分泌功能很难恢复正常，此结果对 CBP 的诊断和治疗有指导意义。

（3）锌含量测定：精液中的锌主要来源于前列腺，是前列腺的特征性产物，可以间接反映前列腺的功能。有人测定慢性前列腺炎患者的精液锌含量也降低，因此，有学者提出将精液中锌含量减低作为慢性前列腺炎的诊断指标。慢性前列腺炎患者前列腺液锌及精液锌测定结果假阳性率分别为 10% 及 17%，故前列腺液中锌减低作为慢性前列腺炎的诊断指标，比精液中锌减低更为直接、准确和可靠。因为精液除前列腺液以外还包括精囊液等其他成分。精液的采集可直接影响检查结果的准确性和可靠性，国外也有类似报道，当前列腺液中锌含量低于 493.74 μg/mL 时，就应考虑有慢性前列腺炎的可能，此时结合前列腺液常规镜检白细胞数增高/高倍视野或细菌培养结果，即可确立诊断。此外，临床观察到有些慢性前列腺炎患者虽然临床治愈，前列腺液细菌检查阴性 1 年以上，可是前列腺液锌含量仍持续偏低，这些患者以后易发生前列腺炎复发，这说明前列腺液锌减低会降低机体对炎症的防御功能，抗菌能力降低，容易导致前列腺炎复发。因此也可以通过测定前列腺液中锌来评价慢性前列腺炎的治疗效果及预后。

五、治疗

（一）Ⅰ型前列腺炎

主要是使用广谱抗生素、对症治疗和支持治疗。开始时可经静脉应用抗生素，如广谱青霉素、三代头孢菌素、氨基糖苷类或氟喹诺酮等。发热与疼痛严重时，给予退热药和止痛药，待患者的发热等症状改善后，可改用口服药物（如氟喹诺酮），疗程至少 4 周。症状较轻的患者也应使用抗生素 2 ~ 4 周。伴尿潴留者可采用细管导尿，但留置导尿时间不宜超过 12 小时或耻骨上膀胱穿刺造瘘引流尿液，伴前列腺囊肿者可采取外科引流，伴脓肿形成者可采取经直肠超声引导下细针穿刺引流、经尿道切开前列腺脓肿引流或经会阴穿刺引流。

（二）Ⅱ型前列腺炎

慢性前列腺炎的临床进展不明确，健康教育、心理和行为辅导有积极作用。患者应戒酒，忌辛辣刺激性食物；避免憋尿、久坐，注意保暖，加强体育锻炼。慢性前列腺炎的治疗目标主要是缓解疼痛、改善排尿症状和提高生活质量，疗效评价应以症状改善为主，治疗以口服抗生素为主，选择敏感药物，疗程为 4 ~ 6 周，其间应对患者进行阶段性的疗效评价。疗效不满意者，可改用其他敏感抗生素。目前在治疗前列腺炎的临床实践中，最常用的一线药物是抗生素，但是只有约 5% 的慢性前列腺炎患者有明确的细菌感染，可根据细菌培养结果和药物穿透前列腺的能力选择抗生素。药物穿透前列腺的能力取决于其离子化程度、脂溶性、蛋白结合率、相对分子质量及分子结构等。可选择的抗生素有氟喹诺酮类（如环丙沙星、左氧氟沙星、洛美沙星和莫西沙星等）、四环素类（如米诺环素等）和磺胺类（如复方新诺明）等药物。前列腺炎确诊后，抗生素治疗的疗程为 4 ~ 6 周，其间应对患者进行阶段性的疗效评价，疗效不满意者，可改用其他敏感抗生素。不推荐前列腺内注射抗生素的治疗方法。症状严重时也可加用植物制剂和 α 受体阻滞剂。

（三）ⅢA 型前列腺炎

抗生素治疗大多为经验性治疗，理论基础是推测某些常规培养阴性的病原体导致该型炎症的发生。因此，推荐先口服氟喹诺酮等抗生素 2 ~ 4 周，然后根据疗效反馈决定是否继续抗生素治疗。只在患者的临床症状确有减轻时，才建议继续应用抗生素。推荐的总疗程为 4 ~ 6 周。部分此型患者可能存在沙眼衣原体、溶脲脲原体或人型支原体等细胞内病原体感染，可以口服四环素类或大环内酯类抗生素治疗。

（四）ⅢB 型前列腺炎

不推荐使用抗生素治疗。可选用 α 受体阻滞剂改善排尿症状和疼痛。植物制剂、非甾体抗感染镇痛药和 M 受体阻滞剂等也能改善相关症状，α 受体阻滞剂能松弛前列腺和膀胱等部位的平滑肌而改善下尿路症状和疼痛，因而成为治疗Ⅱ型/Ⅲ型前列腺炎的基本药物。α 受体阻滞剂主要有多沙唑嗪、萘哌地尔、坦索罗辛和特拉唑嗪等。治疗中应注意该类药物导致的眩晕、直立性低血压和腹泻等不良反应，α 受体阻滞剂可能对未治疗过或新诊断的前列腺炎患者疗效优于慢性、难治性患者，较长程（12 ~ 24 周）治疗效果可能优于较短程治疗，低选择性药物的效果可能优于高选择性药物。α 受体阻滞剂的疗程至少应在 12 周以上。α 受体阻滞剂可与抗生素合用治疗ⅢB 型前列腺炎，合用疗程应在 6 周以上。非甾体抗感染镇痛药是治疗Ⅲ型前列腺炎相关症状的经验性用药，其主要目的是缓解疼痛和不适。临床对照研究证实塞来昔布对改善ⅢB型前列腺炎患者的疼痛等症状有效。植物制剂在Ⅱ型和Ⅲ型前列腺炎中的治疗作用日益受到重视，植物制剂主要指花粉类制剂与植物提取物，其药理作用较为广泛，如非特异性抗感染、抗水肿、促进膀胱逼尿肌收缩与尿道平滑肌松弛等作用。常用的植物制剂有普适泰、沙巴棕及其浸膏等。由于品种较多，其用法用量需依据患者的具体病情而定，通常疗程以月为单位。不良反应较小。一项多中心对照研究结果显示，普适泰与左氧氟沙星合用治疗ⅢB型前列腺炎效果显著优于左氧氟沙星单一治疗。另一项随机、双盲、安慰剂对照研究结果显示，与安慰剂比较，普适泰长期（6个月）治疗可以显著减轻Ⅲ型前列腺炎患者的疼痛和排尿症状。

M受体阻滞剂：对伴有膀胱过度活动症（OAB）表现如尿急、尿频和夜尿但无尿路梗阻的前列腺炎患者，可以使用M受体阻滞剂（如托特罗定等）治疗。抗抑郁药及抗焦虑药：对并发抑郁、焦虑等心理障碍的慢性前列腺炎患者，在治疗前列腺炎的同时，可选择使用抗抑郁药及抗焦虑药治疗。这些药物既可以改善患者的精神症状，又可以缓解排尿异常与疼痛等躯体症状。应用时必须注意这些药物的处方规定和药物不良反应。可选择的抗抑郁药及抗焦虑药主要有三环类抗抑郁剂、选择性5-羟色胺再摄取抑制剂和苯二氮䓬类药物。

（五）Ⅳ型前列腺炎

一般不需治疗。如患者并发血清PSA升高或不育症等，应注意鉴别诊断并进行相应治疗，可取得较好的临床效果。

（六）其他治疗

1. 前列腺按摩

前列腺按摩是传统的治疗方法之一，研究显示适当的前列腺按摩可促进前列腺腺管排空并增加局部的药物浓度，进而缓解慢性前列腺炎患者的症状，故可为治疗难治性Ⅲ型前列腺炎的辅助疗法。Ⅰ型前列腺炎患者禁用。

2. 生物反馈治疗

研究表明慢性前列腺炎患者存在盆底肌的协同失调或尿道外括约肌的紧张。生物反馈合并电刺激治疗可使盆底肌松弛，并使之趋于协调，同时松弛外括约肌，从而缓解慢性前列腺炎的会阴部不适及排尿症状。该治疗无创伤，为可选择性治疗方法。

3. 热疗

主要利用多种物理手段所产生的热效应，增加前列腺组织血液循环，加速新陈代谢，有利于消炎和消除组织水肿，缓解盆底肌痉挛等。有经尿道、经直肠及经会阴途径，应用微波、射频、激光等物理手段进行热疗的报道。短期内虽有一定的缓解症状作用，但无长期的随访资料。对于未婚及未生育者不推荐使用，以免损伤睾丸，影响生育功能。

4. 前列腺注射治疗/经尿道前列腺灌注治疗

治疗尚缺乏循证医学证据，其疗效与安全性尚不确切，不建议使用。

5. 手术治疗

经尿道膀胱颈切开术、经尿道前列腺切开术等手术对于慢性前列腺炎很难起到治疗作用，仅在合并前列腺相关疾病有手术适应证时选择上述手术。如硬化性前列腺并发前列腺炎症状时可选择前列腺颈部电切，能取得良好的效果。

（郭桂迎）

第二节　前列腺特异性感染

一、淋菌性前列腺炎

（一）病因

淋菌性前列腺炎与男性淋病有关，多见于青壮年，由尿道淋球菌上行感染所致，是淋球菌尿道炎的并发症，临床上急性淋菌性后尿道炎几乎都有前列腺炎。大部分患者治疗后炎症可以消退，少数严重者可发展为前列腺脓肿。由于前列腺开口在后尿道，因而后尿道感染容易波及前列腺。国内的一项调查显示，患有淋病之后，淋菌性前列腺炎的发生率为6%～29%。淋病是一种性传播疾病，统计资料显示，到1997年，淋病已经占到了性病的第一位。其发病率一般与不洁性交有关系，性交频率高的，发病率就比较高。有资料表明，如果男女按一次不洁性交来统计，淋病发病率可以在22%～35%，如果4次不洁性交，发病率可以在60%～80%。

（二）临床表现和查体

淋菌性前列腺炎具有前列腺炎的一般症状，患者可以出现尿频、尿急、尿不尽、尿等待、尿末滴白，同时都有下腹不适，会阴不适以及腰酸、腿痛等症状。

1. 急性期

会阴部坠胀，间歇短暂抽搐，当淋球菌侵及尿道球腺，在大小便时会阴部胀痛更为明显；若侵及膀胱颈部和三角区时，表现为尿频、尿急、尿痛；感染严重时，会出现高热、寒战、排尿困难，甚至尿潴留。

2. 慢性期

尿道有痒感，排尿时有烧灼及轻度刺痛感，尿流可变细、无力或滴沥；还可出现阳痿、早泄等性功能障碍。

3. 直肠指诊

急性期：前列腺肿胀、压痛明显，局部温度可升高，表面光滑；脓肿形成时则有饱满或波动感。慢性期：前列腺较饱满、增大、质地软，压痛不明显；病程较长者，前列腺可缩小、变硬、不均匀，有小硬结。

（三）辅助检查

前列腺液涂片见多量白细胞，卵磷脂减少，直接镜检和培养可查到淋球菌。

（四）鉴别诊断

淋菌性前列腺炎和男性淋病是两种不同的疾病，尿道口都会出现分泌物，同时伴有尿痛、尿急、会阴部疼痛、晨起排尿出现糊口等症状。男性淋病发病早期有尿痛症状，尿道前部有烧灼感、刺痛或灼热辣痛，排尿时疼痛明显加剧，甚至向小腹或脊柱放射。夜间疼痛时，患者可发生阴茎的"痛性勃起"。经12～24小时后疼痛略微减轻，并开始排出稀薄的黏液样分泌物，量多，再经12～24小时，排出大量的脓性分泌物，24小时可排出脓汁20～50 mL。2～3天后脓汁量减少，稠浓，颜色由白色变为黄白色或黄褐色，再经3～4天脓汁更少而浓稠，晨间由于脓液在尿道口聚集，形成脓膜，称为"糊口"，疼痛减轻，尿道口红肿，呈外翻状，包皮内叶也红肿，并可发展为包皮龟头炎、嵌顿包茎等。压迫尿道可流出脓汁。尿道口及舟状窝红肿充血、水肿，有时有小的、浅表性脓肿、糜烂或小溃疡。与一般泌尿系感染类似，此因炎症而引起尿道括约肌收缩，尿频尿急，以夜间为甚。另外，由于炎症波及该处的黏膜小血管，还常出现"终末血尿"。有时可有血精。两侧腹股沟淋巴结也可受累引起红肿、疼痛、化脓，有明显压痛，并随着尿道炎症的减轻而减少，炎症消失后2～3天，淋巴结炎症也随之消失。临床上出现会阴部坠胀疼痛，这提示病变已上行侵犯后尿道、前列腺和精囊等。个别患者还会有全身症状，如发热（体温38 ℃左右），全身倦怠无力、不适，食欲不振，甚至恶心、呕吐。淋病患者由于后尿道炎脓液较多，排向前列腺而引起发炎，大多为急性前列腺炎，发病突然，高热、尿频、尿急、尿痛，肛门会阴部坠胀，有压迫感和跳痛感。直肠指诊发现前列腺肿大，触痛明显，尿液浑浊，白细胞增多。如治疗不及时，前列腺形成脓肿。

慢性淋菌性前列腺炎可无明显自觉症状，晨起排尿时有糊口现象，挤压阴茎时有少量白色分泌物排出，分泌物检查可发现上皮细胞、少数脓细胞及淋球菌，前列腺液检查有大量白细胞，卵磷脂小体减少，甚至有大量脓细胞。

（五）治疗

1. 抗菌药物的应用

使用抗菌药物应遵循的原则：①分泌物培养和药敏试验报告之前应选用对各类淋球菌株都有效的药物；②选用药敏试验报告提供的高敏药物，调整用药方案；③选用能进入前列腺屏障的碱性、脂溶性高、蛋白结合率低的药物；④联合或轮回用药可防止或延缓耐药菌株的产生；⑤注意足够剂量、时限的用药方法；⑥治愈标准：症状消失后，复查前列腺液3次，镜检白细胞均 < 10个/HP，培养转阴性。

2. 其他治疗

（1）热水坐浴和理疗：可以减轻局部炎症，促进吸收。

（2）前列腺按摩，每周1次，有助于炎性分泌物排出及药物弥散至腺管和腺泡。

（3）忌酒及辛辣食物。

（4）淋球菌培养转为阴性之前，禁忌性生活，以避免淋球菌的传播和再次感染。

（5）中药治疗：应用活血化瘀、清热解毒的辨证论治。

（6）心理治疗：解除患者的心理障碍，以真诚取得患者的信任，说服患者劝其伴侣及时治疗。

（7）预防：人对淋球菌有易感性，治愈后仍可再感染发病，应早期发现、早期治疗，并宣传性病防治知识。

（六）淋球菌的耐药问题

近年来，淋球菌的耐药率呈上升趋势，特别是对青霉素的耐药性，随着β内酰胺酶产生率的不断升高而逐年上升。对于临床上常用的喹诺酮类药物，淋球菌对氧氟沙星和环丙沙星的耐药率均已超过90%，略高于国内报道，而远高于国外报道，应引起高度关注。对于大观霉素，淋球菌仍保持极高的敏感性。在头孢菌素类药物当中，头孢呋辛、头孢噻肟和头孢曲松的耐药率虽较以往报道略有上升，但其敏感性仍较好，头孢西丁也表现出相当好的敏感性，敏感率达75.8%。上述结果表明，青霉素和喹诺酮类药物已不能作为淋球菌感染的治疗用药，大观霉素和头孢菌素可以选择使用。

二、滴虫性前列腺炎

（一）病因

滴虫是一种人体寄生虫，它寄生在前列腺中引起的前列腺炎，称为滴虫性前列腺炎，也有学者将这种情况叫作前列腺滴虫症。滴虫性前列腺炎在临床上并不少见，但容易被忽视，究其原因，一方面是因为滴虫性前列腺炎的病因诊断（找到滴虫）比较困难；另一方面是由于临床医生多习惯于将前列腺炎归因于较多见的细菌感染。

近年来，作为性传播性疾病之一的滴虫性前列腺炎并非罕见，本病症状与一般前列腺炎无异，缺乏特异性。在前列腺液检查时发现毛滴虫，才能确立诊断。因此对有不洁性交史或配偶患有滴虫性阴道炎的患者，在经过抗淋病、非淋病治疗后，仍有症状者，应疑为本病，取前列腺液镜检及培养，发现阴道毛滴虫即可确诊。但前列腺液镜检阴道毛滴虫检出率低，应用培养法检出率较高。

阴道毛滴虫为性活跃期妇女阴道炎常见病原体之一，但较少引起男性症状性感染，可以通过性途径传播，引起阴道炎、尿道炎、男性前列腺炎，且20%男性带虫者无临床症状。

阴道毛滴虫致前列腺炎机制不太清楚，可能是：①与细菌的协同作用，即两者在共生的过程中产生某些物质，或给对方提供适宜的生长环境，在致病过程中相互促进；②滴虫本身即具备致病性，这已为实验所证实，不同的虫株致病力不同；③也可能通过干扰代谢、剥夺营养导致对前列腺细胞不利的微环境，再同时伴有细菌感染。

（二）诊断

滴虫性前列腺炎患者可有尿道口脓性分泌物，尿液恶臭味，并可以出现睾丸肿大、触痛明显并放射到腹股沟及耻区，病程半年后一般表现为前列腺综合征，无特异症状与体征。

对于长期抗菌治疗无效的前列腺炎，特别是曾有过婚外性生活史的患者，应想到伴有滴虫感染的可能性。压片法简便易行、便于基层开展。但应注意：①对于诊断和治疗后的复查，直接镜检不应少于 3 次；②为提高镜检的阳性率可把蘸有前列腺液的棉拭子生理盐水洗涤离心取沉渣涂片，转速不应超过 1 500 r/min，5 分钟；③标本的保温，如体外温度过低，滴虫在短时间内即失去动力而影响诊断；④伴滴虫感染的前列腺炎患者绝大多数为 18～40 岁；⑤在滴虫阳性的患者中，细菌的耐药率高达 72%，因而病情迁延、治愈困难，其原因很可能是多种病原体在"共生"的过程中相互加强了对方的抵抗力，因此凡是经常规抗菌治疗效果不明显的前列腺炎，应想到伴有滴虫感染的可能；⑥阴道毛滴虫阳性的前列腺炎常规抗菌治疗效果欠佳，但厌氧菌在前列腺炎发病中越来越受到重视，因而无论是滴虫还是厌氧菌感染所致的前列腺炎，甲硝唑都属首选药物。

（三）治疗

治疗以甲硝唑为主，性伴侣必须同时治疗，只有这样该病才能根治。WHO 专家委员会推荐一次口服 2 g，国内有专家主张 0.2 g，每日 3 次，7～10 天为 1 疗程，也有采用首剂 2 g，以后 0.2 g，每日 3 次，疗程 3 周的方案。既利于药物快速向前列腺内弥散，又能保证药物在前列腺内有充足的抑菌时间，酸性环境可抑制滴虫的生长、繁殖，可以采用尿道局部用药的方法，以 1∶5 000 硝酸银冲洗尿道，以治疗经常与前列腺滴虫感染同时存在的滴虫性尿道炎。

前列腺按摩：每周做 1 次，帮助前列腺液排出。治疗期间应停止性生活，同时女方也应同时治疗滴虫性阴道炎。

三、前列腺结核

（一）概述

结核是一种可以侵犯全身的传染性疾病，临床上常见的男性生殖系结核是附睾结核，前列腺结核临床报道较少，但从病理学检查结果来看，前列腺是最常发生结核的部位。近年来，随着肺结核发病率的上升，前列腺结核的发病也呈上升趋势。患者多为中老年人，大多数发生于 40～65 岁，70 岁以上者未见有该病发生。

前列腺结核发病率虽高，但因临床表现、影像学检查缺乏特异性，诊断较困难，故临床上误诊率高，早期常被误诊为前列腺癌或前列腺炎，确诊有赖于前列腺穿刺活检，但因其是有创性检查而难以常规进行。尤其是当前列腺结核与前列腺炎、前列腺增生并发存在时更容易忽略结核的存在，故临床见到的病例远较实际为少。另外，由于目前有抗结核作用的喹诺酮类药物的广泛使用可能掩盖了部分病情，而使症状出现不同程度的好转，从而忽略结核的存在，因此临床医师更应对前列腺结核有足够的认识，对难治性尿路感染、持续性无菌性脓尿、久治不愈的慢性前列腺炎及一些前列腺增生尤其前列腺直肠指检有韧硬结节者应排除前列腺结核或并发前列腺结核的可能。

（二）病理

前列腺结核可见于前列腺的任何部位，大多同时侵犯双侧中央腺体及外围叶，早期为卡他性炎症，可在血管周围形成细密的结核结节，病变进一步发展，可导致腺体组织破坏，形成结核肉芽肿，中央可发生干酪样坏死，周围有类上皮巨细胞围绕，最后可液化并形成空洞。

前列腺结核的感染途径有两种：一是经尿路感染，泌尿系其他部位有结核病灶，带有结核杆菌的尿液经前列腺导管或射精管进入腺体；二是经血行感染，身体其他部位（如肺等）有结核病灶，其结核杆菌随血液循环进入前列腺内。目前，对于男性生殖系统结核究竟来自肾结核还是主要因原发感染经血行播散引起仍有争论。

前列腺结核大多同时侵犯双侧。结核杆菌进入前列腺内组织后，早期在前列腺导管及射精管部位形成结核结节，然后向其他部位扩散，可扩展到前列腺两侧叶、精囊或附睾。也可能在前列腺包膜下组织内形成结核结节，再向其他部位扩散。前列腺结核一般可形成结核肉芽肿，干酪化形成空洞，最后形成纤维化硬节。致使前列腺增大，呈结节状且不规则，与周围器官紧密粘连，坚硬度与癌肿近似。病变严重时可扩展到前列腺周围组织，使精囊正常组织消失，结核组织密集，干酪样病变广泛，并可使输精管末端狭窄。如脓肿形成，可向会阴部溃破，成为持久不愈的窦道。也可向膀胱、尿道或直肠溃破。最终前列腺结核将继发感染，或经钙化而愈合。

前列腺结核的确诊依赖组织病理学检查。典型的病理改变为上皮样肉芽肿、郎格汉斯细胞和干酪样坏死。但穿刺活检存在假阴性，有时需要反复穿刺才能得到确诊。

（三）诊断

泌尿生殖系结核的诊断首先依靠临床表现，当病变局限于肾脏时仅表现为无痛性血尿和无菌性脓尿，随着病情发展可出现膀胱刺激症状。前列腺结核表现不典型，患者仅有长时间尿频，最长达 15 年，部分患者有排尿不适。直肠指诊前列腺质硬，表面不光滑有结节，体积无明显增大；可合并附睾结核。

实验室检查可提供前列腺结核的诊断线索。尿常规检查出现红、白细胞，尿呈酸性，红细胞沉降率增快者，可做进一步的检查，如尿沉渣找抗酸杆菌和尿 TBDNA 检测。关于 TBDNA 的阳性率，国外报道远较国内高（高达 94%），且特异性较高，可反复进行。放免法检测肾结核患者血清特异性抗结核抗体 IgG 的阳性率可达 100%，但未见有用于前列腺结核检测的报道。血清前列腺特异性抗原（PSA）是诊断前列腺癌的重要指标，但前列腺结核也可导致 PSA 升高，经抗结核治疗后 PSA 下降，PSA 升高可能与并发排尿困难、尿路炎症、前列腺指诊等因素有关，因此，PSA 升高对诊断本病有无意义还待进一步研究。

影像学检查对前列腺结核的诊断具有重要的参考价值。经直肠超声探查是诊断前列腺结核的有效方法之一。前列腺结核声像图可表现为外腺区结节状低回声，病程长者可呈强回声。前列腺结核的声像图与其病理特点有关，结核病变早期由于结核结节的形成，形成强弱相间的混合性回声，其周边血流丰富；空洞前及空洞期则形成弱回声，偶尔可探测到周边散在的血流；当结核病变为纤维化期时，则形成较强的高回声。同时经直肠超声探查还可引导前列腺穿刺活检，是确诊前列腺结核的有效手段之一。CT 能反映前列腺结核的慢性炎症改变，当出现干酪样变时，显示腺体内密度不均，可伴钙化。

文献报道前列腺结核磁共振成像（MRI）检查的 T_1WI 同一地带呈空洞，T_2WI 同一地带呈低信号强度。前列腺结核 MRI 表现临床报道较少，Tajima 等报道了 1 例前列腺结核的 MRI 表现，病灶呈弥漫性分布，T_2WI 显示结核病灶呈低信号影。Wang 等研究报道 MRI 自旋回波序列 T_1WI 不能显示前列腺结核病灶，T_2WI 显示结核病灶呈低信号区，Gd-DTPA 增强后前列腺结核病灶显示清楚，但与前列腺癌鉴别困难。MRI 具有较好的软组织分辨率和三维成像的特点，MRI 功能成像可提供前列腺的病理、生化、代谢信息，因此 MRI 检查目前被认为是前列腺疾病理想的影像学检查方法，对于前列腺结核及前列腺癌的鉴别诊断有待于进一步研究。结核菌素试验阳性对诊断有一定参考。

有人曾报道膀胱尿道镜检时发现前列腺结核有 3 种典型变化：①精阜近侧端尿道扩张，黏膜充血增厚；②前列腺尿道黏膜呈纵行皱褶，前列腺导管周围因瘢痕收缩而呈高尔夫球洞状；③前列腺尿道黏膜呈纵行小梁样改变。但也有研究发现前列腺结核患者行尿道镜检 12 例，仅发现 1 例前列腺导管开口呈高尔夫球洞样，认为其检出率低，也无特异性，仅对晚期病变的诊断有参考价值，不宜常规实施。

前列腺结核的诊断多数是通过病理检查最终确诊，因此值得提倡。

（四）鉴别诊断

虽然前列腺结核的发病在男性生殖系统结核中居第 1 位，但是早期诊断比较困难，容易被忽视，需要与一些常见病进行鉴别。

1. 与非特异性前列腺炎相鉴别

前列腺结核又称结核性前列腺炎，其早期临床症状与慢性前列腺炎相同，也可见前列腺液中脓细胞增多，因此临床上难以区别。尤其对年轻患者，需结合病史及直肠指诊、前列腺液常规仔细分析，常需做尿液结核菌涂片及培养，以及精液和前列腺液的结核菌检查。除尿频外，慢性前列腺炎患者有尿不尽感，伴会阴以及腰骶部不适，直肠指诊前列腺不硬，无结节感，前列腺液常规白细胞 >10 个/HP，卵磷脂体减少。前列腺结核由于腺体受损纤维化，前列腺液不易取出。应注意的是，对前列腺结核患者做前列腺按摩要慎重，以免引起结核病变扩散，应先做精液结核菌检查。在应用抗结核治疗后方可考虑做前列腺按摩，以行前列腺液结核菌涂片检查。

2. 与前列腺癌相鉴别

对年龄较大的患者需与前列腺癌相鉴别，前列腺癌患者 PSA 检查一般偏高，前列腺结核也可引起前列腺增大、有坚硬的结节且固定，不易与前列腺癌区别，但二者最终鉴别有待于前列腺病理活检。实际上，直肠指诊时，前列腺癌的肿块质地较结核更为坚硬，且有大小不等的结节。若癌肿已侵犯至前列腺包膜外，则肿块固定。

3. 与前列腺凝结物相鉴别

在 X 线平片上，可见前列腺钙化影，这可以是前列腺结核的表现，也可以是前列腺凝结物的表现。但前列腺结核常伴有附睾、输精管结核，可扪及附睾肿大或输精管有串珠状结节病变。再结合前列腺液检查，两者不难鉴别。

（五）治疗

前列腺结核的治疗和全身结核的治疗方法相同，必须包括全身治疗和抗结核药物治疗。前列腺结核用抗结核药物治疗有较好的效果，一般无须手术治疗。前列腺结核一旦确诊，除了休息、适当营养、避免劳累等，还应正规抗结核治疗。目前国内多采用异烟肼（INH）＋利福平（RFP）＋吡嗪酰胺（PZA）方案，而国外采用异烟肼（INH）＋利福平（RFP）＋乙胺丁醇（EMB）方案，疗程半年。术前 2 周的控制性治疗应以标准短期抗结核药物作为首选，采用异烟肼（INH）＋利福平（RFP）＋吡嗪酰胺（PZA）＋乙胺丁醇（EMB）治疗 2 周，对经抗结核治疗 2～4 周症状改善不明显者，可改行手术治疗。鉴于手术中存在结核杆菌扩散的危险，应选择创伤小的手术方式，一般不主张作前列腺切除术，因为前列腺结核用现代抗结核药物治疗大多能控制病变，而且这类手术需将前列腺连同附睾、输精管、精囊等一并切除，手术范围大，有一定危险，甚至术后会引起结核性会阴尿道瘘，伤口不愈合。可以采用经尿道前列腺切除术（TURP）或 TVP 治疗，治疗效果良好，术后继续抗结核治疗，排尿症状均可以得到改善。只有当前列腺结核严重、广泛空洞形成、干酪样变性或造成尿路梗阻，用一般药物治疗不能缓解，或者前列腺结核寒性脓肿已引起尿道、会阴部窦道，才考虑做前列腺切除术。前列腺结核伴有附睾结核的病例，如果药物治疗无效，可考虑做附睾切除术，对前列腺结核的治疗也有好处，附睾切除后，前列腺结核多可逐渐愈合。

治愈的标准是尿液或前列腺液结核菌涂片和培养均为阴性，泌尿生殖系统结核症状及体征全部消失。

四、真菌性前列腺炎

（一）病因

慢性前列腺炎是男性泌尿生殖系统常见病，大多数慢性前列腺炎患者没有急性炎症过程，由于目前广泛地使用抗生素、皮质激素、免疫抑制药物等，导致真菌感染日益增多，而各种抗真菌药物的滥用，更加剧了真菌感染的复发和治疗的难度。

一般认为，真菌常潜伏在人体的口腔、肠道、皮肤和阴道内，作为寄生菌并不引起任何症状，而当寄生菌与宿主之间内环境的稳定性失调，特别是在抗生素干扰或宿主免疫功能减低时，寄生菌可转变为致病菌。从理论上讲，由于女性外阴、阴道的真菌感染是常见的感染源，通过长期的性接触，真菌可经男性泌尿生殖道逆行感染到前列腺，从而引起慢性前列腺炎；尤其是某些慢性前列腺炎患者，因长期使用抗生素或反复直接向前列腺内注射抗生素、糖皮质激素等，易引起菌群失调、免疫力下降，从而增加真菌进入前列腺的机会，更易诱发前列腺真菌感染。

由于前列腺组织学上某些特定因素，导致慢性前列腺炎治疗不理想，难以根治。病原体耐药性的发展与抗菌药物的使用密切相关，而临床上大量滥用抗生素，耐药性的产生成为重要相关因素。提示临床对真菌引起的慢性前列腺炎应根据药敏试验结果而使用药物治疗，不要盲目经验性地广泛大量使用氟康唑，且吡咯类药物间存在交叉耐药问题，以免造成多重耐药菌株产生。

（二）诊断

目前尚无真菌性前列腺炎的确诊标准，人们在诊断尿路真菌感染时，一般以尿液培养真菌菌落>10 000个/毫升为诊断标准。但有研究表明，真菌性前列腺炎患者前列腺液真菌培养菌落在50 000个/毫升以上，因此，有理由认为真菌是这些慢性前列腺炎的病原体，或因慢性前列腺炎长期使用广谱抗生素等而继发前列腺真菌感染。

目前临床工作中，前列腺液真菌的分离培养还没有引起临床医生和临床检验工作者的足够重视，因此临床上较易漏诊和误诊。对长期使用抗生素且久治不愈的慢性前列腺炎患者和泌尿系感染患者，除做常规细菌培养外还应注意真菌培养和药物敏感试验，以防误诊和漏诊，减少多重耐药及深部真菌感染的可能。

（三）治疗

对于那些使用抗生素治疗时间长、治疗效果差的慢性前列腺炎患者，要考虑有前列腺真菌感染，尤其是继发真菌感染的可能。对这些病例，除了行前列腺液常规检查及普通细菌培养外，还应特别注意观察前列腺液有无真菌假菌丝等，必要时作前列腺液真菌培养，一旦诊断成立，应立即停用广谱抗生素，停止穿刺插管等治疗，给予有效、足量的抗真菌药物治疗。

氟康唑具有良好的耐受性和药代动力学效应，是治疗泌尿生殖系真菌感染较理想的药物。

五、非淋菌性前列腺炎

（一）概述

除了淋球菌以外，由其他病原体引起的尿道炎统称为非淋菌性尿道炎（NGU），它是当今国内、国外最常见的性传播疾病之一，也可能与淋病并发或交叉感染。好发于青、中年性旺盛期，25岁以下占60%。男性可并发附睾炎，附睾肿大，发硬且有触痛，有的还可并发睾丸炎、前列腺炎等。病原体也可侵犯睾丸和附睾而造成男性不育。本病直接诊断方法较少而难，临床上也易漏诊，病原体携带者多见，这些都是造成流行的因素。目前，通常被称为非淋菌性尿道炎的是指衣原体（40%～50%）、支原体（20%～30%）及一些尚不明致病病原体（10%～20%，如阴道毛滴虫、白色念珠菌和单纯疱疹病毒）引起的尿道炎。这类尿道炎中，已知其病原体的，则称为真菌性尿道炎和滴虫性尿道炎等，而不再包括在非淋菌性或非特异性尿道炎之内。

其主要病原体是沙眼衣原体（CT）和解脲支原体（UU），前者占40%～60%，后者占20%～40%。以目前常用的培养方法，尿道分泌物可培养出衣原体。研究发现，男性40%非淋病性尿道炎和35岁以下多数急性附睾炎均由CT引起。在NGU症状不典型或治疗不彻底时，CT及UU便在侵袭尿道黏膜或黏膜下尿道腺体的基础上向上蔓延引起前列腺炎、附睾炎。CT、UU所致的尿道炎症状比淋菌性尿道炎轻，多为尿道刺痛、痒、灼热不适，尿道流少量黏液。CT、UU性前列腺炎的临床表现与一般前列腺炎非常相似，因此，仅从临床表现和EPS镜检很难区别，多被漏诊。应重视开展慢性非细菌性前列腺炎病原体的检查，以提高前列腺炎的诊断和治愈率。

（二）病原学

支原体是男性生殖泌尿道感染中常见的一类原核微生物，其缺乏细胞壁，呈高度多形性，是在无生命培养基中能生长繁殖的最小原核微生物，能产生尿素分解酶分解尿素。因其缺乏坚硬的细胞膜，对青霉素耐药，对细胞膜有亲和性，生长繁殖时需要类固醇物质。目前人类能够监测到的支原体共有15种，对人致病的主要有肺炎支原体、解脲支原体、人型支原体和生殖道支原体。解脲支原体能引起男性非淋球菌性尿道炎、前列腺炎、附睾炎等。前列腺是管泡状腺，由许多腺泡和腺管组成，腺上皮形态不一，有单层柱状上皮细胞及假复层柱状上皮。支原体可定居在上皮细胞，对宿主细胞产生直接毒性作用。

人型支原体对外界环境抵抗力弱，45℃15分钟即可被杀死，对肥皂、酒精、四环素、红霉素敏感。

衣原体为革兰阴性病原体，是一种专性细胞内微生物，没有合成高能化合物ATP、GTP的能力，必须由宿主细胞提供，因而成为能量寄生物，是自然界中传播很广泛的病原体。衣原体与病毒不同，它具有两型核酸：DNA 和 RNA，并以二等增生法进行繁殖。与立克次体不同，除了不能合成高能化合物外，还没有细胞色素，没有呼吸性电子链的其他组分以及独特的发育周期。衣原体的生长发育周期分两个阶段：原生小体，是发育周期的感染阶段；网状小体，是在感染细胞内的繁殖阶段。原生小体先附着于易感细胞的表面，然后通过细胞的吞噬作用进入细胞内，形成网状小体在细胞内繁殖，以后形成包涵体，同时对组织产生炎症变化而引起一系列的临床症状。衣原体的全部生长发育约 48 小时（有的为 72 小时），完成生长周期后，网状小体重新组织，在一对一的基础上缩合成原生小体，后者从空泡中释放再感染其他细胞。在整个约 48 小时的生长发育周期中，衣原体始终处于一个吞噬体中，直到细胞严重损伤和细胞死亡。原生小体在电镜下呈球形，直径（200~300）×10^{-3} μm，DNA 紧密连接并呈锥状电子密度，分子质量（6~11）×10^5Da，明显小于细菌和立克次体，是大的痘病毒的 3~5 倍。网状小体呈圆形或椭圆形。

（三）诊断

本病的临床表现变化多端，病因及发病机制未被完全阐明，常用的诊断方法不够详尽。许多临床医生在治疗前列腺炎的过程中感到棘手和困惑，治疗存在一定的盲目性，往往偏重抗菌药物治疗，大多数患者对治疗效果不满意。目前已经认识到前列腺炎是具有独特形式的综合征，此综合征各有独特的原因、临床特点和结果，因此只有对它们进行准确的诊断，才能在治疗上区别对待，选择合适的方案，才有可能收到较好的效果。

非淋菌性尿道炎潜伏期 1~4 周。男性非淋菌性尿道炎症状比淋病轻，起病不如淋病急，症状拖延，时轻时重。尿道有刺痒感或灼热感，偶有刺痛感，尿道口有分泌物，但较淋病的分泌物稀薄，为清稀状水样黏液性或淡黄色黏膜脓性，分泌物量也较淋病少，尿道分泌物涂片及培养淋球菌均为阴性。在长时间未排尿或晨起首次排尿前才逸出少量分泌物，有时仅表现为晨起痂膜封住尿道口（呈黏糊状，称糊口，痂膜易被尿流冲掉）或内裤上有分泌物附着。检查时有的需由后向前按挤前尿道才可能有少许分泌物由尿道口溢出。患者可有症状无分泌物，也可无症状而有分泌物。有时患者无任何自觉症状，初诊时很易被漏诊。

1. 解脲支原体培养

按摩出的前列腺液以无菌操作接种于液体培养基（内含尿素及指示剂），在 37 ℃温箱内，培养 18~24 小时。观察结果，如透明变色即有解脲支原体生长。

2. 衣原体检测

采用单克隆抗体免疫荧光法。标本以镜下见亮绿色，具有典型大小、边界清晰的圆形颗粒为阳性。

3. 药敏试验

将生长出的解脲支原体环接种于内含定量的抗生素液体培养基内，37 ℃培养 48 小时，如培养基透明变色即对某种抗生素抗药，如经培养仍无变化者，则对某种抗生素不敏感。

（四）鉴别诊断

非淋菌性前列腺炎常常需要与淋菌性前列腺炎、慢性细菌性前列腺炎鉴别。

非淋菌性前列腺炎的特点是症状较淋病为轻，潜伏期较淋病为长，分泌物较淋病为清稀，常呈水样透明，排尿困难也没有淋病严重。常与淋病同时感染。前者先出现淋病症状，经抗淋病治疗后，淋球菌被青霉素杀死，而衣原体、支原体依然存在，在感染 1~3 周后发病。临床上很易被误认为淋病未治愈或复发。处理不当或治疗不及时可引起并发症，如急性附睾炎、前列腺炎、结肠炎、咽炎。而慢性前列腺炎也常常伴有尿道的不适和尿道口出现分泌物，但慢性前列腺炎主要是会阴不适，排尿不畅，尿道口分泌物为前列腺液。

（五）治疗

该病通过性传播，治疗期间一定要重视配偶或性伴侣的同时检查、同时治疗。非淋菌性前列腺炎是完全可以治愈的，但是应得到正规的治疗。应针对病原体治疗，如条件不允许，用广谱抗生素治疗。应遵循及时足量、规则用药的原则，根据不同病情选用相应的抗生素治疗。治疗非淋菌性前列腺炎的常用西药如下。

1. 四环素

每次 0.5 g，每天 4 次，至少服 7 天。一般 2 ~ 3 周；或四环素合剂（由 3 种四环素合成，每片含盐酸去甲金霉素 69 mg，盐酸金霉素 115.5 mg，盐酸四环素 115.5 mg）1 ~ 2 片，口服，2 次/日，连服 2 ~ 3 周。

2. 多西环素

首次口服 0.2 g，以后每次 0.1 g，每天 2 次，共服 7 ~ 10 天。

3. 阿奇霉素

首次 0.5 g，以后每次 0.25 g，每天 1 次，共服 5 天；或 1 g 一次，顿服。

4. 米诺环素

0.2 g 即可，每次 0.1 g，每天 2 次，共服 7 ~ 10 天。患者服用后部分有头晕、心悸、胃脘不适、恶心、呕吐等不良反应。

5. 红霉素

口服每天 0.25 ~ 0.5 g，每天 3 ~ 4 次，7 ~ 10 天为 1 个疗程。

6. 罗红霉素

每次 0.3 g，每天 1 次，共服 7 天；或每次 0.15 g，每天 2 次，共服 7 天。有 7% 的患者出现不良反应。

（郭桂迎）

第三节　前列腺增生症

前列腺增生症是老年男性的常见病，其发病率随年龄增加而逐渐递增。随着我国人民生活和卫生健康水平不断提高，平均寿命显著增长，前列腺增生症发病率相应增高。大多数发病的年龄在 50 岁以上，在 50 岁以前虽可发生，但较少见（40 ~ 49 岁仅占 10%，60 ~ 69 岁可达 75%，也有报告高达 85%），80 岁以上男性前列腺增生症发生率几乎升高至 90%。实际上的发病率较报道的为高，因有一部分人虽前列腺发生增生而未就医。1990 年法国进行一项调查，55 岁以上男性中有 180 万患者出现泌尿压迫症状，而其中仅 20% 接受治疗。

一、解剖

前列腺由围绕在尿道的尿道腺体和在尿道腺体外层的前列腺腺体所组成。可分为 3 组：①尿道腺组；②尿道下腺组；③前列腺组。在正常的前列腺中，前列腺占据前列腺外环的大部分，其他两组则处于极小的中心部位，因此可把前列腺分为内外两层，内层为尿道腺组和尿道下腺组，外层为前列腺组，在这两层之间为纤维膜（图 7-1）。前列腺增生主要发生在内层，围绕尿道（从膀胱颈部至精阜一段的后尿道）的尿道腺和尿道下腺组以及结缔组织。平滑肌组织逐渐增生肥大，向外压迫和包围外层的前列腺组而形成"外科性包膜"。前列腺增生的"外科性包膜"厚 2 ~ 5 mm，包膜与增生腺体之间有明显界限，也易于钝性剥离。临床上将前列腺分成左、右、前、中、后五叶。前列腺的增生可局限于前列腺的一部分，也可为全部，大多发生于紧接尿道的两侧叶和中叶，很少发生于前叶，从不发生于后叶。一般可将病变分为 3 类：①单叶增生；②两侧叶增生；③三叶增生（两侧叶和中叶）。而 Randall 将增生分成 8 种类型。①侧叶型：腺体向尿道周围及膀胱内增大，但不向膀胱内突出，也不向膀胱颈屈曲。②中叶型：腺体向膀胱内突出，使膀胱三角底部抬高。③侧叶及中叶型：向尿道周围增大，也向膀胱内突出。④颈下叶型：常向膀胱内突出，且有蒂。⑤侧叶及颈下叶型：尿道周围增大且明显向膀胱内突出。⑥侧叶、中叶及颈下叶型。⑦前叶型。⑧三角下叶型。

Fanks 根据增生组织的不同，分为 5 类：①间质（纤维或肌纤维）型；②纤维肌型；③平滑肌型；

④纤维腺样瘤；⑤纤维肌腺样瘤。

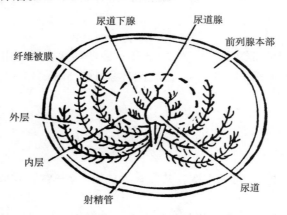

图7-1　正常前列腺的解剖切面图

二、病理生理

前列腺增生引起的病理生理变化主要是由于增生的腺体压迫膀胱颈部和后尿道而造成前列腺部尿道变长、受压，而导致膀胱颈和尿道梗阻。在梗阻后可使尿道、膀胱及肾脏产生一系列功能上的紊乱和病理改变。前列腺增生程度与产生的尿路梗阻程度并不一定成正比，主要取决于增生部分对后尿道的压迫程度。有时增生部分仅10 g左右，却引起严重的梗阻。如中叶增生时，膀胱底部抬高，向膀胱内突出，排尿时呈活瓣作用，阻塞尿道内口，使膀胱内尿液不能排空。常见的两侧叶增生时，可使后尿道受压延长，前列腺部尿道弯曲，造成排尿时的梗阻。

梗阻的早期，膀胱逼尿肌正常，排尿并无影响。随着梗阻的发展，膀胱逼尿肌产生增生肥厚以增加膀胱的张力，克服尿道的梗阻，以致膀胱壁肌束增生形成小梁，小梁与小梁之间形成小室或憩室。当逼尿肌增生肥厚至一定程度仍不能克服尿道梗阻时，则逐步在膀胱内产生尿液潴留及逼尿肌张力减弱，由于反压而影响输尿管及肾盂，使之扩张积水造成肾功能减退。尿液在泌尿道的潴留常可继发泌尿系感染及凝结物的形成。在少数病例，中叶增生可使膀胱逼尿肌功能受损而产生假性或真性尿失禁。

三、发病机制

关于前列腺增生的发病机制，目前为止尚未完全研究清楚，但年龄是一个决定性因素，从青春期结束至40岁这一阶段前列腺大小几乎不变（约20 g）。此后，前列腺体积开始逐渐增加，关于其原因曾提出有性生活过度、后尿道炎症未彻底治愈、睾丸功能异常、前列腺动脉硬化、盆腔充血和肿瘤等10余种学说。由于各学者的学术观点不同，研究方法各异，故至今未能完全统一看法。目前，性激素平衡失调的内分泌学说受到公认。

该学说认为，前列腺的发育与正常生理功能需要有足够的雄激素来维持，在青春后期方始发育完全，并具有分泌功能。若在幼年时期切除睾丸，或者睾丸发育不良而引起雄激素不足，则前列腺就不能正常发育。若前列腺发育已属正常，而在以后发生雄激素不足（如睾丸切除、垂体切除、肾上腺切除等），则可使前列腺萎缩，分泌功能减少，前列腺细胞的生长和分化被阻止。在动物身上观察到切除睾丸可使其前列腺萎缩；而萎缩的前列腺用睾酮可使其再增大，分泌功能也可恢复。Topchan认为雄激素分泌过多是发生前列腺增生的原因，老年人睾丸萎缩而间质细胞（Leydig细胞）增生，雄激素水平反而增高。现已证明雄激素在前列腺内的主要作用是通过双氢睾酮（DHT）来实现。双氢睾酮是由睾酮经5α还原酶转化，特异地与前列腺细胞受体相结合而形成的。正常与增生的前列腺内双氢睾酮的含量有显著差别，后者是前者的5倍，前列腺腺体的内层是外层的3~4倍，并集中于细胞核，较细胞液增高3~4倍。1986年Treter用核素[3]H标记的雄激素摄入研究，发现雄激素在前列腺中的摄入量较股直肌的含量高20倍。各种实验研究已都证实前列腺增生的发病必须要有发育成熟而有功能的睾丸存在。Moore用动物证实，睾丸如不具有正常的功能，则前列腺增生就不可能发生。在临床观察中并没有发现前列腺增生在青年人中发生，也没有发现在青年时期已去除睾丸或类似去除睾丸（睾丸萎缩）的患者身上发生前列腺增生症。

内分泌学说除了雄性激素的理论外，也有认为雌激素对前列腺有影响。Lacassagne 认为雌激素可能为前列腺增生的病因。Fingerhut 报道应用己烯雌酚长期治疗雄性实验鼠，结果是前列腺和尿道周围腺体均出现类似前列腺增生的临床特征。也有许多学者在动物体上观察到用大量雌激素后，前列腺的腺组织、结缔组织和平滑肌显著增生。

在胚胎上 Lowsley 发现前列腺后叶是独立的，和两侧叶分开。解剖上前列腺的前面几叶为"髓质部"，后叶为"皮质部"。在生理上这两部分的前列腺对雌激素的作用也不一致。在人体应用雌激素后可使前列腺的前面几叶（髓质部）退化，而后叶（皮质部）并无影响。Huggins 认为这是在雌激素的影响下，体内雄激素的作用降低所致。综合上述情况，结合临床上前列腺增生多发生于两侧叶和中叶，而不发生于后叶等现象，说明性激素对前列腺的影响很大，前列腺增生与性激素的紊乱有密切关系。

四、临床表现

前列腺增生症的临床表现是由于增生的腺体压迫膀胱颈和后尿道而逐步产生的梗阻和一系列并发症的症状。疾病的初期症状不明显，以后逐渐出现。主要症状有以下几种。

1. 尿频、尿急

为早期症状，排尿频率增加，每次尿量减少，尤其在夜间，部分患者甚至超过白天，文献报道有 85.2% ~ 98.4% 的患者有尿频、尿急。尿频原因为膀胱颈部充血所致。由于腺体逐渐增生，对膀胱颈和后尿道的压迫日益加重，致使膀胱内的尿液不易排空而出现残余尿，造成膀胱的有效容量减小，使尿频症状更为明显。另外膀胱颈部梗阻后，若有膀胱炎、膀胱凝结物等并发症时，均可增加尿频的症状。同时还可出现尿急现象，这是由于膀胱不稳定所致，患者迫不及待要排尿而不能自控。

2. 排尿困难

前列腺逐渐增大，梗阻程度也逐步增加，尿液的排出受到影响。开始时尿液不能立即排出，需要等待一些时候才能排出。以后患者需要增加腹压才能排尿，同时可出现尿线无力，尿流变细，进而尿液不能成线而呈淋漓点滴并有中断。排尿后仍有排尿不尽感，膀胱内有残余尿存在。文献统计 69.2% ~ 87% 患者有这类症状。

3. 急性尿潴留

其发生率约占 30%。在排尿困难的基础上，可由于气候冷暖变化、劳累或饮酒等因素，使前列腺局部和膀胱颈部发生充血、水肿，引起急性的完全性梗阻。膀胱内尿液不能排出，产生急性尿潴留。患者膀胱膨胀，下腹疼痛。

4. 尿失禁

前列腺增生后梗阻症状逐步加重，膀胱内的残余尿量也随之增加，当残余尿量达到膀胱容量时即为尿潴留状态。在夜间熟睡时，盆底骨骼肌松弛，尿液可自行流出，发生遗尿现象。当膀胱内尿液的压力超过尿道内的阻力时，尿液从尿道外口溢出，引起充盈性尿失禁，为假性尿失禁。少数病例因增生的腺体而影响膀胱及括约肌功能，可产生真性尿失禁。尿失禁发病率为 1.8%。

5. 血尿

由于膀胱颈部的充血或并发炎症、凝结物时，可以出现不同程度的镜下血尿或肉眼血尿，发病率为 6.6% ~ 29.2%。若腺体表面扩张的血管发生破裂，则可产生大量出血，并有血块充满膀胱，在膀胱区产生剧痛。

6. 梗阻症状

疾病后期梗阻的程度严重，病程延长可造成肾积水、肾衰竭、酸中毒，而引起一系列胃肠道、心血管和精神症状。

7. 并发症

为了克服膀胱颈部增生腺体的阻力而增加腹压协助排尿，可引起痔疮、脱肛、血便、疝和下肢静脉曲张等并发症。文献报道还可并发活动性肺结核、肺气肿、糖尿病、动脉硬化等疾病。

五、诊断

凡50岁以上的老年男性，有排尿踌躇、夜尿增加等现象时均应怀疑有前列腺增生的可能，需要进行一系列的检查，以明确诊断。

1. 直肠指检

直肠指检是诊断前列腺增生最简单而极为重要的检查。检查时，患者要取侧卧位、站立弯腰位、胸膝位或妇科检查位。检查前要排空尿液。若膀胱膨大，可使前列腺的上界摸不清楚。在直肠的前方可以摸到前列腺长度和宽度、表面是否光滑、质地和中央沟的深浅等。前列腺的正常大小如栗子。

前列腺增生时，在直肠内可摸到两侧叶或中叶有增大（前后径或横径增大），表面光滑，可向直肠内膨出，质地中等，韧度有弹性感，两侧叶之间的中央沟变浅或消失。

有时前列腺中叶或颈下叶突向膀胱，同样可以产生严重的阻塞，引起典型的前列腺增生症状，但在直肠内不能摸到增生的腺体。因此，患者有明显的膀胱颈梗阻现象，而直肠指检前列腺不大时，还不能否定前列腺增生的诊断，尚需进行其他检查才能明确。

在进行直肠指检时，还应注意肛门括约肌的张力，对除外神经源性膀胱引起的排尿困难有所帮助。

2. 残余尿测定

残余尿量的多少可估计膀胱颈部梗阻的程度，是决定是否需要手术治疗的重要指标之一。检查时令患者尽量排空膀胱中的尿液，以后立即测定膀胱内是否存在尿液。测定的方法有下列几种。

（1）超声波测定法：在耻区耻骨上用超声波探测膀胱的3个方向，前后径、纵径及横径的平段长度（cm），将三个数据相乘。若在100 mL以内，为实数毫升数；若在100 mL以上，则需乘常数"0.7"后为残余尿量。此法简便，患者无痛苦，所得结果虽有时不够准确，但有参考价值。

（2）导尿法：排尿后立刻在严密无菌条件下进行导尿，放出的尿液量即为残余尿量。此法最为准确可靠，但可能引起黏膜损伤出血、感染等，应谨慎进行，严密预防。若导出残余尿量甚多，则导尿管应予保留作引流，以利感染的控制和肾功能的恢复。

（3）分泌排泄法：若做静脉肾盂造影，则在造影剂分泌至膀胱后摄片，排空后再摄片比较，留在膀胱内的造影剂则为残余尿量。

一般认为残余尿量在60 mL以上，则为手术摘除前列腺的指征之一。

3. 膀胱镜检查

膀胱镜检查可以直接看到膀胱颈部前列腺增生的部位和程度，从而决定治疗的方针以及手术的方法。因为前列腺增生最多见两侧叶增生，故颈部的变化大都为两侧受到压迫，使膀胱颈部变形呈倒"V"形。还可以看到膀胱内的其他病变，如小梁小室、憩室、凝结物、肿瘤等，对决定手术也有参考作用。由于前列腺增生可使尿道延长、弯曲，膀胱颈抬高，因此在进行膀胱镜操作时应特别注意，容易引起损伤出血（放入时要随尿道弯曲而进入，不能使劲硬推，不能过早转弯）。

4. 膀胱造影

对直肠指检不能明确诊断，或在膀胱内疑有其他病变时，此项检查有其必要。其检查方法有二。

（1）逆行插导尿管法：在无菌操作下，插入尿道导尿管，放空膀胱内残余尿后，注入造影剂12.5%碘化钠或醋碘苯酸钠或泛影葡胺200 mL充盈膀胱，摄取X线片。为预防感染，也可在造影剂内加入少量抗菌药物，如1%新霉素或庆大霉素等。

（2）分泌排泄法：作静脉肾盂造影，当造影剂从肾脏分泌排泄至膀胱而有一定数量后，摄取膀胱造影X线片。若肾功能减退，非蛋白氮在70 mg/dL以上，尿素氮在35 mg/dL以上则不能进行。

膀胱造影的X线摄片必须按常规进行，需摄取膀胱区正位、左斜位、右斜位及排尿后膀胱区正位4个方位。

前列腺增生症膀胱造影X线表现如下。

（1）膀胱底部抬高，呈弧形向上凸出。膀胱被推向上移位，膀胱出口处的边缘与耻骨联合距离增宽，似有充盈缺损现象。

（2）前列腺部尿道延长，如病变在中叶，则前列腺部尿道上部向前移位，下部向后弯曲。

（3）膀胱内可见小梁、小室或憩室存在。

5. 超声波断层显像

超声诊断仪器有 A 型、B 型、P 型（PPI 型）和 BP 型（是 B 型和 PPI 型的联合）。前列腺疾病的超声诊断，以用 P 型超声诊断最为适宜，可描绘腺体的形态和性质。而 A 型仅能探测其厚度及内部回声；B 型及 BP 型则需经腹部探查。

前列腺的超声探测有两个途径。

（1）经腹壁法：在耻骨上经前腹壁探测前列腺。

（2）经直肠法：用附有水囊的直肠用超声探头插入肛门，注水排气后探测前列腺。直肠用超声探头有两种：一种可作 360°圆周扫描的单探头，可探得前列腺横切面图；另一种为线阵探头，探测时只需略微转动探测方向，即可全面探测到前列腺，得到前列腺的纵切面图。

前列腺增生症超声图：超声图上前列腺腺体明显增大，在横切面图上前列腺的厚径和横径各达到或超过 3 cm 和 4 cm，边界整齐，内部光点均匀。外层腺体被压缩，内外腺体的厚度比例为 2：1、3：1 或 4：1。腺体往往向膀胱突出。在纵切图上更容易看到其向膀胱突出的程度。前列腺中叶增生，从直肠指检常常不能摸到其增大部分，但在纵切面超声图上容易发现其向膀胱突出。膀胱壁有明显小梁、小室形成者，在纵切面超声图上能见到膀胱壁高低不平，若在膀胱内并发膀胱凝结物或膀胱憩室时，则超声图有相应的表现。

6. 尿流率检查

在排尿过程中，尿液排出的速率有一定的规律性，可构成一条尿流曲线。现在临床应用的尿流率就是将排尿过程的尿流曲线客观地记录下来。尿流率主要是检查下尿路有无梗阻。据统计，下尿路梗阻中，71% 属前列腺增生。尿流率的各项参数，包括最大尿流率、平均尿流率、2 秒尿流率、最大尿流率时间、尿流时间和尿总量等，一般认为最大尿流率是与梗阻最相关的指标，每秒在 25 mL 以上者可以排除下尿路膀胱颈的梗阻，每秒在 10～25 mL 有梗阻可疑，每秒 10 mL 以下者提示有梗阻存在。尿流率的正常曲线：开始排尿后尿流率快速增加，在 1/3 尿流时间以内达到最大尿流率。梗阻曲线，为达到最大尿流率时间延迟，到达顶峰后下降十分缓慢。若有严重梗阻，则呈低平曲线。前列腺增生症引起的下尿路膀胱颈梗阻，尿流率检查呈现最大尿流率、尿流时间和尿总量有明显下降。

7. CT 检查

CT 用于泌尿男性生殖系疾病的诊断较其他影像诊断方法有一定优越性。正常前列腺位于耻骨联合的后下方，在 CT 的表现为圆形或椭圆形，边界光整。增生的表现为前列腺的横径及前后径增大，两侧叶增生时显示前列腺前部丰满、宽大；中叶增生时，可向上突入膀胱颈下部，显示为充液的低密度膀胱后部有一密度较高的圆形结节影。前列腺增生常显示前列腺边缘仍光整，一般无小结节凸起。

8. 前列腺造影

Sugiura 及 Oka 先后报道应用经直肠做前列腺造影诊断前列腺增生，对某些特殊病例有诊断价值。检查方法为低位腰麻后取截石位，穿刺针直接从直肠进入前列腺，快速注入稀肾上腺素溶液（2 μg/mL），再经同一针头缓慢注入 70% 造影剂加四环素溶液（20 mL：250 mg）4～10 mL 后摄片。

9. 血浆锌测定

正常前列腺内含有高组织浓度的锌，在前列腺增生时，锌的含量明显增高。虽然血浆锌水平的高低与前列腺大小之间没有关系，但它可作为诊断前列腺增生症的临床指标之一。

10. 其他检查

包括尿常规、肾功能测定以及必要时的某些特殊检查，如静脉肾盂造影。

六、鉴别诊断

老年人患有前列腺方面或排尿困难疾病的病例，均需要与前列腺增生症相鉴别。

1. 前列腺疾病

如癌、结核、凝结物、囊肿、纤维化和血吸虫病。

2. 膀胱疾病

如肿瘤、凝结物、膀胱三角区肥厚、神经源性膀胱和输尿管囊肿。

3. 膀胱颈部疾病

如颈部挛缩。

4. 尿道疾病

如精阜肥大、尿道狭窄（炎症性或外伤性）、肿瘤、凝结物。

以上疾病可以通过其特有症状、既往史、体格检查，尤其是前列腺局部的发现，以及特殊的化验检查，如尿液中寻找肿瘤细胞、前列腺特异抗原（PSA）、酸性磷酸酶测定，膀胱镜或尿道镜检查，膀胱造影、精囊造影，甚至前列腺穿刺活检前列腺造影等检查，大多可以做出鉴别。特别是神经源性膀胱的存在与否，非常重要。因为年龄比较大的患者有尿潴留的症状，常常可以有神经源性或者肌肉源性的排尿影响，以致在前列腺增生症得到彻底治疗后，仍不能恢复其正常的排尿。因此，在手术前注意这些情况，从而对手术的效果，症状的解除，可有充分的估计。

七、治疗

前列腺增生症不引起梗阻则不需要治疗，可暂予观察。但已影响正常生理功能（有相当量的残余尿存在），有明显的排尿症状则应尽早治疗。治疗方法如下。

（一）中医疗法

排尿困难在中医学称为癃闭。初病为溺闭，久病为溺癃。病因较多，治法也因之而异。

（1）泻心中之火而兼利其膀胱。可用麦冬、茯苓、莲子、车前子煎服。

（2）为膀胱火旺，治疗不必泄肾火，而应利膀胱。用导水散（王不留行、泽泻、白术水煎汤服）。

（3）为命门火寒，治疗必须助命门火。用八味地黄丸。

（4）小便不通系阴亏之至，治疗为补其至阴。用纯阴化阳汤（熟地、玄参、肉桂、车前子煎服）。

（5）小便不出为肺气干燥，治疗应当益其肺气。用生脉散（人参 31 g、麦冬 31 g、北五味 3 g、黄芩 6 g 煎服）。

（6）饮食失节，伤其胃气，也可导致小便不通，故治疗应提其至阳之气。用补中益气汤。

（二）激素治疗

激素治疗对于早期病例有一定效果，但应用的方法意见颇不一致。一般学者多用雌激素治疗，但也有应用雄激素而使症状减轻者。现在有应用抗雄激素或孕激素类的药物，得到很好的效果。

1. 雄激素治疗

Meullner 等指出雄激素的主要作用为增加膀胱逼尿肌的张力，减少前列腺局部的充血，增进残余尿的排出。治疗量：丙酸睾酮 25 mg，肌内注射，每周 2～3 次，共 10 次。以后改为 10 mg，肌内注射，每周 2 次，共 10 次，总量 350～500 mg。必要时半年后可重复治疗。有急性尿潴留者，25 mg 每天 1 次肌内注射，持续 5～6 天或直到自动排尿为止。由于对雄激素治疗的意见不统一，效果也不好，故有人试用雌激素和雄激素合并治疗，或者单独应用雌激素治疗。

2. 雌激素和雄激素合并治疗

Woodmff 做动物试验证明，雌雄激素同时应用，其量为 2：1，则前列腺无变化；增加雌激素用量，则前列腺萎缩；增加雄激素量则前列腺增大。Glass 用丙酸睾酮 5～10 mg 加己烯雌酚 0.25 mg 治疗前列腺增生 23 例，观察 3 个月～4 年，有 20 例症状进步明显。Kaufman 等应用雄激素 25 mg 和雌激素 1.25 mg 治疗 8 例，每周肌内注射 3 次，共 6 个月。结果残余尿量减少者 15 例，腺体缩小者 14 例，无一例继续增大。Baner 应用 3/4 的雄激素加 1/4 雌激素治疗前列腺增生，可使膀胱张力增高，排尿速度增快，腺体缩小。

3. 雌激素治疗

目前主张用雌激素治疗前列腺增生比较广泛，并得到良好效果，使腺体缩小，质地变韧，排尿症状有不同程度的改进。Synestrol 用法为每天 40～60 mg 肌内注射，2 个月为 1 个疗程。国产雌激素 Oestriol 用量每天服用 5～10 mg，平均总量为 97.5 mg。己烯雌酚的剂量为第 1 周，每天服用 5～6 mg；第 2 周，每天服用 2～3 mg，1 个月为 1 个疗程。

4. 抗雄性激素治疗

抗雄性激素醋酸环丙孕酮，是类固醇性抗雄性激素，既可降低血浆睾酮，也能阻断前列腺细胞与雄激素结合，因此有类似雌激素的作用，但其不良反应较雌激素为小，仅 10%～15% 男子有乳房肥大症状，且这一现象常会自动消失。抗雄性激素除醋酸环丙氯地黄体酮外，还有多种，如羟基黄体素己酸（己酸羟孕酮）：主要作用是抑制垂体催乳激素（LH）及睾酮分泌。剂量为每周 3 g，期限为 1.5～14 个月。其他抗雄性激素有醋酸氯地黄体酮、烯丙雌烯醇、异乙诺酮等，特别是醋酸氯地黄体酮及己酸孕诺酮，不但临床症状有改善，而且经直肠超声检查前列腺有体积缩小和重量减低的客观依据。

5. 孕激素治疗

孕激素近年来应用较多，可抑制雄激素的细胞结合及核摄取，或抑制 5α-还原酶而干扰双氢睾酮形成。黄体酮注射液 20 mg 肌内注射，每日 1～2 次。大剂量甲羟孕酮片（甲羟孕酮）100 mg 口服，每日 1 次。此外，还有 16-己酸黄体酮、16-羟-19-去甲己酸黄体酮、甲地黄体酮、二甲脱氢黄体酮等。

除上述激素类药物外，治疗前列腺增生的性激素药物还有黄体生成素释放激素（LHRH），如亮丙瑞林 1 mg，每天皮下注射 1 次；雄激素受体拮抗剂，如缓退瘤为口服非甾体抗雄激素药，250 mg，每日 3 次；亮丙瑞林为缓释长效微胶囊制剂，3.75 mg 肌内注射，每月 1 次；诺雷德为圆柱状制剂，3.6 mg，每月皮下注射 1 次。这些药物疗效较好，但不良反应较大，近一半患者有消化道症状、乳房增大和肝脏损害等，而且由于价格昂贵，不能广泛使用。

（三）α 肾上腺素能受体阻滞剂治疗

Khanna 等证实，α 肾上腺素能受体兴奋剂可增加尿道关闭压，α 肾上腺素能受体阻滞剂则降低尿道最大关闭压。还有报道 α 肾上腺素能受体阻滞剂除了能改善排尿情况外，还可改善尿频、尿急症状，膀胱测压可显示逼尿肌不稳定状况改善，尿道最大关闭压下降。据统计可以改善 70% 患者的症状。

这类常用的 α 肾上腺素能受体阻滞剂可分以下 4 种类型。

1. 非选择性 α 肾上腺素能受体阻滞剂（又称 α$_1$、α$_2$ 受体阻滞剂）

前列腺增生症所产生的动力性梗阻与该处的平滑肌收缩有关，前列腺内除 α$_1$ 受体外尚有 α$_2$ 受体存在，α$_1$ 受体存在于前列腺基质内，α$_2$ 受体存在于前列腺包膜内，对于 α$_1$ 受体和 α$_2$ 受体均有作用的药物如下。

（1）酚苄明（即苯苄胺）：能够阻滞 α$_1$ 和 α$_2$ 肾上腺素能受体，它口服有效，每天 5～10 mg，体内可积蓄 7～10 天。不良反应：30% 患者有头晕、低血压、心动过速、鼻塞和逆行射精或射精缺乏等。其中 2/3 的患者可耐受或调整剂量后可耐受。

（2）酚妥拉明：又名苄胺唑啉，是对 α$_1$、α$_2$ 受体均有效的阻滞剂，主要用于阻断急性尿潴留的早期发生，口服吸收不良，需大量稀释后缓慢静脉滴注，成人有效量为 10 mg，滴注时需监护血压、脉搏，快速滴注有一定危险，故使用有限。

（3）百里胺：即莫西赛利，临床双盲试验证明对前列腺增生症患者有效，也可用于雷诺病和肢端发绀症。用法为 30 mg，每日 3 次口服。

（4）妥拉唑林：用法为 15 mg，每日 3 次或每日 1 次口服。25 mg，1 次肌内注射或皮下注射。

2. 选择性 α$_1$ 肾上腺素能受体阻滞剂

经生理学及药理学研究证明，前列腺内虽然存在 α$_1$ 和 α$_2$ 两种受体，但前列腺细胞主要是 α$_1$ 受体的作用，且发现前列腺内含 98% 的 α$_1$ 受体，并存在于前列腺基质内。因此，在临床上用 α$_1$ 受体阻滞剂治疗前列腺增生症更有针对性，具有这类效用的药物有以下 6 种。

（1）哌唑嗪：即脉宁平，是应用较早、作用较明确的选择性 α_1 受体阻滞剂，临床应用可明显改善前列腺梗阻，缓解膀胱刺激症状。用法：为防止快速低血压反应，首剂量服 0.5 mg，如反应少可改常规剂量 1 mg，每天 3～4 次服。

（2）麦角溴胭脂：即尼麦角林，为 α_1 受体阻滞剂，对前列腺增生症有效，而且具有改善脑循环和减低血小板凝集作用。用法：5 mg，每日 3 次口服。2.5～5 mg，1 次肌内注射或静注。

（3）酮色林：又称凯坦色林。一般将此药看作为 5-羟色胺受体的拮抗剂，但同样具有 α_1 肾上腺素能受体阻滞剂的良好作用。临床上对急性尿潴留患者有效，检查证明尿流率明显增加和尿道关闭压降低。剂量为 20 mg，每日 2 次口服。

（4）曲马唑嗪：25～30 mg，每日 1～3 次口服，现在较少用。

（5）吲哚拉明：25 mg，每日 2 次口服，最大剂量可达 200 mg/d。

（6）阿夫唑嗪：商品名为桑塔，是一种喹钠唑啉类衍生物，它是 α_1 肾上腺素能受体阻滞剂，能高选择性地阻断膀胱颈、前列腺包膜及其腺体和尿道等部位的 α_1 肾上腺素能受体，降低后尿道平滑肌张力，从而改善排尿梗阻症状及刺激症状，临床应用有效率为 83.4%。用法：2.5 mg，每日 2 次口服，可增至 2.5 mg，每日 3 次口服。不良反应发生率低，常见的有胃肠道症状及直立性低血压。

3. 选择性长效 α_1 肾上腺素能受体阻滞剂

为 α_1 肾上腺素能受体阻滞剂的缓释剂，具有缓慢释放的作用，维持药物作用时间较长，有以下 2 种药物。

（1）特拉唑嗪：又称四喃唑嗪，商品名为高特灵，国内生产的商品名为马沙尼。有松弛膀胱颈及前列腺平滑肌的作用，而不影响逼尿肌的功能，能迅速解除前列腺增生的梗阻症状。不良反应有直立性低血压，因此首次应从小剂量开始，以后逐渐增加，以求获得最大效应。用法：1 mg，每晚 1 次，若无反应 1 周后可增加至 2～4 mg，每晚 1 次，最大剂量为每日 5～10 mg。

（2）多沙唑嗪：0.5 mg，每日 1 次，以后根据情况 1～2 周后逐渐增加至 2 mg，每日 1 次。

4. 高选择性 α_{1A} 肾上腺素能受体阻滞剂

经研究表明人类前列腺内的 α_1 受体具有选择性，目前至少已经识别出 4 种 α_1 受体亚型，为 α_{1A}、α_{1B}、α_{1C} 及 α_{1D}。在前列腺基质平滑肌、前列腺包膜、膀胱颈部和近端尿道的 α_1 受体约有 90% 以上为 α_{1A} 亚型受体。坦索罗辛是目前已知对这类亚型受体有效的药物，商品名为哈乐，它可以超选择性地阻断 α_{1A} 受体，是一种缓释剂，对前列腺增生的治疗更有专一性，能松弛前列腺、尿道、膀胱颈部的平滑肌，减轻膀胱颈出口处的梗阻而不影响膀胱逼尿肌的收缩，故可以迅速改善排尿障碍症状。有效率为 85.1%，不良反应较小，仅为 2.2%。用法：0.2 mg 每日 1 次口服。

（四）抑制胆固醇类药治疗

在前列腺增生的组织中，胆固醇含量明显增高，胆固醇及其代谢物等导致组织坏死，经内分泌刺激使组织再生而引起增生。

美帕曲星是半合成聚烯抗霉菌药。它具有以下特点：①在肠肝循环中使雌激素和胆固醇结合，限制其重吸收，减少前列腺内胆固醇积存。②减少血浆雌激素水平，使基质刺激作用减少，继而使双氢睾酮活性、雌激素受体活性减少，因此起到对前列腺增生的治疗作用。用药方法为美帕曲星 1 片（含活性成分 mepartricin 5 万 U）每日 3 次口服，现有强力美帕曲星片 40 mg 口服，每天 1 次。

（五）植物类药治疗

植物类药含有植物固醇，其药理机制可能是：①干扰腺体的前列腺素合成和代谢，产生抗感染效应；②降低性激素结合球蛋白浓度；③对增生细胞有直接细胞毒作用；④减少 5α-还原酶活性，减少双氢睾酮的生成。

临床上应用的植物类药有以下 5 种。

1. 前列平

为非洲刺李树皮提取的亲脂性物质，天然活性成分有植物甾醇、五环三萜、阿魏酸酯等。其药理作用是消肿、消炎，降低血胆固醇，抑制前列腺素合成，抑制睾酮在腺体内的活性。用量为 50～100 mg，每日 2 次，饭前服。

2. 伯泌松

该药是从矮小的美洲棕榈中提取的 n-乙烷类固醇提取物，其作用机制证明包括对体外及体内的 5α-还原酶的 Ⅰ 型和 Ⅱ 型同工酶都有抑制作用，并可阻止前列腺细胞中双氢睾酮与细胞雄激素受体的结合。前列腺增生症患者服用后可减缓前列腺重量的增加，改善排尿困难，减少排尿频率，减少尿后残尿数量和增加尿流率。不良反应少，仅 2%。服用量为 160 mg，每天 2 次口服。

3. 通尿灵

是从非洲臀果木（非洲的一种李属植物）树皮中提取的脂质甾醇复合物。许多研究已证实前列腺增生内生长因子失去平衡，b-FGF、TGF-β 及 EGF 水平较正常前列腺组织为高。b-FGF 的表达增高诱发成纤维细胞增生。而动物实验中证实非洲臀果木对前列腺中由 b-FGF 所致的成纤维细胞增生产生明显的抑制作用，有抗增殖的特性。临床服用通尿灵后对前列腺有抗感染、消肿、降低毛细血管外渗功效，降低膀胱的兴奋性，提高收缩性，明显改善泌尿前症状，减少残尿量，增加尿流率。用法为 50 mg，每天 2 次饭前口服，6～8 个月为 1 个疗程。不良反应较少，约 3%，大多为胃肠道反应。

4. 保前列

其主要成分是锯叶棕果、一枝黄花和七叶树种子的提取物。具有肾上腺素能的拮抗作用以及改善血管通透性和抗感染作用。用药方法，每次 1～2 片（每片 0.25 g），每天 3 次，口服。

5. 护前列

内含干锯叶棕和干子雏花叶的浸出物。能减轻前列腺充血、疼痛及膀胱刺激症状，用法 1～2 片，每日 2 次口服。

（六）花粉制剂治疗

1. 舍尼通（Prostat 前列泰，普适泰 Cernilton）

舍尼通是一种天然植物性药物，由纯种花粉 100% 破壳后提取。其主要成分为脂溶性 EA-10 和水溶性 T-60（P-5），其作用机制系特异性阻断 5α-双氢睾酮和前列腺雄激素受体结合，具有单一选择性，从而抑制前列腺组织增生的上皮细胞和成纤维细胞的增殖。动物实验和临床应用可收缩膀胱逼尿肌，增加膀胱内压，加强排尿力量，降低膀胱颈和尿道张力，提高尿流率，缓解临床症状。有效率达 81.5%，无主观不良反应。早晚各 1 次，每次 1 片口服。（每片的药物含量为花粉提取物 P-5 70 mg 和 EA-10 4 mg，其他非活性成分为微晶纤维素 297.5 mg，共计 371.5 mg）

2. 尿通

为复方制剂，各种成分起协同作用，能引起结缔组织胶体状态生理化学变化，并且产生纤维变化和胶原蛋白硬化，从而对前列腺增生的排尿困难、尿频、尿急、尿潴留等症状有改善作用。每次 2 粒，每日 3 次饭后服。

3. 前列康

本药是由植物花粉制成口服片剂，含有氨基酸、酶、维生素及微量元素等，对前列腺增生症患者可改善症状，减少尿频、尿急、尿终滴沥及残余尿量。每次 3 片，每日 3 次，口服 1 个月为 1 个疗程，一般可服 3～4 个疗程。

（七）多烯大环内酯类治疗

强力甲帕酶素（益列康宁）是一种聚烯类的半合成衍生物，由金色链霉菌株培养基中分离而得，该药能有效地影响脂肪代谢，使胆固醇选择性地在肠道水平和一些甾体类激素结合形成不可逆的化合物，从而抑制肠肝循环中的吸收，减少前列腺腺泡内胆固醇、雌激素、雄激素的沉着量，改善前列腺增生症状，减少残余尿，提高最大尿流率。每日 1 片（40 mg），饭后服。60 天为 1 个疗程。

（八）5α-还原酶抑制剂治疗

前列腺腺体是一个雄激素依赖性器官，它的成长、发育和功能的维持都需要睾丸提供足够水平的雄激素。双侧睾丸切除，则前列腺发生萎缩，细胞凋亡。当给予足够的外源性睾酮后萎缩的前列腺又可恢复正常。而体内的睾酮需在 5α-还原酶的作用下，才能转化为双氢睾酮，发挥出雄性激素对前列腺的作用，刺激前列腺增生。双氢睾酮也必须与雄激素受体结合才能发挥效应，5α-还原酶缺乏及雄激素受体突变均不能发生前列腺增生。现在知道人体内有两类 5α-还原酶，5α-还原酶 Ⅰ 型存在于皮肤和肝脏；5α-还原酶 Ⅱ 型则存在于附睾、前列腺及肝脏。

1. 保列治

美国默沙东公司研制的保列治是一种合成 4-氮甾体化合物，为特异性强有力的 Ⅱ 型 5α-还原酶抑制剂，能选择性地抑制 5α-还原酶，阻止睾酮向双氢睾酮转化。临床研究药物能缩小前列腺体积，增加尿流率，改善排尿症状。服用剂量为每日 5 mg，1 次口服，对前列腺体积超过 40 mL 以上尤为适应。患者需长期服用，停药 3 个月后前列腺体积又可恢复至治疗前水平。不良反应较少，仅 0.5% ~1%，为消化道和生殖道症状。

2. 爱普列特

是国内开发的一种新型反竞争性 5α-还原酶抑制剂，它可与 5α-还原酶、NPDD 形成不可逆三元复合物，从而抑制睾酮向双氢睾酮的转化。可以选择性抑制 Ⅱ 型 5α-还原酶，达到治疗前列腺增生的目的。5 mg，每日 2 次口服。

（九）前列腺内药物注射治疗

应用药物直接注射于前列腺增生组织内，经动物实验和临床观察有一定的疗效。注射药物：石炭酸 9 mL，冰醋酸 9 mL，甘油 18 mL，蒸馏水 450 mL。混合分装每安瓿 3 mL 消毒备用。注射方法：患者取左侧卧位，右腿弯曲，左腿伸直，会阴部局部麻醉后，一指进入肛门，摸到前列腺顶部，用腰椎穿刺针（20 号）在麻醉处穿入直到前列腺腺体，注射药物时要回抽无血液或尿液，注射时稍有阻力。每 5 天注射 1 次，有尿潴留者要留置导尿。

并发症：轻度膀胱炎、尿道炎、附睾睾丸炎。

取得良好疗效的关键是注射部位准确，必须把"冰石甘液"注射到压迫尿道的增生腺体内，使腺体发生变性、坏死、缩小，后尿道通畅。

（十）物理治疗

是采用各种物理的方法，使前列腺局部的水肿、充血缓解，组织萎缩，改善排尿症状。这种方法仍在不断发展和改进中，将来也许会成为治疗前列腺增生的有效方法之一。

1. 冷冻疗法

应用制冷剂（液氮或笑气）将前列腺部降温至零下 169 ~190 ℃。使用特制的尿道探杆，其头部 4 cm 处可降温，其余部分均为绝缘。将头部降温区对准前列腺部冷冻前列腺组织，使之严重脱水和细胞破裂。在 7 天后缩成海绵状坏死块，最后使整块腺体缩小。Green 报道 40 例取得良好效果，他认为对一般情况不宜手术的患者有指征。优点：①损伤小；②可在局部麻醉下进行；③出血少；④操作时间短；⑤有出血倾向者也可进行。国内在浙江、上海等地已开展此项治疗方法。

2. 温热疗法

是采用多种不同的电源装置产生的热效应，作用在前列腺局部，使前列腺达到热凝固、坏死、切割、气化等治疗目的。治疗局部的温度必须高于体温。根据治疗的目的，温度可从 42 ℃ 以上至 1 000 ℃。一般分成 3 个不同温度段。

（1）腔内微波治疗：根据电磁频率分 2 450 MHz 及 915 MHz 两频微波治疗机。应用类似无线的气囊、导管，在尿道前列腺部的温度维持在 45 ~47 ℃ 1 小时。因这种治疗属于理疗范畴，仅使增生部位水肿、炎症改善，不能使腺体缩小，故远期效果不满意，仅在梗阻不严重的早期病例可应用。

（2）腔内射频治疗：①治疗仪的电磁波频率为 0.2 MHz，其加温方式与微波不同，治疗温度 >70 ℃，治疗时间为 1 小时，在尿道前列腺部治疗后，尿道有坏死组织排出；B 超检查腺体缩小，尿道增宽，症状明显改善，有效率 80%，中叶增生效果不佳；②尿道针刺前列腺消融是高温射频治疗前列腺增生的另一种方式，其尿道内电极改成针状，治疗时将针状电极刺入前列腺增生组织内，加温至80 ℃以上，使该处组织凝固坏死，继而吸收、纤维化，最后使前列腺缩小而达到治疗目的。

（3）激光治疗：激光是一种特殊的光波，用光纤维直接将光照向前列腺增生组织，局部温度可高达100～400 ℃，使增生组织迅速凝固、坏死气化、消融，从而解除机械性梗阻。目前多用 Nd：YAG 激光和 KTP：YAG 半导体激光光源。应用的光纤维以前为末端直接射出，1992 年后相继引进侧射式非接触式激光头和接触式激光头两种。①接触式激光头：由于一次接触仅气化1～2 mm 深度，较大的增生腺体完全气化需时较长是其缺点。②非接触式激光头：激光束呈45°～90°侧向射出至增生腺体，不能与组织接触，否则激光头会被组织黏附、覆盖，影响照射效果。其照射深度可达1 cm 以上，范围也广。经验较少者不易掌握。③联合疗法：先以非接触式激光照射，以后再用接触式激光头气化，可发挥治疗时间短、深度深又可立即排尿的效果。④滚轮式电极气化治疗：是经尿道电切除前列腺的改进术式，将原应用的袢状电极端改装成滚轮电极，治疗时在直视下将滚轮在增生腺体上前后滚动，由于应用功率高达 300W 左右，故组织立即被气化，而达到治疗目的。

（4）高能聚焦超声治疗：利用聚焦超声使增生腺体部加温达80 ℃而产生治疗效果。聚焦方式有两种：一种为阵列式，将压电晶体排成盘状，使超声能量聚焦在一起。另一种为通过声透镜聚焦，既有聚焦超声功能，又有探测腺体大小扫描功能。治疗时插入肛门，在电脑监控下加温治疗。这些方法尚在试验阶段，暂时无法推广。

（十一）前列腺部支架治疗

前列腺增生症首先引起膀胱流出道梗阻（BOO），造成的因素有机械性的也有动力性的。前列腺增大的腺体压迫尿道，排尿阻力增加。1980 年 Fabian 首先用金属螺旋支架置入尿道治疗下尿路梗阻，此支架的缺点是尿液接触形成结壳现象及前后移动。迄今已有多种形式、不同材料的支架问世。可分为两类：①暂时性非上皮化支架，商品名称为 Urospiral，多数学者认为这种支架可用于不宜手术的高危患者，作为一种暂时治疗，可改善排尿症状；②永久性尿路上皮可覆盖支架，为一种新型的前列腺内螺旋支架，是由钛镍记忆合金编制成的网状圆筒状支架，它在冷水中呈压缩状态，在45 ℃左右的热水中可膨胀成原设计的直径大小。置入尿道后，大多数患者在1～2 天后可自行排尿，但术后可出现尿急、尿频、会阴不适、血尿等，一般在8 周内逐渐消失。约6 个月后，网状支架大部分被黏膜覆盖。长期随访也有一些并发症出现，如尿路上皮严重增殖反应、位置不佳、支架移动、感染、顽固性刺激症状以及前列腺尿道部的弯曲不规则、变形等，而使圆筒状支架不能紧密相贴形成"桥效应"，甚至凝结物产生，最终不得不将支架重新取出。取出时需将支架表面的上皮用低电流电切镜切除，用活检钳取出支架。

（十二）气囊扩张术

为应用带有气囊的尿道探子、扩张器裂开前列腺联合部，扩张前列腺尿道部，降低尿道阻力，改善排尿症状的一种方法。一般气囊扩张时可达3～4 个大气压（一个大气压 = 14.7 psi）。扩张直径达25～30 mm，即75～90 Fr。导管在麻醉后放入，确定气囊位置，维持扩张10 分钟。扩张后常见有出血和膀胱痉挛现象。Moseley 报道77 例，87% 症状评分降低50% 以上。气囊扩张术方法简便安全，住院时间短，适于高危不宜手术，腺体大小不超过40 g 的中叶增生，残余尿少于200 mL，后尿道狭窄的患者。但疗效不能完全肯定，维持有效时间不长，然而不妨碍以后使用其他方法治疗。

（十三）急性尿潴留的治疗

前列腺增生症患者，65% 有急性尿潴留症状，常突然产生，患者尿意窘迫，非常痛苦，必须设法立即解除。在解除急性尿潴留时，应将膀胱中的尿液逐步放出，切勿骤然排空，尤其是并发尿毒症的病例，膀胱突然排空，可使血流动力学突然改变，发生大量肾出血、膀胱出血或膀胱周围出血，引发心力衰竭、休克，还可引起尿闭及电解质失衡。Parsons 研究，在引流后3 天内需注意电解质失衡的变化，必要时需补充钾、钠、氯等电解质，在处理急性尿潴留的同时，还需予以镇痛和控制或预防感染。

解除急性尿潴留的方法有下列几种。

1. 热敷

耻区、会阴部热敷。

2. 针灸

取中极、膀胱俞、三焦俞、阴陵泉等腧穴。

3. 导尿

在无菌操作下进行导尿。

弯头前列腺橡皮导尿管比普通导尿管容易放入。若导尿管放入后，估计仍有发病可能者，应予以保留一个短时期。有的学者在保留导尿管后，同时用雌激素治疗。如有研究报道 31 例中，有 10 例急性尿潴留患者，在应用保留导尿管的同时服用己烯雌酚，治疗 24~48 小时拔除导尿管后能自行排尿。己烯雌酚的用量为：第 1 天 20 mg（每 6 小时 5 mg），第 2~3 天 15 mg（每 8 小时 5 mg），第 4~5 天 10 mg（每 6 小时 2.5 mg），第 6~7 天 6 mg（2 mg，每日 3 次），第 8~30 天 3 mg（1 mg，每日 3 次）。

4. 药物治疗

有学者报道 17 例前列腺增生症并发急性尿潴留患者应用 Premarin 静脉注射治疗一个时期均得到痊愈，随访 1 年以上，16 例未复发。

有学者报道有急性尿潴留患者，应用雄激素 25 mg，每天肌内注射 1 次，持续 5~6 天或至能自动排尿为止。

5. 耻骨上膀胱穿刺术

导尿管无法插入而又无其他方法解决急性尿潴留时，行耻骨上膀胱穿刺是一个暂时的急救办法。Castro 测定前列腺增生症患者，在排尿时的膀胱内压高达 24 kPa（180 mmHg），急性尿潴留时的膀胱内压更高。在穿刺抽出尿液后，尿潴留缓解，膀胱内压力减低，但梗阻并未解除。当尿液重新潴留于膀胱中、膀胱内压再次升高时，尿液可从穿刺针的径道渗出至耻骨后膀胱周围造成尿液外渗，可引起蜂窝织炎等急性感染。因此，膀胱穿刺后，应立刻考虑解决再次尿潴留的办法，否则不宜进行耻骨上膀胱穿刺。

6. 膀胱造口术

前列腺增生症急性尿潴留时，导尿管无法插入而又无前列腺摘除术的条件时，可进行膀胱造口术，以解决急性尿潴留。在造口手术时，耻骨上切口不宜太低，也不能太大，膀胱周围分离不要太广，以免切口周围、耻骨后间隙瘢痕粘连过广，造成以后行前列腺摘除术的困难。但在切开膀胱后，应该用手指常规探查膀胱内颈部前列腺的情况以及有无凝结物等，对以后选择手术方法有所参考。现在有耻骨上穿刺造口术，方法较为简单。

7. 急症前列腺摘除术

对前列腺增生症患者进行前列腺摘除术，一般都需要一定时期的准备。现在由于抗感染等条件的改进，进行前列腺摘除的时期较以前可大大提前，甚至进行急症前列腺摘除手术。手术的适应证如下：①患者一般情况良好，无尿毒症及酸中毒的临床征象；②无严重的心血管及肺部疾病；③非蛋白氮在50 mg 以下；④CO_2 结合力在正常范围内；⑤进行膀胱切开探查时，静脉注射靛胭脂检查，两侧输尿管管口在 8 分钟内排出蓝色尿液。

（十四）手术治疗

1. 手术指征

（1）前列腺增生症有进行性排尿困难，非手术治疗未能取得疗效。

（2）慢性尿潴留，残余尿量超过 60 mL 以上，而采用其他治疗未能奏效者，现在有许多学者都采用尿流率测定、膀胱测压、尿道测压等膀胱功能检查决定手术与否，当逼尿肌处于代偿阶段，即应视为手术指征。

（3）由于梗阻而诱发膀胱憩室或凝结物，肾及输尿管积水。

（4）由于梗阻引起慢性或反复发作泌尿系感染。

（5）前列腺增生伴有出血，尤其是量多而反复出血者。

（6）急性尿潴留未能缓解者。

2. 术前准备

因前列腺增生症的患者都是老年患者，常有慢性病或隐匿性疾病存在。前列腺增生后的排尿困难，尿液潴留可使肾功能减退，诱发感染及心血管系统功能障碍，同时手术的创伤也较大，容易发生并发症。因此，手术前做好准备，可提高手术疗效，减少并发症，降低病死率。彻底引流尿液，一般引流 7 天左右均能使肾功能恢复到足以耐受手术的程度（血尿素氮、肌酐在正常范围内，酚红排泄 2 小时在 40% 以上）。有尿毒症、酸中毒、心肺疾病而短期不能耐受手术，要长期保留导尿管引流以求改善的患者，则要做双侧输精管结扎术，以防止附睾炎。否则需做膀胱造口术，争取做二期前列腺摘除术。此外，要做尿培养菌落计数和药物敏感试验，在彻底引流的基础上加强使用抗生素，一般均可基本控制感染。不少病例还可得到心血管系统的改善，使血压下降至正常。还需做出凝血时间的测定，以便于术中或术后发生出血时做治疗的参考。

3. 手术方式

目前普遍采用的手术有 4 种：①耻骨上前列腺摘除术；②耻骨后前列腺摘除术；③经会阴前列腺摘除术；④经尿道前列腺切除术。

由于前列腺增生后产生不同的病理变化，各种前列腺摘除手术方法也有其各自的特点，因此不能用单一的手术方法解决所有的前列腺增生症病例。现将各种手术的优缺点简述如下。

（1）耻骨上前列腺摘除术：耻骨上经膀胱摘除前列腺为 1887 年 Pachard 首先采用。此法适用于绝大多数前列腺增生症病例，尤其对腺体很大，向膀胱内突出者最为适用。若膀胱内并发凝结物或有其他病变（如肿瘤等）则更为合适，因为在摘除前列腺的同时可处理膀胱内的其他病变。但手术的创伤大，前列腺窝内出血不易完全控制，还需要做膀胱造瘘术，故恢复时间较长。

手术注意点如下。①前列腺摘除后，膀胱颈部后唇要常规做楔形切除，使膀胱三角与尿道内口间无门槛状分隔，同时还应注意输尿管间嵴有无肥厚，若有则应做楔形切除。②前列腺摘除后，在前列腺窝边缘 5 点、7 点两处常规缝扎止血，要注意防止缝扎到输尿管开口，尤其是前列腺比较大，前列腺摘除后膀胱颈部比较宽，输尿管开口很接近边缘容易缝扎损伤。③前列腺窝的止血问题。前列腺摘除后，窝内应用热盐水纱布压迫止血 5~10 分钟或更长时间。若再有出血点，可用可吸收线缝扎止血。前列腺窝内再用双腔气囊导尿管牵引压迫止血。Oddo 还改进成葫芦形气囊导尿管，可以同时压迫前列腺窝和膀胱颈部，可减轻双腔气囊导尿管需要牵引的痛苦。有些学者认为前列腺摘除后，前列腺窝会自动收缩而出血自止，因此改用缝合止血的方法，使前列腺窝与膀胱暂时分开，渗血不致回流入膀胱内。Hrymtschah 用肠线"8"字缝合止血，并横位缝合前列腺窝，仅能通过留置导管。Pena 改用双腔气囊导尿管在膀胱颈部用 Perlon 线做荷包缝合，导尿管头位于荷包中，露在膀胱内，Perlon 线在伤口外结扎，3 天后放松，共 46 例，效果良好。其中 2 例在放松后有大出血，重新拉紧荷包缝线后又止血，效果良好。④耻骨上膀胱造口问题。耻骨上膀胱切开后，一般均需做膀胱造口，由于近几年来操作技术的不断提高，一期缝合膀胱可取得很好的效果。但在技术不熟练、止血不满意、术前有感染、有残余尿时间长而估计膀胱逼尿肌的张力比较差的病例，则仍以安置耻骨上膀胱造瘘管较为安全。为了保证膀胱切口愈合良好，减少感染和漏尿的机会，可将膀胱切口全部缝合，在膀胱切口的侧壁上另做小切口以安置导管，引流膀胱。⑤术后冲洗。手术后进行膀胱冲洗，以防血块堵塞非常重要。采用封闭式连续滴注冲洗。冲洗液从导尿管进，膀胱造瘘管出。根据渗血的程度，调整连续冲洗的速度。⑥双侧输精管结扎术。为预防术后的附睾炎，可常规行双侧输精管结扎术。

（2）耻骨后前列腺摘除术：此手术由于止血困难、易于感染等因素未能推广，直到止血和感染问题基本得到解决后才被很快采用。该手术的特点：①可在直视下操作，摘除腺体，不损伤膀胱；②前列腺窝止血简单可靠；③术后形成尿瘘的机会少；④术后护理方便，治疗日程缩短；⑤手术对中等大小的前列腺最为合适，较大或较小的腺体操作比较困难，尤其在体型过胖的患者显露不佳；⑥耻骨后静脉丛分布不规则，容易损伤出血，且止血困难，尤其在耻骨后有粘连者不适宜进行此项手术；⑦前列腺虽中等增生，但并发前列腺炎、膀胱炎或有膀胱内病变如凝结物，皆不能采用此项手术；⑧术后可能出现耻骨炎、尿道狭窄和术后出血等并发症。

为了克服上述缺点，一些学者对此项手术进行多种改良：Dettmar 改用肠线连续缝合膀胱颈部黏膜，把导尿管挤压在最低位，可使止血更趋完善。Ward、Hand 和 Bouepue 等改用前列腺包膜膀胱颈部联合纵向切口，可充分暴露前列腺腺体和完全止血。Leadbetter 又改进了手术方法，在前列腺包膜上做 2 cm 的纵切口，以后斜向膀胱前壁延长切口如"7"。术中如发现膀胱内口有狭窄，则在前列腺与膀胱交界处的切口向膀胱前壁再作对称的切开如"Y"。在缝合切口时可做"V"形缝合，可使尿道内口、膀胱颈部扩大，以利排尿。另有保留尿道的耻骨后前列腺摘除术，手术显露前列腺和包膜与 Millin 手术相同，找到包膜和腺瘤的分离平面，侧叶游离后，用剪刀在腺体与尿道间做钝性分离，避免损伤尿道，切除腺体。若误伤尿道壁，应予修补。

（3）经会阴前列腺摘除术：Guthrie 首次报道由会阴正中途径摘除前列腺。Prollst 和 Young 改进了会阴部切口，描述了局部解剖关系、保护器官损伤的要点，同时还改进了手术器械等措施，并报告了128 例术后无死亡，因此有人把 Young 称为此项手术的创始人。国内有少数报道。但此手术比较复杂，容易损伤尿道括约肌和直肠，形成尿道直肠瘘、会阴直肠瘘和尿失禁，同时还因为会阴部的创伤而可引起阳痿，因此选用者较少。但对某些前列腺癌患者，则需行经会阴前列腺根治手术。

（4）经尿道前列腺切除术：100 年前就有人应用尿道刀、尿道钻孔器等将梗阻的前列腺切除。但是直到 40 多年前 Mac Calthy（1931）将膀胱镜和电极圈连合在一起制成手术膀胱镜后，才能在直视下切除增生的前列腺。经过数十年的经验总结，虽然少数学者如 Nesbit 认为可以将增生的前列腺彻底切除，但多数认为此手术为姑息性手术，仅能将前列腺的增生部分切除，暂时解决尿道梗阻，解决排尿困难，增生复发的机会较多。但现在由于电切镜的不断改进，电切技术的不断熟练，已能将前列腺全部切除，直到前列腺外科包膜之内。目前国外采用此项手术较为广泛，国内也有许多医院有此器械。由于术中需用大量水冲洗，可能使液体进入血液，引起稀释性低钠、休克或溶血性反应及肾衰竭等危险，因而明确病例的手术适应证极为重要。

一般国外报道的手术适应证为：①阻塞在后尿道的尿道内型前列腺增生，估计前列腺腺体重量不超过 50 g，手术能在 1 小时内完成者；②前列腺纤维病变，正中峰；③前列腺切除后有部分前列腺组织残留而有梗阻者；④高年而一般情况不良，不能作彻底前列腺切除手术者。

除上述 4 种手术外，还有采取其他途径进行前列腺切除手术。如 1947 年报道骶骨旁前列腺切除手术，国内黄炳然、董俊友等也有少数报道。手术有一定的复杂性与困难，故仅在对此手术有一定熟练程度的医师和少数特殊的病例才采用，而不能广泛应用于一般患者。Golji 采用经尾骨前列腺切除术，也没有特殊的优越性。Shafik 报道经耻骨下前列腺切除术，在耻骨区阴茎根部切断阴茎悬韧带及尿生殖膈，在耻骨下后方将前列腺包膜横向切开摘除前列腺，共做 42 例，术后无继发性出血、狭窄及尿失禁。国内未见类似报道。

综合上述各种手术，一般学者认为耻骨上及耻骨后前列腺切除术较为实用，基本上可以解决各种类型的前列腺增生，机动性较大，患者遇到危急情况时可作膀胱造口，暂时解决排尿问题。若发现有肿瘤，也可扩大手术范围。并发症也并不比其他手术途径为多。

（十五）并发症及其防治

1. 出血

前列腺手术的止血不像一般外科手术那样彻底，术后较易出血，因此许多学者采用各种止血方法以求达到完全止血。可以采用的止血措施有下列几种：①前列腺窝热盐水纱布条填塞压迫；②双腔或三腔气囊导管（Foley 导管）前列腺窝压迫；③膀胱颈部及前列腺窝肠线缝扎止血；④前列腺窝内局部用药（如肾上腺素、神经垂体激素等）；⑤前列腺局部降温；⑥控制性低血压；⑦髂内动脉结扎；⑧全身止血药的应用；⑨前列腺窝内止血药局部应用（如吸收性明胶海绵、复方铝溶液等）。

2. 感染

前列腺切除手术后的感染可有 3 方面：①泌尿道感染；②生殖道感染；③耻骨感染。在预防及处理方面需严格掌握无菌操作，减少不必要的检查，合理使用导管，密封冲洗引流系统以及局部和全身应用抗菌消炎药物，术中操作轻巧，常规进行双侧输精管结扎术等，可以减少和预防附睾炎的发生。

3. 尿失禁

在各种前列腺手术时都可发生，但是耻骨后前列腺切除手术较少发生。主要是由外括约肌和神经损伤引起。为了避免损伤外括约肌，手术应轻巧，前列腺分离后与尿道连着时，要用剪刀在尽量靠近前列腺处剪断。万一发生外括约肌损伤，可采用会阴部尿道括约肌修补术。

4. 尿瘘

发生原因为手术时损伤直肠，手术时膀胱颈部未做楔形切除或不完全的前列腺切除，造成膀胱颈部梗阻，以致膀胱与腹壁、会阴或直肠形成瘘管。因此，手术时要注意保护尿道与直肠，前列腺切除后要检查是否完整，膀胱颈后唇有无门槛状梗阻，前列腺窝内有无活瓣状组织。若有上述情况，要及时切除，以免术后造成尿瘘。

5. 尿道狭窄

耻骨后前列腺切除术多见，耻骨上前列腺切除术少见。狭窄部位有舟状窝、尿道口、前尿道和球部、膜部尿道。主要是留置导尿管较粗，尿道周围有炎症所致。预防方法为放置较软细的导管，时间要短。发生狭窄后的处理为尿道扩张或经尿道做狭窄部电切。

6. 性功能影响

经会阴前列腺切除术对性功能的影响最多。一般统计49.7%性功能无变化；46.2%性功能有影响，且多数不能恢复；4.1%有性功能增强。对性功能的影响可能与患者年龄有关。

（吕　骥）

第四节　前列腺癌

前列腺癌是世界上最常见的男性恶性肿瘤之一。发达国家发病率高于发展中国家，美国的前列腺癌发病率占男性恶性肿瘤首位，在欧美是占第二位的常见的男性恶性肿瘤。我国前列腺癌发病率远低于西方国家，但近年呈显著增长趋势。近十多年来，由于提高了对前列腺癌的警惕性，特别是前列腺特异性抗原（PSA）检测和经直肠B超在前列腺癌诊断中的广泛应用，前列腺癌的早期诊断率已较前大幅提高。

一、流行病学

前列腺癌的发病率在世界范围内有很大不同，美国黑人发病率最高，亚洲和北非地区发病率最低。发病率大致如下：加拿大、南美、斯堪的那维亚、瑞士和大洋洲为（30～50）/10万男性人口；欧洲多数国家为20/10万男性人口；中国、日本、印度等亚洲国家低于10/10万男性人口。说明前列腺癌的发病有种族差异。

临床无症状而于尸检或其他原因检查前列腺时发现的为潜伏癌，即组织学证实为前列腺癌，但不发展成为临床癌。前列腺潜伏癌的发病率为25%～40%。

对前列腺增生症手术标本进行病理检查，发现有癌病灶者称为偶发癌，占前列腺增生症手术的8%～22%，我国统计为4.9%。

前列腺癌的发病机制还不清楚，但与性激素有一定的关系。从事化工、染料、橡胶、印刷等职业者，前列腺癌发病率较高，但诱发癌的化学成分仍不清楚。

遗传性前列腺癌：前列腺癌有一定的家族遗传倾向，一级亲属中有2～3人患前列腺癌的男性发生前列腺癌的概率高出对照组5～11倍。发病年龄<55岁的前列腺癌患者约43%有遗传倾向。在所有前列腺癌患者中仅约9%有家族遗传倾向。

二、病理

前列腺癌较多发生于前列腺外周区，其次为移行区和中央区。最常见的病理类型是腺癌，占所有前列腺癌的 64.8%～98%，其他类型包括黏液腺癌、前列腺导管腺癌、小细胞癌、鳞癌和腺鳞癌、癌肉瘤、移行细胞癌、腺样基底细胞肿瘤及恶性间质肿瘤。腺癌的特征表现是前列腺管腔衬以微腺泡增生样结构，没有基底细胞，其中一部分细胞以核变大为主。免疫组织化学技术的应用对前列腺癌的病理诊断有辅助价值。其中以 PSA 和高分子量的基底细胞特异性角蛋白（Clone 34β-E_{12}）最有意义。

WHO 根据腺管分化程度将前列腺癌分为 3 级：高分化癌、中分化癌和低分化癌（或未分化癌）。Gleason 分级分 5 级（1 代表分化最好，5 代表分化最差），Gleason 评分从 2（1＋1）至 10（5＋5）分。Gleason 评分对应分为三级：高分化（2～4 分），中分化（5～7 分），低分化（8～10 分）。

前列腺上皮内瘤（PIN）是前列腺癌的癌前病变。

前列腺癌细胞分激素依赖型、激素敏感型和激素非依赖型三种，前两种占多数，不同的细胞类型对内分泌治疗的反应不同。

三、临床表现

前列腺癌的临床表现缺乏特异性，归纳起来主要有以下 3 方面的症状。

1. 膀胱出口梗阻症状

早期前列腺癌常无症状，只有当肿瘤体积大至压迫尿道时，才出现膀胱出口梗阻症状。膀胱出口梗阻是前列腺癌最常见的临床表现，但与前列腺增生症（BPH）所引起的膀胱出口梗阻症状不易区别。前列腺癌所致膀胱出口梗阻症状发展较 BPH 所致膀胱出口梗阻症状快，有时缺乏进行性排尿困难的典型过程。由于多数前列腺癌患者同时伴有 BPH，因此，膀胱出口梗阻症状不具特异性。

膀胱出口梗阻症状通常分为梗阻性和刺激性两大类。梗阻性症状包括尿流缓慢、踌躇，尿不净，严重时可出现尿潴留（肿瘤压迫前列腺段尿道所致）。刺激性症状包括尿频、尿急，是梗阻引起继发性逼尿肌不稳定所致。但是，当前列腺癌侵犯膀胱三角区或盆神经时也可出现刺激性症状。

国际前列腺症状评分（IPSS）用于评价前列腺癌所致膀胱出口梗阻的严重程度，并可作为前列腺癌非手术治疗效果的临床评价指标。

2. 局部浸润症状

前列腺癌向尿道直接浸润可引起血尿，血尿是一个并不常见的症状，也不具特异性，在前列腺癌中发生率低于在 BPH 的发生率，不超过 16%。尿道外括约肌受侵犯时，可出现尿失禁。包膜外侵犯时，可致性神经血管束受损而出现阳痿。包膜受侵犯时可出现类似前列腺炎症状。精囊受侵犯时可出现血精，老年男性出现血精应怀疑前列腺癌可能。肿瘤侵犯直肠症状，表现为排便异常。在直肠镜检中发现的腺癌应怀疑可能为前列腺肿瘤侵犯所致，PSA 染色可资鉴别。

3. 转移性症状

骨转移的最常见症状是骨局部疼痛，骨扫描提示发生骨转移以脊柱特别是腰、胸椎最常见（74%），其次为肋骨（70%）、骨盆（60%）、股骨（44%）和肩部骨骼（41%）。椎体转移压迫脊髓引起的神经症状发生率为 1%～12%。

前列腺癌致淋巴结转移发生率很高，但常难以发现。浅表淋巴结在常规查体中易于发现，深部淋巴结转移则难以发现，只有当转移淋巴结增大压迫相应器官或引起淋巴回流障碍时才表现出相应的症状，如肿大淋巴结引起输尿管梗阻、水肿，腰痛，下肢淋巴肿等，但此时多已属晚期。

前列腺癌转移至骨骼和淋巴系统以外器官和组织的发生率很低，但若出现，常表明肿瘤广泛转移已至晚期。

四、诊断

1. 直肠指检（DRE）

直肠指检对前列腺癌的诊断和临床分期具有重要意义。检查时要注意前列腺大小、外形，有无不规则结节，中央沟情况，肿块大小、活动度、硬度及精囊情况。前列腺增大、表面平滑、中等硬度者多为增生，触到硬结者应疑为癌。

早期前列腺癌（T_{2a}期）直肠指检时仅能触及结节而表面尚光滑（肿瘤未侵及包膜）。T_{2b}期前列腺癌直肠指检在触及结节同时可触及病变一侧前列腺增大。T_3期前列腺癌直肠指检不仅可触及坚硬的结节，而且常因包膜受累而结节表面粗糙，致前列腺外形不正常，同时可触及异常的精囊，但前列腺活动尚正常。T_4期前列腺癌直肠指检前列腺不但体积增大、变硬、表面粗糙、精囊异常，并且前列腺固定且边界不清。

直肠指检触及的前列腺硬结应与肉芽肿性前列腺炎、前列腺凝结物、前列腺结核、非特异性前列腺炎和结节性 BPH 相鉴别。此外，射精管病变、精囊病变、直肠壁静脉石、直肠壁息肉或肿瘤也可在直肠指检时误诊为前列腺肿瘤。

50 岁以上男性每年至少做一次直肠指检，作为筛选前列腺癌的主要方法之一。

2. 前列腺特异性抗原（PSA）检测

PSA 是由 237 个氨基酸组成的单链糖蛋白，分子量约为 34 kDa，由前列腺上皮细胞分泌产生，功能上属于类激肽释放酶的一种丝氨酸蛋白酶。目前 PSA 检测已成为前列腺癌筛选、早期诊断、分期预后、评价疗效、随访观察的一项非常重要的生物学指标。与传统的前列腺癌瘤标 PAP 相比，敏感性和特异性都有明显提高。血清 PSA 0~4.0 ng/mL 为男性正常值范围。

前列腺按摩后血 PSA 水平会上升 1.5~2.0 倍，7 天后影响会明显减小。前列腺穿刺活检的患者血清 PSA 会明显升高，平均升高 5.91 倍，前列腺穿刺活检后 PSA 检测应在至少 1 个月后进行。

PSAD 即血清 PSA 浓度与超声检查测定的前列腺体积的比值（PSA 单位为 ng/mL，前列腺体积单位为 mL），PSAD 在鉴别前列腺癌和 BPH 中有重要意义。前列腺癌患者血液中 fPSA/tPSA 的比值明显低于 BPH 患者。血 PSA 在 4.0~10.0 ng/mL 时，PSAD 和 fPSA/tPSA 可以提高前列腺癌诊断的敏感性和特异性，但目前尚未确定标准的临界值。

PSAV 是指在单位时间内血清 PSA 水平的变化值。前列腺癌引起的 PSA 水平升高的速度较 BPH 快，目前以 PSAV 0.75 纳克/（毫升·年）作为鉴别的标准。

不同年龄组的男性 PSA 值不同，前列腺癌的检测应选用年龄特异 PSA 参考值，对提高早期诊断率有重要意义（表 7-1）。

表 7-1　年龄与 PSA 的关系

年龄（岁）	血 PSA 正常范围 ng/mL	
	Oesterling 等（471 例）	Dalkin 等（5 226 例）
40~49	0~2.5	
50~59	0~3.5	0~3.5
60~69	0~4.5	0~5.4
70~79	0~6.5	0~6.3

3. 前列腺特异膜抗原（PSM）检测

PSM 是前列腺细胞特有的一种固有跨膜糖蛋白，分子量为 100kDa，PSM 在血清中难以检测，较敏感的方法是检测患者外周血中 PSM mRNA。采用反转录-巢式 PCR 技术检测前列腺癌患者血清 PSM mRNA 的阳性率达到 62.3%。检测外周血 PSM mRNA 的表达有助于发现临床未知的早期前列腺癌血行转移（微转移），从分子水平确定分期，也有助于判断前列腺癌复发和进展的情况。反转录-巢式 PCR 技术同时检测前列腺癌患者血清 PSM mRNA 可提高诊断的阳性率。

4. 影像学检查

经直肠的超声检查（TRUS）是前列腺癌影像学检查的最重要方法。超声检查的诊断准确率在 60%~80%，明显高于 DRE 检查。超声检查中前列腺癌多呈低回声改变，外形不对称，回声不均匀，中央区和外周区界限不清和包膜不完整。精囊受侵犯也可在超声检查中发现。

静脉尿路造影（IVU）对诊断前列腺癌本身并无特殊意义，早期前列腺癌除非有血尿症状，一般无须行 IVU 检查。前列腺癌骨转移者可以在 X 线平片中发现。

前列腺癌 CT 检查诊断率不如 TRUS，但对前列腺癌伴盆腔淋巴结转移者有重要意义，诊断准确率为 40% ~50%。

MRI 诊断前列腺癌明显优于 CT 检查。T_2 加权像表现为高信号的前列腺周边带内出现低信号缺损区，但有时与前列腺炎不易区别。MRI 诊断率在 60% ~80%。MRI 可以通过腺体不规则、不对称及前列腺外脂肪组织影改变等来判断前列腺癌的包膜外侵犯。与 CT 相比，MRI 在诊断盆腔淋巴结转移上并无优越性。

放射性核素骨扫描诊断前列腺癌骨转移敏感性较 X 线检查高，能比 X 线早 3 ~6 个月发现转移灶，但也有假阳性结果，如关节炎、陈旧性骨折、骨髓炎、骨手术后等常可出现假阳性结果。X 线检查可以帮助鉴别。血 PSA 可帮助诊断骨转移，敏感性较高。PSA <20 ng/mL 者，骨扫描少有异常发现。

5. 腹腔镜盆腔淋巴结活检术 （LPLND）

腹腔镜盆腔淋巴结活检术可以准确判断淋巴结转移情况，手术适合于前列腺病理活检 Gleason 评分 >6 或 PSA >20 ng/mL，但尚无转移证据的前列腺癌患者。

6. 穿刺活检

病理检查是诊断前列腺癌的金标准。前列腺穿刺活检按部位分为经会阴穿刺活检和经直肠穿刺活检，以经直肠穿刺活检最为常用。按使用穿刺针不同分为针吸细胞学检查和系统穿刺活检。前列腺穿刺活检可在肛指引导和各种影像学检查引导下进行，超声检查和肛指引导下的前列腺穿刺活检最为常用。

前列腺穿刺活检的诊断准确率可达 90% 左右，经直肠超声引导下的前列腺穿刺活检准确率较肛指引导下穿刺为高。对前列腺无结节，但怀疑前列腺癌患者应行系统穿刺活检（六针穿刺法，即左右叶各三针）。

前列腺穿刺活检前患者的常规准备包括：①停止使用抗凝剂、抗血小板剂 5 ~7 天；②检查前 2 ~4 小时清洁肠道；③适当应用抗生素。

前列腺穿刺活检的常见并发症有感染、出血、血管迷走神经反应和肿瘤种植等。并发症发生与穿刺针的类型、引导方法等无关。

五、治疗

（一）随访观察

T_{1a} 和 T_{1b} 期前列腺癌的转归截然不同。T_{1a} 期前列腺癌患者病情进展缓慢，随访 4 年只有 4% 患者发现病情进展，而 T_{1b} 期则高达 33%。对 T_{1a} 期只需随访观察，只有年轻、预期寿命 >10 年的 T_{1a} 期患者需要积极治疗。T_{1b} 和 T_{1c} 期应行积极治疗，对预期寿命 <10 年、病理分级呈高分化的前列腺癌可随访观察。

（二）前列腺癌根治术

适合于预期寿命 >10 年的临床 T_1 和 T_2 期患者，也是 T_3 期前列腺癌的有效治疗方法，疗效明显优于其他治疗方法。手术的关键是尽可能彻底地切除病灶。手术的效果与分期关系密切，因此准确的术前分期十分重要。精囊侵犯并不是根治术的禁忌证，但提示单纯根治术效果不理想，往往需辅以其他治疗。

前列腺癌根治术的早期并发症有出血、直肠损伤和血栓形成，远期并发症有膀胱颈部挛缩、尿失禁和阳痿。

（三）内分泌治疗

前列腺癌是一种激素依赖性疾病，采用内分泌治疗可取得良好的近期疗效。内分泌治疗是局部晚期前列腺癌，伴有盆腔淋巴转移和伴有远处转移的前列腺癌的主要治疗方法（参照 Whitmore 分期分别为 C 期、D_1 期和 D_2 期）。

内分泌治疗前列腺癌主要是通过下述途径达到减少雄激素作用的目的：①抑制垂体促性腺激素的释放，抑制睾酮的产生；②双侧睾丸切除术，去除睾酮产生的源地；③直接抑制类固醇的合成，减少睾酮的产生；④抑制靶组织中雄激素的作用。

1. 睾丸切除术

双侧睾丸切除后，血睾酮水平迅速下降至术前水平的 5% ~ 10%，从而抑制前列腺癌细胞的生长，血 PSA 水平迅速下降，转移性骨痛可迅速缓解。手术简单安全，可在局部麻醉下完成。疗效可靠，并发症少。

2. LHRH-A（促性腺释放激素促效剂）

LHRH-A 与垂体性腺质膜上的 LHRH 受体具有高度的亲和力，作用力比 LHRH 更强和更长。给药初期可刺激垂体产生 LH 和 FSH，使睾酮水平上升，但很快垂体的 LHRH 受体就会丧失敏感性，使 LH 和 FSH 分泌停止，睾丸产生睾酮的能力也随之降至去势水平。LHRH-A 的作用可维持长达 3 年之久。另外，动物实验证明，LHRH-A 对前列腺癌细胞也有直接的抑制作用。

3. 雌激素治疗

雌激素是最早应用于前列腺癌内分泌治疗的药物。己烯雌酚（DES）是最古老的药物，其作用机制主要是通过反馈抑制垂体促性腺激素分泌，从而抑制睾丸产生睾酮。另外，雌激素对前列腺癌细胞也有直接的抑制作用。常用剂量为 1 ~ 3 mg/d。常见不良反应有恶心、呕吐、水肿、阳痿、男性乳房女性化。

4. 抗雄激素治疗

抗雄激素药物分为类固醇类和非类固醇类两大类。

类固醇类抗雄激素药物主要是孕激素类药物，具有阻断雄激素受体和抑制垂体释放 LH，从而抑制睾酮分泌达到去势后水平的双重作用。但如果单独长期使用，睾丸会逃逸垂体的抑制作用而使睾酮水平逐渐回升。因此，这类药物不如己烯雌酚或睾丸切除术疗效稳定。常用的有醋酸环氯地黄体酮（环丙甲地孕酮），是第一个用于治疗前列腺癌的抗雄激素药物。口服 100 mg，每日 2 次，有效率为 70%。不良反应有胃肠道症状及男性乳房女性化。非类固醇类抗雄激素药物常用有 3 种：①氟他胺；②尼鲁米特；③康士得。

（四）放射治疗

20 世纪 50 年代 Bagshow 在前列腺癌根治治疗方法中引入放射治疗，40 年的临床实践证明，放射治疗可以有效地治疗前列腺癌，局部控制率可高达 65% ~ 88%。

1. 外照射放射治疗

外照射放射治疗最适合于局限于前列腺的肿瘤。PSA 值较高，Gleason 分级较高或肿瘤较大，以及激素非依赖性前列腺癌可考虑放射治疗。

外照射放射治疗的照射野的设计按如下规律：在肿瘤靶体积（GTV）的基础上增加一定边缘，构成临床靶体积（CTV），再增加一定边缘，构成计划靶体积（PTV）。

射线的能量：用高能光子射线（> 10 MV 的 X 线）治疗有较好的剂量分布，并可降低并发症。放射治疗的剂量和分期有关。

放射治疗的长期结果令人满意。T_1 和 T_2 期患者 5 年的无病生存率为 80% ~ 90%，10 年生存率为 65% ~ 80%，与根治性前列腺癌切除的结果相似。T_3 期患者 5 年的生存率为 56% ~ 78%，10 年生存率为 32% ~ 54%，局部复发率为 12% ~ 38%，远处转移率为 33% ~ 42%。

放射治疗的不良反应表现为直肠和膀胱的症状，如腹泻、直肠不适、尿频和尿痛等。一般在放射治疗开始的第 3 周出现，治疗结束后数天至数周消失。晚期并发症在治疗后 3 个月以上才出现，较少发生。

2. 三维适形放射治疗（3-DCRT）

三维适形放射治疗采用计算机技术精确设计照射野的轮廓，按三维图形重建前列腺、精囊和扩展的边界，分析体积剂量关系，适当提高靶区的剂量，降低高能射线对周围正常组织的影响，提高局部控制率，减少并发症。

3. 组织间放射治疗

在经直肠超声（TRUS）引导下，经会阴皮肤插入 ^{125}I 或 ^{103}Pa，可联合外放射治疗。用间隔 5 mm 层面的 CT 或三维超声做出治疗计划系统（TPS），^{125}I 的剂量可达 160 Gy，^{103}Pa 达 115 Gy。在 CT 影像上计算出等剂量轮廓线，评估实际照射前列腺及周围正常组织的剂量。

文献报道 T_1 和 T_2 期前列腺癌患者组织间放射治疗的 5 年生存率为 60%～79%。3 年中有 86% 的患者保持性功能。有研究发现组织间放射治疗与外放射治疗的 10 年生存率和局部复发率相似。

组织间放射治疗的最常见并发症为直肠溃疡，其次为膀胱炎、尿失禁和尿道狭窄等。

（五）冷冻治疗

前列腺癌的冷冻治疗开始于 20 世纪六七十年代。冷冻治疗的作用机制主要是冷冻导致前列腺上皮细胞和基质细胞的出血性和凝固性坏死，但前列腺结构存在。对治疗不够彻底者可重复治疗，但目前不应作为前列腺癌治疗的一线疗法。

（六）化学药物治疗

磷酸雌二醇氮芥（EMP）对内分泌治疗后复发患者的总有效率为 30%～35%，症状改善率可达 60% 左右。常用剂量为 280 mg，每日 2 次。连续使用 3 周后改为每周注射 2 次。使用 3～4 周后若无效，应停止使用。出现严重并发症时应停药。以雌莫司汀为主的联合化疗临床试验在进行中，如雌莫司汀＋长春碱或拓扑异构酶 II 抑制剂（依托泊苷）或紫杉酚。

其他方法如生长因子抑制剂苏拉明，可诱导凋亡，调节细胞信号传导，诱导分化和免疫治疗等，需要深入研究。

六、预后和随访

PSA 是监测和评价治疗效果的敏感而方便的指标。前列腺癌根治术后 PSA < 0.1 ng/mL 的患者复发率低，PSA > 0.4 ng/mL 的患者，复发的可能性较大。放射治疗有效者，血 PSA 应逐渐下降，在 1 年左右时间内降至 < 1 ng/mL。若 PSA 水平下降缓慢或下降后又有升高趋势，则预示有肿瘤残留或复发。接受内分泌治疗的患者，PSA 应逐渐下降至 < 1 ng/mL；若 PSA 不降或下降不明显，仍 > 10 ng/mL 或短期下降后又升高，提示肿瘤为激素非依赖性。

（李利军）

第八章

膀胱炎症

第一节　间质性膀胱炎

间质性膀胱炎（IC）是一种慢性非细菌性膀胱炎症，以尿频、尿急、夜尿和（或）盆腔疼痛为主要临床表现，尿培养无细菌生长。Hunner 最先报道间质性膀胱炎，所描述的膀胱壁上出血区后来称为 Hunner 溃疡。这种典型的溃疡只在少数患者中出现。随着对疾病的进一步认识，目前认为其发生率远高于过去的估计。美国间质性膀胱炎的发生率应为（52～67）/10 万。

1987 年 Holm-Bentzen 认为，有许多患者即使没有间质性膀胱炎的膀胱镜下典型变化，但其膀胱疼痛仍可能来自膀胱壁的病变。近期研究提示，慢性无菌性前列腺炎、前列腺痛和慢性盆腔疼痛综合征可能是 IC 的不同形式。

间质性膀胱炎被认为是一种不知原因的综合病症，在诊断上相当困难，在治疗上也常常不能完全治愈。间质性膀胱炎可能是由不同原因产生的一个共同结果。

一、病因及发病机制

尽管对 IC 的认识已有 1 个世纪，但对其病因及发病机制仍不清楚，根据目前的研究进展，大致有以下几种假说。

1. 隐匿性感染

虽然还没有从患者中检测出明确的病原体，但有证据表明 IC 患者尿中微生物（包括细菌、病毒、真菌）明显高于正常对照组。目前大多数人认为感染可能不是 IC 发病的主要原因，但它可能与其他致病因素共同作用。

2. 遗传因素

北美人 IC 发病率明显高于日本人，犹太女性发病率远高于其他种族，而黑种人很少患 IC，提示 IC 可能与种族有关。

3. 神经源性炎症反应

应激状态如寒冷、创伤、毒素、药物作用下，交感神经兴奋，释放血管活性物质，引起局部炎症和痛觉过敏；血管活性物质也可进一步活化肥大细胞，使血管扩张、膀胱黏膜损害而引起炎症反应。

4. 肥大细胞活化

肥大细胞的活化与聚集是 IC 主要的病理生理改变。肥大细胞多聚集于神经周围，在急性应激状态下，肥大细胞活化并脱颗粒，释放多种血管活性物质如组胺、细胞因子、前列腺素、胰蛋白酶等，可引起严重的炎症反应。有 20%～65% 的患者膀胱中有肥大细胞活化。

5. 自身免疫性疾病

IC 是一种自身免疫性疾病的理由有：①多见于女性；②患者同时患其他自身免疫性疾病的比例较高；③患者中对药物过敏的病例占 26%～70%，许多患者可检出抗核抗体；④组织学检查伴有结缔组织的病变；⑤应用免疫抑制剂治疗有一定疗效。

6. 膀胱黏膜屏障破坏

移行上皮细胞上的氨基多糖（GAG）具有保护层的作用，能够阻止尿液及其中有害成分损害黏膜下的神经和肌肉。膀胱黏膜屏障损害后上皮细胞功能紊乱，渗透性改变，结果尿中潜在的毒性物质进入膀胱肌肉中，使感觉神经去极化，引起尿频、尿急等临床症状。这种潜在的毒性物质主要是钾离子，钾离子并不损伤或渗透正常尿路上皮，但对膀胱肌层有毒性作用。

7. 尿液的毒性作用

IC 患者尿液中有特殊的毒性物质对膀胱造成损害，如抗增殖因子（APF）。

二、病理

间质性膀胱炎病理检查的作用只在于排除其他疾病，包括原位癌、结核、嗜酸性膀胱炎等，而对于诊断间质性膀胱炎，病理检查并不能提供多少帮助。

IC 患者膀胱的病理变化可以分为两个时期。早期在膀胱镜下少量充水可见黏膜外观正常或仅有部分充血，但是经过再次注水扩张后可见广泛膀胱黏膜下点状出血或片状出血。在组织学上无明显改变，黏膜与肌层内也无明显肥大细胞增多。到后期黏膜与肌肉内可见多种炎性细胞浸润，如浆细胞、嗜酸性粒细胞、单核细胞、淋巴细胞与肥大细胞，而且有研究发现肥大细胞在黏膜与肌层内有所不同，前者较大，其内组胺成分增多，且具有迁移能力。电镜下可见典型血管内皮细胞受损伴有基底膜及弹力组织的新生，并可以看到嗜酸性粒细胞及肥大细胞脱颗粒现象。炎性细胞可以浸润膀胱全层及肌肉神经组织，肌束及肌内胶原组织增多，严重的纤维化可以导致膀胱容量缩小。

三、临床表现

IC 多发生于 30 ~ 50 岁的中年女性，年龄小于 30 岁者约占 25%，18 岁以下罕见，也可累及儿童。男性较少见，男、女患病比例为 1 ∶ 10。

本病发病较急，进展较快，但在出现典型症状后病情通常维持稳定而不会进一步加剧。即使不经治疗，有超过 50% 的患者会出现自然缓解的情况，但很快又会再次发作。

症状可分为膀胱刺激症状和疼痛症状两个症候群，主要表现为严重的尿频、尿急、尿痛等膀胱刺激症状和耻骨上区疼痛，也可有尿道疼痛、会阴和阴道疼痛，60% 的患者有性交痛。疼痛十分剧烈，与膀胱充盈有关，排尿后症状可缓解。一些不典型的患者症状可表现为下腹坠胀或压迫感，月经前或排卵期症状加重。体格检查通常无异常发现，部分患者有耻骨上区压痛，阴道指诊膀胱有触痛。

患者膀胱刺激症状和疼痛症状两个症状群可同时具备，也可只以一种为主。症状与其他的膀胱炎症相似但更顽固、持续时间更长。

四、诊断

间质性膀胱炎的诊断如上所述是一个排他性的诊断，需要排除很多症状相似的疾病，因而诊断比较困难。而不同的医生诊断的标准也可能不同，结果导致诊断上的混乱。基于此原因，美国 NIADDK 于 1987 年制定了 IC 的诊断标准，并于 1988 年进行了修订。

美国 NIADDK 关于 IC 的诊断标准如下。

必需条件：①膀胱区或下腹部、耻骨上区疼痛，伴尿频；②麻醉下水扩张后见黏膜下点状出血或 Hunner 溃疡。

全身麻醉或硬膜外麻醉下膀胱注水至 80 ~ 100 cmH_2O 压力，保持 1 ~ 2 分钟，共两次后行膀胱镜检查，应发现弥漫性黏膜下点状出血，范围超过 3 个象限，每个象限超过 10 个，且不在膀胱镜经过的部位。

应排除的情况如下：①清醒状态下膀胱容量大于 350 mL；②以 30 ~ 100 mL/min 注水至 150 mL 时无尿意；③膀胱灌注时有周期性不自主收缩；④症状不超过 9 个月；⑤无夜尿增多；⑥抗生素、抗微生物制剂、抗胆碱能或解痉剂治疗有效；⑦清醒时每天排尿少于 8 次；⑧3 个月内有前列腺炎或细菌性膀胱炎；⑨膀胱或下尿路结石；⑩活动性生殖器疱疹；⑪子宫、阴道、尿道肿瘤；⑫尿道憩室；⑬环磷酰胺或其他化学性膀胱炎；⑭结核性膀胱炎；⑮放射性膀胱炎；⑯良性、恶性膀胱肿瘤；⑰阴道炎；⑱年龄小于 18 岁。

该诊断标准过于严格，使得临床上 60% 的患者不能满足 NIADDK 的诊断标准。Hanno 等对一组 IC 患者分析后发现，269 例患者中只有 32% ~42% 符合 NIADDK 的诊断标准。而 Schuster 则认为儿童 IC 患者并非罕见。常用的膀胱镜检查、麻醉下的膀胱水扩张，作为诊断的"金标准"，也非绝对。一项前瞻性研究显示，该项检查敏感性在 IC 中为 42%，而在正常对照中阳性率高达 45%。即使患者有典型 IC 症状，麻醉下膀胱水扩张也不一定能发现典型的瘀斑。

因而临床上诊断需依靠病史、体检、排尿日记、尿液分析、尿培养、尿流动力学、膀胱镜检查及病理组织学检查来综合评估。

基于膀胱黏膜屏障破坏是间质性膀胱炎发病机制的假说，Parsons 提出了一种筛选和诊断 IC 的方法——钾离子敏感试验（PST），方法是分别用无菌水和 0.4 mmol/L 钾溶液行膀胱灌注，并记录尿路刺激症状的程度。正常人由于有完整的 GAG 层保护不会出现症状，IC 患者因为 GAG 层缺陷，钾离子透过移行上皮，到达深层组织，产生刺激性症状和毒性反应。PST 阳性率为 75%，操作简单且几乎无损伤，有较大应用价值，但仍有 25% 的患者不能检出，且假阳性率较高，因而其应用价值存在许多争议。急性膀胱炎和放射性膀胱炎患者其膀胱上皮的通透性均增加，可产生阳性反应。

人们还希望能找到类似肿瘤标志物样的 IC 标志物。Erickson 等在同一组人群中检测了多种尿的标志物，他们认为目前只有糖蛋白 51（GP51）和抗增殖因子（AFP）能完全区别 IC 和正常对照。对符合 NIDDK 诊断标准的 IC 患者，GP51 和 AFP 具有较高的敏感性和较强的特异性，但是对于临床上不符合 NIDDK 诊断标准的患者，仍需做进一步的研究。GP51 和 AFP 有可能成为 IC 的诊断标志物。

Parsons 设计了盆腔疼痛与尿急和尿频症状评分系统（PUF），PUF 10~14 者 PST 阳性率 74%，PUF≥20 者 PST 阳性率达 91%，因此 PUF 也可作为 IC 筛选的有效工具。

五、治疗

间质性膀胱炎的治愈非常困难，应向患者说明治疗的目的只是缓解症状，改善生活质量，很难达到完全缓解和根治。每一种治疗方法并非适用于所有的患者，几种方法联合应用可取得较好的效果。治疗间质性膀胱炎应该是越早越好。

（一）饮食调节

饮食调节是最基本的治疗方法，IC 患者应以清淡饮食为主，避免刺激性食物和饮料，对食物过敏的患者尤为重要。但并非所有的患者都有食物过敏史，且过于严格的饮食控制可能导致营养不良，因此饮食调节的治疗方案应该个体化。

（二）口服药物治疗

1. 抗组胺药

由于间质性膀胱炎的膀胱壁上有肥大细胞增多趋势，释放炎症物质引起疼痛，因此可以使用抗组胺药来加以抑制。抗组胺药一般用于发病初期，或是严重的急性期，可以得到迅速解除疼痛的效果。

羟嗪是一种 H_1 受体阻滞剂，能够抑制肥大细胞和神经细胞分泌，有镇静与抗焦虑作用。开始剂量 25 mg，睡前服用，1 周后增加至 50 mg，1 个月后若无不良反应则白天另加服 25 mg。不良反应有全身软弱、嗜睡、急性尿潴留。孕妇与精神抑郁者不用此药。症状消失后停药数日或 1 个月后可以复发，故应每晚服 25 mg 作为维持量。

2. 抗抑郁药

抗抑郁药对于膀胱放松、减少膀胱的紧张有帮助，因此患者可以得到在情绪上及膀胱发炎反应上的缓解。

阿米替林：是一种三环类抗抑郁药，用于治疗间质性膀胱炎。作用机制：①阻断触突前神经末梢对去甲肾上腺素及 5-羟色胺的再摄取，并阻滞其受体，可达到镇痛目的；②阻滞 H_1 受体，有镇静抗炎作用；③对抗胆碱与兴奋 β 受体，可以降低膀胱逼尿肌张力。初始剂量为 25 mg，睡前服，3 周内逐渐增加到 75 mg（每晚 1 次），最大可至 100 mg。

3. 钙通道阻滞剂

可以松弛膀胱逼尿肌及血管平滑肌，改善膀胱壁血供。

硝苯地平开始剂量为 10 mg，每日 3 次；若能耐受，可缓慢增加到 20 mg，每日 3 次。血压正常者服用缓释剂型，血压不易下降与波动，疗程为 3 个月，疗效约 1 个月后出现。

4. 阿片受体拮抗剂

盐酸钠美芬是一种新的阿片受体拮抗剂，可以抑制肥大细胞脱颗粒释放组胺、5-羟色胺、白三烯和细胞素等。初始剂量为 0.5 mg，每日 2 次，逐渐增加到 60 mg，每日 2 次。初期每周增加 2 mg，到 3 个月后可每周增加 10 mg。服药初期都有不良反应，失眠最常见，有恶心，可自行消失。

5. 多硫戊聚糖钠（PPS）

是一种结构类似于 GAG 的药物，口服以后部分经尿中排出，有助于膀胱上皮结构与功能的恢复。推荐剂量 100 mg，每日 3 次，最大可至 600～900 mg/d。大多数服药 3 个月内症状明显改善，并可持续 3 年，研究表明服用时间越长则疗效越好，症状严重者比症状轻微者效果较好，治疗 3 年有 74%～88% 的症状和整体反应改善率。不良反应少，主要是胃肠道反应，约有 5% 的患者发生脱发、腹痛、腹泻和恶心，禁用于有出血倾向和有抗凝治疗的患者。

6. 甲磺司特

抑制辅助（性）T 细胞介导的过敏反应。每日 300 mg，12 个月后明显增加膀胱容量，减少尿频和疼痛等症状。

7. 其他药物

有糖皮质激素类药物、抗癫痫药物、抗胆碱药物、麻醉药、解痉镇静药等。一般联合使用，以增加疗效。

（三）膀胱扩张及膀胱内药物灌注

1. 膀胱扩张

在硬膜外麻醉或全身麻醉下先行膀胱镜检查，然后向膀胱内以 80～100 cmH$_2$O 压力注入盐水逐步扩张膀胱，持续 30 分钟。扩张之后，通常会有 2～3 天的强烈膀胱不适感，之后膀胱疼痛消失，尿频、尿急的症状也有较为明显的改善。此种情形是由于膀胱以水扩张后对于位在膀胱壁上之感觉神经末梢造成破坏。

此方法既有助于诊断又可同时治疗，可使 30%～50% 的患者症状缓解，因而可作为药物以外治疗的首选。对膀胱容量小的患者效果更好，但多次扩张并不能进一步改善症状。但经过几周之后此种神经又重新长出突触，患者便又恢复以前的下尿路症状。结合膀胱内药物灌注，疗效会更好。

2. 膀胱内药物灌注

膀胱内药物灌注的优点有：直接作用于膀胱的药物浓度较高；不易经由膀胱吸收，全身不良反应少；且不经由肝、肠胃、肾的吸收或排泄，因而药物交互作用少。缺点是有导尿的并发症，如疼痛、感染等。常用药物如下。

（1）二甲基亚砜与肝素：二甲基亚砜（DMSO）具有抗炎、镇痛、抑菌作用，可迅速穿透细胞膜。肝素可增强 GAG 层的保护作用，同时有抑制细胞增殖和抗炎、抗黏附作用。ATP 是膀胱损伤性神经递质，由膀胱扩张后上皮细胞伸张时激活释放来传递膀胱感觉，在间质性膀胱炎时，ATP 释放增加，这个过程可以被二甲基亚砜与肝素阻断。故可以解释二甲基亚砜与肝素对间质性膀胱炎超敏症状的治疗作用，而且肝素比二甲基亚砜具有更加明显的剂量依赖效应。

以 50% 二甲基亚砜 50 mL 加生理盐水 50 mL，每 2 周灌注 1 次，每次 15 分钟，疗程在 8 周以上。一组研究资料显示，经过治疗 2 个月后间歇 1 个月，试验组 93% 表现客观好转，53% 主观好转，相应地仅用盐水灌注的结果为 35% 与 18%。停止治疗复发率为 35%～40%，再继续治疗有效，应在尿路感染被控制及行膀胱活检间隔一段时间后进行，除了呼吸有大蒜味外没有其他不良反应。

肝素 25 000 U 加入生理盐水 10 mL 膀胱灌注，每周 3 次，每次保留 1 小时。许多患者治疗 4 ~ 6 个月后才出现疗效，没有出现不良反应，特别是没有出现凝血功能障碍。现在主张采用"鸡尾酒疗法"，溶液由 50% DMSO 50 mL、$NaHCO_3$ 10 mL（浓度 75 mg/mL）、曲安西龙 40 mg、肝素 1 万 ~ 2 万 U 配制而成。膀胱灌注 30 ~ 50 mL 溶液，保留 30 ~ 60 分钟后排空。

（2）羟氯生钠：该药物以前是用来治疗膀胱结核，机制是通过其氧化作用使膀胱表面部分破坏。羟氯生钠灌注后所引起的膀胱表面愈合过程可以减轻患者的症状。0.4% 溶液是常用浓度，宜用时配制，因为疼痛刺激常需在麻醉下进行治疗。方法是 0.4% 羟氯生钠量约为膀胱容量的 50%，灌入后停留 5 ~ 7 分钟后抽出，如此反复 3 ~ 4 次，最后用生理盐水反复冲洗膀胱，灌注后数小时或数天患者尿痛与尿频症状会加重。不同学者建议治疗应间隔数周或数月。有效率为 50% ~ 70%，症状消失持续 6 ~ 12 个月。

（3）卡介苗（BCG）：BCG 造成明显黏膜剥落，作用机制尚未完全清楚，可能是经由强化免疫系统达成。BCG 目前尚未经 FDA 核准用于治疗 IC，但已进入临床试验。已有双盲及对照试验指出 6 个月时有 60% 缓解率（对照组只有 27%），而且有反应的患者到 2 年时仍有 89% 维持缓解。

（4）透明质酸：透明质酸可用于暂时性修补缺陷的上皮黏膜（GAG），化学结构类似肝素。膀胱灌注的报道可解除 IC 的症状。目前正在美、加进行双盲对照试验，不良反应少。

（5）硝酸银：以其杀菌、收敛、腐蚀作用治疗 IC，禁用于有输尿管反流者与近期内行膀胱活检者。浓度为 1/2 000、1/1 000、1/100、2/100 不等，1% 以上需用麻醉，每次量为 50 ~ 80 mL，停留 2 ~ 10 分钟，间隔 6 ~ 8 周。这种治疗随访 1 年仍有效的占 50%。

（6）辣椒辣素与肉毒杆菌毒素（BTX）：近年来有学者认为使用辣椒辣素，或是 BTX 来抑制膀胱内 C 神经传入纤维，有助于减少膀胱内的发炎反应，进而使得膀胱肌肉的发炎及膀胱挛缩的症状得到改善。但由于辣椒辣素及 BTX 对于膀胱仍然具有相当程度的刺激作用，灌注时会有不适感，部分患者可能无法接受。因此在灌注时，可先在膀胱内灌注麻醉药来抑制膀胱的疼痛反应，再加上辣椒辣素或是 RTX 进一步进行 C 神经纤维的去过敏作用。使用的浓度以较低浓度（8 ~ 10 mmol/L）为好，但需要多次治疗。

BTX 过去用在膀胱过度活动症，注射在膀胱的肌肉里面，可以抑制肌肉的不稳定收缩，使得膀胱容量增大。但有部分患者逼尿肌的收缩力也会因此降低，因此产生排尿较为困难的短期后遗症。最近有报道使用 BTX 注射在膀胱黏膜下，发现这种治疗方法可以有效地抑制膀胱的感觉，使得膀胱容量增大。但对于逼尿肌的收缩力仍然有抑制效果，使得患者在治疗之后有排尿困难的并发症。

（四）外科手术治疗

如果患者已经变成慢性间质性膀胱炎，同时其膀胱容量已经缩小至 150 mL 以下，患者的下尿路症状又因为膀胱挛缩而变得十分严重，可以考虑行膀胱切除手术或肠道膀胱扩大整形术。

1. 经尿道电切、电凝及激光治疗或膀胱部分切除术

适用于膀胱壁病变局限，特别是 Hunner 病变，但是这种病变比较局限的病例很少见。尽管术后症状可以得到改善，但是复发率也高。

2. 膀胱神经切断术

起初的神经切断术包括髓交感神经链切断术、腹下神经节切除术、髓前神经切断术、髓前外侧束切断术、神经后根切断术。因这些手术常会有会阴感觉神经切除术的后果和影响括约肌功能，而且也未产生明显效果，因而被放弃。

3. 膀胱松解术

优于其他神经切断术，是因为其不损伤膀胱底的感觉或括约肌的功能，可以安全地应用麻醉下能扩张膀胱到正常适当容量的患者。

4. 膀胱扩大成形术

不仅扩大了膀胱，而且置换了大部分病变的膀胱壁。膀胱病变部分切除应充分彻底，必须紧靠三角区与膀胱颈，使剩下的边缘仅够与肠管吻合。短期治疗效果较好，但有较高的复发率，最终需膀胱全切术。

5. 膀胱切除加尿流改道术

在其他治疗方法失败后可应用膀胱切除及尿流改道术。

（陈天明）

第二节　非特异性膀胱炎

膀胱炎常伴有尿道炎，统称为下尿路感染。许多泌尿系统疾病可引起膀胱炎，而泌尿系统外的疾病（如生殖器官炎症、胃肠道疾病和神经系统损害等）也可增加膀胱感染率。

一、急性膀胱炎

急性膀胱炎的高发人群包括 4 类：学龄期少女、育龄期妇女、男性前列腺增生症患者、老年人。致病菌以大肠埃希菌属最为常见，其次是葡萄球菌、变形杆菌、克雷伯菌等。

（一）病因

膀胱炎由多种因素引起：①膀胱内在因素，如膀胱内有结石、异物、肿瘤和留置导尿管等，破坏了膀胱黏膜防御能力，有利于细菌的侵犯；②膀胱颈部以下的尿路梗阻，引起排尿障碍，失去了尿液冲洗作用，残余尿成为细菌生长的良好培养基；③神经系统损害，如神经系统疾病或盆腔广泛手术（子宫或直肠切除术）后，损伤支配膀胱的神经，造成排尿困难而引起感染。

膀胱感染的途径以上行感染最常见。发病率女性高于男性。因女性尿道短，常被邻近阴道和肛门的内容物所污染，即粪便-会阴-尿路感染途径。尿道口解剖异常，如尿道口后缘有隆起的处女膜（称为处女膜伞）阻挡或尿道末端纤维环相对狭窄，这些梗阻因素可引起尿道膀胱反流；女性尿道口与阴道口过于靠近，位于处女膜环的前缘（称为尿道处女膜融合），易受污染。性交时摩擦损伤尿道，性交时尿道口受压内陷，尿道远段 1/3 处的细菌被挤入膀胱；也可能因性激素变化，引起阴道和尿道黏膜防御机制障碍而导致膀胱炎。另外，阴道内使用杀精子剂会改变阴道内环境，致使细菌易于生长繁殖，成为尿路感染的病原菌。男性前列腺精囊炎，女性尿道旁腺炎也可引起膀胱炎。

（二）病理

在急性膀胱炎早期，膀胱黏膜充血、水肿，有白细胞浸润，可有斑片状出血，以膀胱三角区和尿道内口处最明显。后期的膀胱黏膜脆性增加，易出血，表面呈颗粒状，局部有浅表溃疡，内含渗出物，但一般不累及肌层，经抗生素治疗后可不留痕迹。

（三）临床表现

急性膀胱炎可突然发生或缓慢发生，排尿时尿道有烧灼样疼痛、尿频，往往伴尿急，严重时类似尿失禁。尿液浑浊，尿液中有脓细胞，有时出现血尿，常在排尿终末时明显。耻骨上膀胱区有轻度压痛。单纯急性膀胱炎，无全身症状，无发热。

女性患者急性膀胱炎发生在新婚后，称为"蜜月膀胱炎"。急性膀胱炎的病程较短，如及时治疗，症状多在 1 周左右消失。

（四）诊断

急性膀胱炎的诊断，除根据病史及体征外，需做中段尿液检查，尿液中常有大量脓细胞和红细胞。将尿液涂片行革兰染色检查，初步明确细菌的性质，同时行细菌培养、菌落计数和抗生素敏感试验，为以后治疗提供更准确的依据。急性膀胱炎的患者血液中白细胞可升高。急性膀胱炎时忌行膀胱镜检查。

急性膀胱炎需与急性肾盂肾炎区别，后者除有膀胱刺激症状外，还有寒战、高热等全身症状和肾区叩击痛。

少数女孩患急性膀胱炎伴有膀胱输尿管反流，感染可上升而引起急性肾盂肾炎，成人中比较少见。

（五）治疗

急性膀胱炎需卧床休息，多饮水，避免刺激性食物，热水坐浴可改善会阴部血液循环，减轻症状。用碳酸氢钠或枸橼酸钾等碱性药物，可降低尿液酸度，缓解膀胱痉挛。黄酮哌酯盐（泌尿灵），可解除痉挛，减轻排尿刺激症状。

根据致病菌属，选用合适的抗菌药物。喹诺酮类抗菌药为广谱抗菌药，对多种革兰阴性、阳性菌均有效，耐药菌株低，是目前治疗单纯性膀胱炎的首选药物。单纯性膀胱炎国外提倡单次剂量或三天短疗程法，目前采用最多的治疗方案是三天短程疗法，避免不必要的长期服药而产生耐药细菌和增加不良反应，但要加强预防复发的措施。若症状不消失，尿脓细胞继续存在，培养仍为阳性应考虑细菌耐药或有感染的诱因，要及时调整更换合适的抗菌药物，延长应用时间，以期早日达到彻底治愈。

预防和预后：要注意个人卫生，使致病细菌不能潜伏在外阴部。由于性生活后引起女性膀胱炎，建议性交后和次日早晨用力排尿；若同时服磺胺药物 1 g 或呋喃妥因 100 mg，也有预防作用。

二、慢性膀胱炎

（一）病因

常为上尿路慢性感染的继发病，同时也是某些下尿路病变，如前列腺增生症，尿道狭窄，膀胱内结石、异物等的继发病。在女性，如有处女膜伞、尿道口处女膜融合、尿道旁腺积脓等，也是诱发本病的重要因素。

（二）病理

慢性膀胱炎的病理变化与急性膀胱炎大致相似，但黏膜充血较轻，出血和渗出较少，化脓性变化较广泛，黏膜苍白变薄，有的呈颗粒状或束状，表面不平，有小结节和小梁形成。黏膜溃疡较浅，边缘不规则，基底呈肉芽肿状，可有假膜样渗出物覆盖，或有尿盐附着。少数病例因膀胱壁纤维化致膀胱容量缩小。

（三）临床表现

慢性膀胱炎有轻度的膀胱刺激症状，且经常反复发作。通常无明显体征，或出现非特异性体征。

（四）诊断

对慢性膀胱炎的诊断，需详细进行全面的泌尿生殖系统检查，以明确有无慢性肾脏感染。男性患者需除外阴茎头包皮炎、前列腺精囊炎，女性患者除排除尿道炎、尿道憩室、膀胱膨出外，还应作妇科检查，排除阴道炎、宫颈炎和尿道口处女膜伞或处女膜融合等情况。尿液浑浊，尿液分析可发现有意义的菌尿症，尿培养一般为阳性，但脓尿少见。膀胱镜检查表现为膀胱黏膜失去正常的浅橘黄色光泽，变成黯红色。较严重的水肿呈高低不平外观。更严重时黏膜僵硬，失去弹性。慢性膀胱炎症引起的溃疡底部较浅，表面有脓性分泌物覆盖，溃疡周围有明显充血。

鉴别诊断：①结核性膀胱炎发展缓慢，呈慢性膀胱炎症状，对抗菌药物治疗的反应不佳，尿液中可找到抗酸杆菌，尿路造影显示患侧肾有结核所致改变；②间质性膀胱炎，患者尿液清晰，极少部分患者有少量脓细胞，无细菌，膀胱充盈时有剧痛，耻骨上膀胱区可触及饱满而有压痛的膀胱；③嗜酸性膀胱炎的临床表现与一般膀胱炎相似，区别在于前者尿中有嗜酸性粒细胞，并大量浸润膀胱黏膜。慢性膀胱炎与腺性膀胱炎的鉴别诊断，主要依靠膀胱镜检查和活体组织检查。

（五）治疗

选择有效、敏感的抗生素进行抗感染治疗。保持排尿通畅，增加营养，提高机体免疫力。对久治不愈或反复发作的慢性膀胱炎，在感染控制后需要做详细全面的泌尿系检查，对有尿路梗阻者应解除梗阻、控制原发病灶，使尿路通畅。对神经系统疾患所引起的尿潴留和膀胱炎，根据其功能障碍类型，进行治疗。针对妇科疾病如阴道炎、宫颈炎和尿道口处女膜伞或处女膜融合等进行有效治疗。

预防和预后：基本预防措施同急性膀胱炎。预防和治疗原发病甚为重要。如能清除原发病灶，解除梗阻，并对症治疗，大多数病例能获得痊愈，但需要较长时间。

（陈天明）

第三节　特异性膀胱炎

一、结核性膀胱炎

结核性膀胱炎是结核分枝杆菌所致的膀胱特异性炎症，多继发于肾结核，由肾内结核分枝杆菌下行感染致病，少数病例可由前列腺结核蔓延所致。

（一）病理

膀胱结核病变初始表现为膀胱黏膜充血、水肿，结核结节形成，以患侧输尿管周围最为明显。以后逐渐蔓延到膀胱三角区和对侧输尿管口附近，甚至累及整个膀胱。随着病变的逐渐发展，结核结节相互融合、干酪样化，并形成溃疡。溃疡表面可有坏死、出血，其边缘不规则成潜行性，与正常黏膜膜之间界限清楚。

（二）临床表现

结核性膀胱炎的症状实际上代表了泌尿系统结核的典型症状，其症状的轻重程度与病变本身的性质、侵犯的部位及组织损害的程度有关。

1. 膀胱刺激征

结核性膀胱炎的主要症状和早期症状，表现为尿频、尿急、尿痛。一般以尿频为初发症状，患者排尿次数逐渐增加，以夜间为甚，夜尿可由每晚 3~5 次逐渐增多到 10~20 次。在尿频的同时也有尿急，必须立即排尿，否则难以忍受。尿频、尿急症状的发生早期主要是由于病肾侧的输尿管口或膀胱三角区有轻度的结核病变，以及由病肾排出带有结核分枝杆菌或脓细胞的尿液刺激膀胱所致。随着病变逐渐加重，如广泛形成黏膜溃疡、结核结节等时，尿频也随之加重，有时每小时需排尿数次，排尿终末尿道或耻骨上膀胱区有灼热感或疼痛感，以及排尿不净感。

2. 血尿

一般发生于尿频、尿急、尿痛之后，主要是由于膀胱收缩排尿引起黏膜溃疡出血所致。多为镜下血尿或隐约可见的肉眼血尿，严重肉眼血尿并混有大量血凝块者比较少见。终末血尿多见，有时也可表现为全程血尿。

3. 脓尿

尿液镜检可见大量的脓细胞。严重者尿液中可混有干酪样物质，呈现米汤样浑浊，有时还可混有血丝或脓血尿。

4. 全身症状

当伴有全身性活动性结核时，可出现结核中毒症状，如乏力、低热、盗汗和红细胞沉降率加快等。若病情发展到一侧肾结核和对侧肾严重积水时，可出现慢性肾功能不全症状。50%~80% 的男性患者可能合并生殖系统结核。

（三）诊断

膀胱结核患者大多数有肺结核或其他部位结核感染病史。若出现迁延不愈、常规抗生素治疗效果欠佳或症状加重的慢性膀胱炎，尿液检查有脓细胞且难以消除，而普通尿细菌培养阴性，尿 pH 提示酸性尿者，均应考虑是否存在膀胱结核。

结核性膀胱炎是泌尿生殖系统结核的一部分，因此诊断时除应了解膀胱结核本身的情况外，更应该对泌尿生殖系统进行全面的检查，同时还应了解肾外结核感染状况。

1. 实验室检查

持续脓尿，普通培养无细菌生长或涂片亚甲蓝染色未见细菌，应首先考虑结核病。应用抗酸染色对

24 小时尿沉渣进行检查，至少 60% 的病例可找到抗酸杆菌，但结果必须用阳性培养来加以确认。用晨尿进行结核菌培养，可以获得较高的阳性率。如果临床表现强烈提示结核病的存在，而培养结果为阴性，应重复进行尿液培养。血常规一般正常，重症患者可出现贫血。红细胞沉降率常增快。

2. 影像学检查

（1）X 线检查：KUB 可显示肾、输尿管、膀胱区的钙化灶，但需与泌尿系统结石相鉴别。IVU 对诊断典型的肾结核及了解双侧上尿路积水情况和分侧肾功能有重要作用。膀胱造影可了解膀胱结核性挛缩的情况。

（2）CT 检查：CT 能清楚显示扩大的肾盏、肾盂空洞和钙化等集合系统的破坏以及膀胱缩小的情况，同时还观察到肾盂、输尿管和膀胱壁纤维化增厚。膀胱结核早期 CT 表现为病变位于肾结核同侧的输尿管口及其附近，多累及输尿管内口、输尿管间嵴和输尿管口皱襞，有时可见膀胱壁结节、膀胱壁局部僵硬和略增厚，膀胱体积多无变化。中晚期膀胱结核 CT 扫描见患侧膀胱壁较大范围增厚、僵硬、平直，膀胱挛缩甚至膀胱腔闭塞等。CT 还可观察到膀胱周围的病变情况。

（3）磁共振成像（MRI）检查：临床上采用的磁共振尿路成像（MRU）不仅能反映尿路梗阻的部位，还能反映两侧肾功能。晚期泌尿系统结核 MRI 表现为肾盏、肾盂变形，肾盏排列乱，肾实质内可有高信号脓腔，输尿管有扩张，膀胱腔缩小。

3. 膀胱镜检查

膀胱镜是确诊结核性膀胱炎的重要方法。膀胱镜可以观察膀胱黏膜病变程度，测量膀胱容积，发现膀胱挛缩，还可获得清洁尿液标本以进行检查。

膀胱镜下典型的结核性膀胱炎病变表现为黏膜上形成结核结节或黯红色大小不等的溃疡面。这些病变开始在患侧输尿管口附近，但很快蔓延至膀胱三角区和其他部位。膀胱溃疡处肉芽组织偶被误诊为肿瘤，应取组织活检进一步确诊。输尿管病变严重时可以缩短、管口僵硬、被拉向外上方，输尿管管口的正常活动消失，出现高尔夫球洞样形状，这也是膀胱结核的一种典型改变。有时可见输尿管口喷出浑浊的尿液，或半固体状脓液。

（四）治疗

对于绝大多数早期泌尿系结核患者，当肾结核得到有效治疗后，结核性膀胱炎多能恢复。但如果结核病变晚期已经引起膀胱挛缩、对侧肾积水、膀胱瘘等并发症，则需根据不同病情改变采取相应的治疗措施。

1. 一般治疗

治疗时应注意保持充分的营养摄入和休息。

2. 药物治疗

药物治疗适应证包括：①临床检查提示为早期肾结核合并结核性膀胱炎者；②其他部位有活动性结核暂不宜手术者；③手术治疗前后的抗结核药物治疗。

药物选择及使用方法具体可参见肾结核治疗。药物治疗期间，应定期做血尿常规、肝肾功能、红细胞沉降率及相应的影像学检查。

3. 手术治疗

随着有效抗结核药物的联合应用，结核性膀胱炎需行手术治疗的病例越来越少。

手术治疗包括结核肾的处理及挛缩膀胱和对侧肾积水的处理。前者主要有病肾切除术、肾部分切除术和病灶清除术等；而后者主要有膀胱扩大术和输尿管膀胱再植术等。上述各种手术都必须等到抗结核药物治疗后确认膀胱结核痊愈时方可进行。

一般来说，肾功能正常、患者全身情况尚好，可在抗结核药物配合下先行结核肾切除，待病情改善后再治疗膀胱挛缩、对侧肾积水。如肾积水严重，已发生肾功能不全或继发感染难以控制者，特别是对输尿管梗阻造成无尿者，则应先积极处理对侧积水肾，待肾功能好转或感染控制后再行病肾切除术。

二、放射性膀胱炎

放射治疗是恶性肿瘤的主要治疗方法之一。放射性膀胱炎是盆腔恶性肿瘤放射治疗后的一种常见并发症。

（一）病因

放射性膀胱炎的发生与放射治疗剂量和持续时间密切相关。多数学者认为膀胱组织对射线的耐受量为 60 Gy，超过此剂量易发生膀胱炎。此外，后装治疗腔内放射源位置不当、多盆野外照射同时行腔内治疗及部分患者的膀胱对放射线耐受量偏低等也是导致放射性膀胱炎发生的原因。

放射性膀胱炎的发病时间差异较大，可能与设备剂量大小、个人膀胱敏感性不同及防护措施的差异等有关。发生时间短者为放射治疗后数月，长者可到放射治疗后 10～20 年，但一般发生于放射治疗结束后 2～3 年。

（二）病理

放射性膀胱炎可分为急性和慢性两种类型。急性型出现于放射治疗后 4～6 周，慢性型发生于放射治疗后 3 个月至 10 年。由于放射损伤防护的增强，近年来急性型放射性膀胱炎的发病率逐年降低。

放射性膀胱炎病变部位常见于膀胱后壁、三角区及其周围组织，因其靠近照射部位及血液供应较少。膀胱黏膜表现为上皮脱落，浅表溃疡形成，表面被覆血性纤维素性炎性渗出物，其下方可见少许坏死和薄层肉芽组织；深部为大量增生的纤维组织伴玻璃样变，并累及肌层和外膜。部分血管内血栓形成，并有大量嗜酸性粒细胞、中性粒细胞、淋巴细胞及浆细胞浸润。

放射线所致急性黏膜水肿将导致毛细血管扩张、黏膜下出血、间质纤维化和完全平滑肌纤维化，进而引起弥漫性动脉内膜炎，使膀胱发生急性和慢性缺血。晚期膀胱壁纤维化可导致膀胱容量严重减少，出现膀胱挛缩。

（三）临床表现

放射性膀胱炎的主要临床表现为突发性、持续或反复无痛性血尿，多伴有尿频、尿急等膀胱刺激症状。尿中带有大小不等的凝血块，少数患者可因膀胱内血凝块堵塞尿道而出现排尿困难乃至尿潴留，患者可有明显下腹耻骨上膀胱区触痛。反复出血者可出现不同程度贫血，严重者出现双下肢凹陷性水肿，伴有细菌感染者可出现膀胱刺激症状加重、发热及白细胞计数升高等。

晚期形成溃疡后，由于膀胱过度膨胀和机械作用可引起穿孔，导致腹膜炎。膀胱壁溃疡破溃或肿瘤侵犯膀胱与邻近器官形成瘘管，如膀胱阴道瘘或直肠瘘。此即放射性膀胱炎后期三大并发症：膀胱出血、溃疡穿孔、膀胱阴道/直肠瘘。晚期可出现膀胱挛缩和输尿管狭窄，如若输尿管远端受侵，发生狭窄可导致肾积水，两侧受侵且积水严重者可发展至尿毒症并导致死亡。

放射性膀胱炎按临床表现可分 3 度：①轻度，有膀胱刺激症状，膀胱镜见黏膜充血、水肿；②中度，黏膜毛细血管扩张，血尿且反复发作，膀胱壁黏膜有溃疡形成；③重度，膀胱壁溃疡破溃穿孔形成膀胱阴道/直肠瘘。

（四）诊断

患者有明确的照射史，照射剂量在 60 Gy 以上，放射治疗后发生膀胱刺激症状及血尿等。膀胱镜检查可见膀胱后壁三角区及周围黏膜明显充血、水肿，病灶区黏膜血管扩张紊乱，走行迂曲可呈怒张或团簇状，部分患者见坏死灶、弥漫性出血点及溃疡，少数患者可有团块状隆起的新生炎性肉芽组织。膀胱内充满絮状物，膀胱三角区后及侧壁可见小结节。通过尿液细胞学检查、膀胱镜及影像学检查可以与膀胱肿瘤复发、转移相鉴别。

（五）治疗

20 世纪 70 年代以前，对于严重的出血性放射性膀胱炎多采用激光、冰冻或髂内动脉栓塞术等治疗方法。但因膀胱损伤病灶弥漫，故上述疗法的效果均不确切。现在多选择甲醛膀胱灌注、高压氧疗法、超选择髂内动脉栓塞术等新疗法，取得了一定疗效。

1. 一般治疗

不摄入辣椒、茶、酒等刺激膀胱的食物。补充液体以增加尿量并碱化尿液，可有效防止膀胱内血块形成而堵塞膀胱。积极止血（如每日静脉给予巴曲亭 1 ~ 2 支）、抗感染等对症及支持治疗。轻度放射性膀胱炎患者采用支持疗法的有效率可达 70% 以上。

2. 清除膀胱内血块

膀胱出血较重者可留置导尿管进行间断或持续性膀胱冲洗，预防膀胱内血块形成。冲洗液中可加入：①纤维蛋白溶解抑制剂 6-氨基己酸，控制难治性膀胱出血；②10% 巴曲亭加入生理盐水 100 mL 膀胱保留灌注 15 分钟，或行膀胱冲洗，每日给药 2 ~ 4 次，直到出血停止；③更为严重者，可用 1% ~ 2% 明矾溶液、硝酸银、凝血酶和前列腺素等进行膀胱灌注，有一定的止血作用；④1% 铝铵溶液或铝的钾盐溶液持续冲洗膀胱可减轻局部水肿、炎症和渗出。

膀胱内血块形成后，多可通过管腔较粗的导尿管冲洗排出；若出血持续时间较长、出血量较大，已在膀胱内形成较大质韧或陈旧的血凝块，可在局部麻醉或硬膜外麻醉状态下经尿道粉碎血凝块并用 Ellick 膀胱冲洗器冲净。

3. 甲醛膀胱灌注

是控制放射性膀胱炎局部出血的一种有效治疗方法。其作用机制主要根据放射性膀胱炎为膀胱黏膜浅表性炎症，局部血管内皮细胞增生、管腔狭窄或闭塞导致供血不足而发生黏膜的糜烂出血，当甲醛溶液灌注膀胱时，可使黏膜收缩、蛋白质变性凝固，形成一层保护膜，使糜烂的膀胱黏膜得以修复，从而达到止血的目的。此外，甲醛自身还具有较强的抗炎杀菌作用，也有利于膀胱黏膜的再生修复。治疗时可选用 1% ~ 10% 的甲醛溶液进行膀胱灌注，常用浓度为 4% ~ 5%。

甲醛溶液灌注对膀胱黏膜创面具有刺激作用，会使患者感觉较为剧烈的下腹痛和膀胱刺激症状，这将影响甲醛溶液在膀胱内的保留时间，如应用膀胱黏膜表面麻醉和加强镇静镇痛作用可使甲醛灌注发挥更好的疗效。

4. 高压氧治疗

是治疗严重出血性放射性膀胱炎的一种较新的方法。自 1985 年该疗法应用于出血性放射性膀胱炎的治疗以来，其疗效已得到广泛认可。高压氧治疗就是将患者置于高压氧舱内，在压力为 1.4 ~ 3.0 ATM 的条件下，吸入 100% 的氧，针对组织缺氧而进行的治疗。高压氧治疗放射损伤作用在于高氧介导的神经血管再生、健康肉芽组织生长、血管收缩控制出血及免疫功能和伤口愈合能力的提高。高压氧治疗放射性膀胱炎的另一优点就是对膀胱的结构和功能没有明显的破坏作用。

一般认为，活动性病毒感染、顺铂或阿霉素治疗史和活动性肿瘤是高压氧治疗的禁忌证。

5. 血管栓塞治疗

超选择性动脉栓塞能有效抑制膀胱难治性出血，有效率达 92%。栓塞疗法是应用吸收性明胶海绵等材料完全阻塞髂内血管来控制膀胱内出血的一种方法，但是长时间后由于侧支循环建立可再次出血，因此远期疗效欠佳。如果能明确出血点，就可以用吸收性明胶海绵高选择性阻断髂内血管的分支血管以止血。若能直接栓塞一侧的膀胱上极或下极血管，则可获得更好的止血效果。

栓塞治疗最常见的并发症是臀部疼痛，还可能出现栓子回流入主动脉而发生下肢动脉远端的栓塞和肢体障碍。此外，还有报道一侧或双侧的髂内动脉栓塞可能引起膀胱壁坏死。因此，栓塞疗法仅用于一些出血严重经非手术治疗失败而不能手术的患者。

6. 外科治疗

首选经尿道电切镜下膀胱电灼止血治疗，同时清除膀胱内的血凝块，保持膀胱空虚以缓解病情。对于某些严重病例，其他方法治疗无效、大出血无法控制危及患者生命，必要时可行膀胱全切术。

三、腺性膀胱炎

腺性膀胱炎（CG）是一种特殊类型的膀胱移行上皮化生性和（或）增殖性病变，由 Von limbeck

于 1887 年首次描述。腺性膀胱炎发病率为 0.1% ~ 1.9%，大多数为乳头状瘤型或滤泡样型。

（一）病因

目前对腺性膀胱炎的病因、发病机制仍不完全清楚。多数学者认为腺性膀胱炎是膀胱移行上皮在慢性刺激因素长期作用下发生化生（转化为腺上皮）的结果。

1. 下尿路感染

膀胱的慢性细菌感染尤其是革兰阴性杆菌感染与腺性膀胱炎密切相关。临床上腺性膀胱炎好发于女性，与女性下尿路感染的高发病率相一致。长期、频繁的细菌感染可能是慢性膀胱炎发展为腺性膀胱炎的一个重要因素。有报道腺性膀胱炎也可能与人类乳头瘤病毒（HPV）感染相关。

2. 下尿路梗阻或功能异常

各种原因引起的下尿路梗阻和功能异常是尿路感染最重要的易感因素，如膀胱颈肥厚、前列腺增生及神经源性膀胱等，均可引起尿流不畅或易于反流，减弱尿液的冲洗作用，同时残余尿量增加成为细菌生长的良好培养基。

3. 其他

膀胱内结石、息肉、肿瘤，泌尿系置管（双 J 形管、造瘘管）和异物等的长期慢性刺激，可破坏膀胱黏膜的防御能力，有利于细菌感染。

腺性膀胱炎的发生可能还存在维生素缺乏、变态反应、毒性代谢产物、激素调节失衡或特殊致癌物等因素的作用，共同导致腺性膀胱炎的发生和发展。也有学者认为腺性膀胱炎只是一种尿路上皮的正常变异现象。

（二）病理

腺性膀胱炎可能起源于 Brunn 细胞巢。Brunn 细胞巢中心的细胞发生囊性变后可形成囊腔，管腔面被覆移行上皮，称为囊性膀胱炎（CC）。最后在囊腔内出现与肠黏膜相似的可分泌黏液的柱状或立方上皮，即称为腺性膀胱炎。囊性与腺性膀胱炎上皮有差异，前者含细胞外黏蛋白，后者含有细胞内黏蛋白。大多数病例中可见 Brunn 细胞巢、囊性化和腺性组织转化同时存在。囊性与腺性膀胱炎实质上是同一病变的不同发展阶段，可统称为腺性膀胱炎或囊腺性膀胱炎。腺性膀胱炎的发生与发展是一个渐变的慢性过程：从正常膀胱黏膜→移行上皮单纯增生→Brunn 细胞芽→Brunn 细胞巢→CC→CG。

腺性膀胱炎可分为 4 种组织学类型。①经典型（移行上皮型），以 Brunn 细胞巢为特征。②肠上皮型，膀胱黏膜移行上皮的基底细胞呈慢性增生，并伸展至固有膜形成实心的上皮细胞巢，最后分化为颇似富含杯状细胞的肠黏膜上皮，其下通常没有泌尿上皮细胞。③前列腺上皮型，腺腔较大，内常含有 PSA 阳性的浓缩分泌物，类似于前列腺腺泡，腺上皮与间质之间有胶原样基膜。④混合型，可为尿路-腺上皮混合，或泌尿-前列腺上皮混合。此外，可同时出现鳞状上皮化生、数量不等的 Brunn 细胞巢及不同程度的炎细胞浸润。

（三）临床表现

腺性膀胱炎好发于女性，成人和儿童均可发病。临床表现无特征性，主要表现为尿频、尿痛、下腹及会阴痛、排尿困难和肉眼（或镜下）血尿。部分患者在抗感染治疗后肉眼血尿和尿白细胞可消失，但镜下血尿及尿频仍持续存在，常反复发作。由于久治不愈，患者生活质量下降，多伴有焦虑、抑郁、失眠等。体征可有耻骨上膀胱区压痛。

（四）诊断

成年女性，出现顽固性的尿频、尿痛和血尿时，应想到腺性膀胱炎的可能。应详细询问病史，了解发病原因或诱因，疼痛性质和排尿异常等症状，治疗经过和复发情况等情况。下列检查有助于明确诊断或查找病因。

1. 体格检查

体格检查的重点是泌尿生殖系统。男性直肠指诊偶可发现膀胱后壁质地变硬，同时前列腺按摩可获得前列腺液（EPS）。女性应检查尿道外口有无解剖异常，有无妇科疾病（如宫颈糜烂）等。

2. 尿液检查

进行中段尿的镜检、细菌培养和药敏试验。若普通细菌培养呈阴性，可采用 L 型菌高渗培养。必要时常规作尿沉渣细菌计数及尿沉渣细菌镜检，可明显提高腺性膀胱炎患者尿路感染的检出率。尿细菌培养需重复多次。

3. 邻近器官感染的检查

男性应做 EPS 常规检查，了解是否有前列腺炎。特异性病原体的检查包括沙眼衣原体、溶脲脲原体、淋病耐瑟球菌、真菌、滴虫和病毒。女性应检查宫颈分泌物中是否有上述病原体。

4. 尿流动力学检查

尿流率检查可大致了解患者的排尿状况。若在临床上怀疑有排尿功能障碍，或尿流率及残余尿有明显异常时，可选择侵入性尿流动力学检查以明确是否有下尿路梗阻或功能异常（如神经源性膀胱）。

5. 膀胱镜检查

膀胱镜检查及黏膜活检对诊断具有决定性意义。病变多位于膀胱三角区、膀胱颈和输尿管开口周围。肉眼观察可见病灶处膀胱黏膜粗糙不平、增厚、充血、水肿，可呈较小的、多发性的及不规则的乳头状（或结节状）凸起，少数形成较大的孤立性肿块。重者可累及整个膀胱壁。

腺性膀胱炎在膀胱镜下可表现为：①乳头状瘤型，带蒂的乳头状增生物，表面充血、水肿，蒂大小不等；②滤泡样（或绒毛样）水肿型，片状浸润型的滤泡状水肿隆起或绒毛状增生；③慢性炎症型，局部黏膜粗糙，血管纹理增多或模糊不清；④红润型，也称肠腺瘤样型，呈鲜红色占位性病变，有时外观疑为血凝块；⑤黏膜无显著改变型，黏膜大致正常。还有报道表现为孤立性息肉样腺性膀胱炎或肿块很大的"假瘤型囊性腺性膀胱炎"。

应注意与膀胱肿瘤相鉴别。腺性膀胱炎的乳头状肿物末端透亮，且无血管长入，表面光滑，蒂宽，且不呈浸润性生长，活检不易出血；而肿瘤则相反，乳头状瘤的末端不透亮，并常可见有血管长入。但最终确诊仍依赖活检。另外，可同时发现是否有膀胱颈抬高、膀胱憩室或前列腺增生等病变。

6. 流式细胞学检查

包括组织中的 DNA 含量，免疫组织化学检测分子指标（如 P53）的表达，可为腺性膀胱炎的病理诊断及临床分型提供参考。

7. 影像学检查

B 超和 CT 检查可显示膀胱内占位性病变或膀胱壁增厚等非特异性征象，与膀胱肿瘤很难区别。但 B 超作为非侵入性检查可提高腺性膀胱炎的早期诊断率和进行随访。静脉肾盂造影（IVP）可了解膀胱内占位对肾功能的影响。

（五）鉴别诊断

腺性膀胱炎容易发生误诊或诊断困难，需与以下疾病相鉴别。

1. 膀胱腺癌

肠上皮型腺性膀胱炎（特别是旺盛性或弥漫性）易与肠型腺癌相混淆。鉴别要点如下。①腺性膀胱炎的间质黏液湖一般是局灶性的，其内一般没有漂浮细胞，腺癌的黏液湖多为广泛性的，常有漂浮的癌细胞。②腺性膀胱炎累及肌层为浅层局灶性和推挤式，而腺癌常浸润深肌层，为分割破坏式。③腺性膀胱炎的细胞异型性常为局灶性，程度也比较轻，结构异型性不十分明显，腺癌结构和细胞异型性更明显。④腺性膀胱炎缺乏核分裂，腺癌核分裂多，也可见病理性核分裂象。⑤腺癌可出现印戒样细胞，腺性膀胱炎无此表现。⑥腺性膀胱炎一般没有坏死，腺癌常有坏死。⑦腺性膀胱炎除肠型腺上皮外，还可见到泌尿上皮型腺样结构，腺癌通常没有。

2. Mullerian 源性腺性增生性病变

包括子宫内膜异位症、宫颈内膜异位症和输卵管内膜异位症，常发生在育龄期妇女，膀胱壁全层内有形态上呈良性的宫颈内膜腺体广泛浸润。Mullerian 源性腺性增生性病变异位主要发生在膀胱后壁，病变主要在肌层内，甚至可累及膀胱周围组织，腺性结构有柱状纤毛上皮。而腺性膀胱炎主要位于膀胱三角区和颈部，病变局限在固有层内，一般不累及肌层，腺性细胞巢周围可见泌尿上皮。

3. 肾源性腺瘤

又称中肾样化生，是慢性炎症、结石或长期放置导管引起的一种局灶性或弥漫性化生性病变，常与腺性膀胱炎并存。其组织学特点是腺样结构通常小而一致，被覆单层立方状或鞋钉状上皮细胞，成小管状结构，与中肾小管很类似。而腺性膀胱炎的腺体一般比较大，常有囊状扩张，被覆上皮为复层尿路上皮。

（六）治疗

腺性膀胱炎病因复杂，病理改变多样，单一治疗方案效果差。应将病因治疗放在首位。对于低危型或是高危型腺性膀胱炎，应首先明确病因并消除相应的慢性刺激因素。低危型者去除病因后，膀胱内的局部病变可能自行消失；高危型者去除病因后才能防止复发。

低危型腺性膀胱炎基本没有恶变可能，但患者大多存在下尿路感染、梗阻等慢性刺激因素，应积极寻找并清除病因。单纯针对局部病灶的手术干预不仅不能改善患者的症状，而且有可能使症状加重，复发率高，因此局部病变可暂不处理，但需定期随访。高危型腺性膀胱炎属于癌前病变，应积极进行手术治疗和化疗药物灌注，并密切随访。这种治疗方案可避免治疗不足与过度治疗，符合腺性膀胱炎的发病学及病理学特点。

1. 抗感染治疗

根据细菌培养及特检结果选择应用敏感药物，足量足疗程用药，控制膀胱慢性感染。有排尿不畅者可同时给予 α 受体阻滞剂（多沙唑嗪）缓解尿道内括约肌痉挛。

2. 病因治疗

去除引起下尿路感染的慢性刺激因素：根治慢性前列腺炎或妇科炎症；解除下尿路梗阻（膀胱颈肥厚、尿道肉阜、前列腺增生等）；治疗下尿路功能异常如神经源性膀胱（逼尿肌无收缩、逼尿肌外括约肌协同失调）；截瘫和尿流改道（耻骨上膀胱造瘘术）患者应充分引流尿液，及时更换引流管；矫正尿路畸形（处女膜伞、尿道口处女膜融合）；取出尿路结石或尽早去除留置导管等。

3. 手术治疗

（1）腔内手术：对于乳头状瘤样型、滤泡型、绒毛样水肿型，如果病变范围＜2 cm，可经尿道行电切、电灼、气化、激光烧灼等处理。切除范围应超过病变部位 1 cm，深度达黏膜下层，术后药物膀胱灌注减少复发。手术注意事项同膀胱肿瘤电切术。

（2）开放手术：手术指征如下。①膀胱多发性肿物，病变广泛、严重和弥散，且症状明显，非手术治疗或腔内治疗效果不好，仍多次复发者；②病变累及膀胱颈部，双输尿管开口或同时合并起源于双输尿管下段的肿物，引起明显的排尿困难，双肾积水，双肾功能减退者；③膀胱病变致膀胱容量明显变小，似结核样膀胱挛缩者；④高度怀疑或已有癌变者。可考虑做膀胱部分切除术或全膀胱切除术。

4. 膀胱内灌注药物治疗

适应证：①病变范围小，黏膜无显著改变，无梗阻的患者；②行电切、电灼、激光、手术切除不彻底的患者或术后预防治疗者；③多发性，范围广泛，膀胱容量尚可的患者。

所有用于表浅性膀胱癌术后膀胱灌注的药物均可用于腺性膀胱炎的灌注，主要有 3 类：①增加机体免疫力的药物，如卡介苗、白细胞介素-2、干扰素等；②抗肿瘤类药物，如丝裂霉素、噻替哌、羟喜树碱、5-FU、咪西林等；③其他，如 1：5 000 高锰酸钾溶液、2% 硼酸溶液、类固醇等。手术方式配合药物膀胱灌注的综合治疗效果要明显优于单一治疗。

5. 其他治疗

有报道对腺性膀胱炎患者进行放射治疗（直线加速器），或行膀胱三角区和膀胱颈部注射药物治疗，确切疗效有待进一步验证。

四、出血性膀胱炎

出血性膀胱炎是指因各种损伤因素对膀胱产生的急性或慢性损伤，导致膀胱弥漫性出血。出血性膀胱炎是肿瘤患者接受抗癌治疗过程中较常见的并发症，多由抗癌药物的毒性或过敏反应、盆腔高剂量照射引起的放射性损伤及病毒感染等引起。

（一）病因

1. 药物毒性反应

部分抗癌药物可直接或间接刺激膀胱黏膜上皮，引起出血性膀胱炎。这种毒性作用不但与药物作用时间和浓度呈正相关，而且与给药途径及方法关系密切。环磷酰胺（CTX）和白消安（BUS）联合化疗引起膀胱炎的危险性相对更高。甲喹酮、乌洛托品、避孕栓、苯胺和甲苯胺等长期或过量使用或接触也可以直接或间接地引起出血性膀胱炎。

2. 放射性损伤

盆腔全量放射治疗时约有20%的患者膀胱受累。放射线对膀胱的急性损伤首先是膀胱黏膜的炎症改变，引起黏膜糜烂、溃疡或坏死出血。

3. 药物过敏反应

如青霉素类、达那唑（又称炔睾唑，是一种人工合成的类固醇）引起的过敏反应。

4. 病毒感染

Ⅱ型腺病毒感染可以引发膀胱刺激症状及肉眼血尿。

5. 全身疾病影响

类风湿关节炎和Crohn病可并发系统性淀粉样变，膀胱的继发性淀粉样变可引起明显血尿。

（二）临床表现

血尿是出血性膀胱炎的典型临床表现，具体可分为以下两类。①突发性血尿，血尿突然发生，并伴有尿频、尿急、尿痛等膀胱刺激症状，严重者伴有贫血症状。膀胱镜检查可见膀胱容积变小，黏膜充血、水肿、溃烂或变薄，血管壁变脆，部分患者可见出血部位。②顽固性血尿，反复发作性血尿，或血尿持续，经久不愈。并常伴有尿频、尿急、尿痛等症状。

有时因反复出血、膀胱内形成凝块，或阻塞输尿管口，引起急性或慢性尿潴留。膀胱镜检查可见膀胱容积缩小，膀胱挛缩，膀胱壁弹性消失，黏膜充血、水肿，溃疡坏死或血管扩张出血。

（三）诊断

出血性膀胱炎确诊前应做一系列基本检查，要注意排除肾、输尿管和膀胱结石，膀胱肿瘤等常见疾病。儿童出现膀胱刺激症状而尿培养阴性时，则应考虑到病毒感染或误服对泌尿系统有毒性的药物，青年人出现血尿则要考虑到工作是否常接触有害的化学品，老年人出现血尿则要排除泌尿系统肿瘤或前列腺增生症。

一般情况下，为明确诊断，出现膀胱、尿道刺激症状的患者，均需进行以下检查。①尿液检查：可有镜下血尿，甚至肉眼血尿。②膀胱镜检查：膀胱镜检查及活检是确定诊断最可靠的方法，可看到膀胱内有不同程度的炎症改变，甚至可以看到出血部位，而两侧输尿管口却排出清亮的尿液。③肾功能检查：如肌酐、尿素氮、尿酸等的检查。

（四）治疗

不同原因引起的出血性膀胱炎治疗方法基本相同，首先是制止出血，根据血尿的程度可选用下列方法。

1. 清除血块

这是治疗出血性膀胱炎的首要任务。若血块松软，可在病床旁进行，可留置管腔较大的多孔导尿管，用蒸馏水或盐水冲洗抽吸。若血块坚韧，大而多，则需行电切镜清除血块，电凝止血，膀胱内灌注药物止血。

2. 应用止血药

（1）局部用药。①凝血酶，1 000～4 000 U用蒸馏水或生理盐水20～30 mL配成溶液，每2～4小时膀胱内注射1次。多数患者经2～3次灌注后，出血即可得到控制。②10%巴曲亭加入生理盐水100 mL膀胱保留灌注15分钟，或行膀胱冲洗，每日给药2～4次，直到出血停止。③硝酸银，用蒸馏水配成 0.5%～1%溶液，每 10～20 分钟向膀胱内灌注 1 次，有些患者需多次灌注，疗效优于 6-氨基己酸，能使 68% 膀胱出血停止。④去甲肾上腺素，用 8 mg/100 mL 去甲肾上腺素冲洗膀胱可制止出血，冲洗后血压可增高、脉搏加快，但不影响治疗，不损伤黏膜。⑤明矾，可用 1% 明矾持续滴注冲洗膀胱，达到最大效果的用量为 3～12 L（平均 6 L），治疗平均需要 21 小时。明矾不被膀胱黏膜吸收，活检证明它不损伤移行上皮，其止血的机制是使毛细血管上皮的黏着物质硬固，因而血细胞和蛋白不会经毛细血管渗出，可减轻炎症。1% 明矾的 pH 约为 4.5，若增加到 7，则会发生沉淀。对铝过敏的患者不能用此药冲洗。冲洗后血清铝不会增高，也不致因而引起脑部病变。

（2）全身用药。药物包括巴曲亭、6-氨基己酸、酚磺乙胺、卡巴克络，维生素 K 等，通过增强血小板黏附功能，或增强毛细血管对损伤的抵抗力，减少毛细血管通透性，使受伤的毛细血管端回缩而止血等来发挥作用。加压素以 0.4 U/min 的速度静脉滴注治疗膀胱大出血，曾收到明显的效果。

3. 冰水灌注或冷冻治疗

用冰水连续冲洗 24～48 小时，可以治疗放射性膀胱炎的出血。据报道，此法成功率 92%。冰水有收敛作用，可使血管收缩，蛋白凝固，故可止血。另外也可用冷冻探头在窥视下止血。

4. 动脉栓塞

膀胱和前列腺的严重出血可用髂内动脉分支栓塞加以控制，适用于病情危重者。放射和药物引起的膀胱出血常为弥漫性，要栓塞一侧或双侧髂内动脉前支。最常见的并发症是臀肌缺血引起的间歇性跛行，常立即发生，数日后可自行消失。

5. 手术止血

只限于切开膀胱清除血块，电凝或用化学药品烧灼止血。若不能达到目的，则可行双侧髂内动脉结扎。

6. 高压氧治疗

由于高压氧可以提高血管损伤组织的修复能力，促使血尿停止，因此最近有人采用高压氧来治疗因放射治疗及化学治疗引起的出血性膀胱炎。方法：在高压氧舱中 3 kPa 压力下，吸入 100% 氧气 90 分钟为 1 次治疗，每周 5～6 次，共 20 次。

7. 外部加压器

这是一种可缠于骨盆区进行充气压迫止血的器械，适用于血流动力学不稳定的盆腔急性大出血，曾用来治疗难于控制的膀胱大出血。据报道，该疗法的临床治疗效果较好。

对出血性膀胱炎的预防，要注意以下几方面：①避免因尿路梗阻而引起尿潴留（如前列腺肥大、膀胱结石等），减少环磷酰胺和异环磷酰胺对尿道的长期刺激；②化学治疗期间，注意水化及利尿，24 小时最少补液 2～3 L 及静脉注射呋塞米等利尿药；③在化学治疗过程中，注意选用泌尿系统保护剂巯乙基磺酸钠辅助治疗。推荐方法为开始化学治疗时给药 1 次，按 80 mg/kg 计算，化学治疗后 4 小时和 8 小时各给药 1 次；④在放射治疗前或放射治疗期间应用对膀胱黏膜有保护作用的戊聚糖多硫酸钠，即使在膀胱炎出现以后应用，也可减轻症状和出血；⑤避免使用对膀胱黏膜有刺激的药物。

（吴　亮）

第九章

膀胱结石及异物

第一节　膀胱结石

膀胱结石是较常见的泌尿系结石，好发于男性，男女发病比例约为 10 : 1。膀胱结石的发病率有明显的地区和年龄差异。总的来说，在经济落后地区，膀胱结石以婴幼儿为常见，主要由营养不良所致。随着我国经济的发展，膀胱结石的总发病率已显著下降，多见于 50 岁以上的老年人。

一、病因

膀胱结石分为原发性和继发性两种。原发性膀胱结石多由营养不良所致，现在除了少数发展中国家及我国一些边远地区外，其他地区该病已少见。继发性膀胱结石主要继发于下尿路梗阻、膀胱异物等。

（一）营养不良

婴幼儿原发性膀胱结石主要发生于贫困饥荒年代，营养缺乏，尤其是动物蛋白摄入不足是其主要原因。只要改善婴幼儿的营养，使新生儿有足够的母乳或牛乳喂养，婴幼儿膀胱结石是可以预防的。

（二）下尿路梗阻

一般情况下，膀胱内的小结石以及在过饱和状态下形成的尿盐沉淀常可随尿流排出。但当有下尿路梗阻时，如良性前列腺增生、膀胱颈部梗阻、尿道狭窄、先天畸形，膀胱膨出、憩室、肿瘤等，均可使小结石和尿盐结晶沉积于膀胱而形成结石。

此外，造成尿流不畅的神经性膀胱功能障碍、长期卧床等，都可能诱发膀胱结石的出现。尿液潴留容易并发感染，以细菌团、炎症坏死组织及脓块为核心，可诱发晶体物质在其表面沉积而形成结石。

（三）膀胱异物

医源性的膀胱异物主要有长期留置的导尿管、被遗忘取出的输尿管支架、不被机体吸收的残留缝线、膀胱悬吊物、由子宫内穿至膀胱的 Lippes 环等，非医源性异物如发夹、蜡块等。膀胱异物可作为结石的核心而使尿盐晶体物质沉积于其周围而形成结石。此外，膀胱异物也容易诱发感染，继而发生结石。

当发生血吸虫病时，其虫卵也可成为结石的核心而诱发膀胱结石。

（四）尿路感染

继发于尿液潴留及膀胱异物的感染，尤其是分泌尿素酶的细菌感染，由于能分解尿素产生氨，使尿 pH 升高，使尿磷酸钙、磷酸铵和磷酸镁盐沉淀而形成膀胱结石。这种由产生尿素酶的微生物感染所引起、由磷酸镁铵和碳磷灰石组成的结石，又称为感染性结石。

含尿素酶的细菌大多数属于肠杆菌属，其中最常见的是奇异变形杆菌，其次是克雷伯菌、假单孢菌属及某些葡萄球菌。少数大肠埃希菌、某些厌氧细菌及支原体也可以产生尿素酶。

（五）代谢性疾病

膀胱结石由人体代谢产物组成，与代谢性疾病有着极其密切的关系，包括胱氨酸尿症、原发性高草酸尿症、特发性高尿钙、原发性甲状旁腺功能亢进症、黄嘌呤尿症、特发性低枸橼酸尿症等。

（六）肠道膀胱扩大术

肠道膀胱扩大术后膀胱结石的发生率高达 36% ~ 50%，主要是肠道分泌黏液所致。

（七）膀胱外翻-尿道上裂

膀胱外翻-尿道上裂患者在膀胱尿道重建术前因存在解剖及功能方面的异常，易发生膀胱结石。在重建术后，手术引流管、尿路感染、尿液滞留等又增加了结石形成的危险因素。

二、病理

膀胱结石的继发性病理改变主要表现为局部损害、梗阻和感染。由于结石的机械性刺激，膀胱黏膜往往呈慢性炎症改变。继发感染时，可出现滤泡样炎性病变、出血和溃疡，膀胱底部和结石表面均可见脓苔。偶可发生严重的膀胱溃疡，甚至穿破到阴道、直肠，形成尿瘘。晚期可发生膀胱周围炎，使膀胱和周围组织粘连，甚至发生穿孔。

膀胱结石易堵塞于膀胱出口、膀胱颈及后尿道，导致排尿困难。长期持续的下尿路梗阻可使膀胱逼尿肌出现代偿性肥厚，并逐渐形成小梁、小房和憩室，使膀胱壁增厚和肌层纤维组织增生。长期下尿路梗阻还可损害膀胱输尿管的抗反流机制，导致双侧输尿管扩张和肾积水，使肾功能受损，甚至发展为尿毒症。肾盂输尿管扩张积水可继发感染而发生肾盂肾炎及输尿管炎。

当尿路移行上皮长期受到结石、炎症和尿源性致癌物质刺激时，局部上皮组织可发生增生性改变，甚至出现乳头样增生或者鳞状上皮化生，最后发展为鳞状上皮癌。

三、临床表现

膀胱结石的主要症状是排尿疼痛、排尿困难和血尿。疼痛可为耻骨上或会阴部疼痛，由结石刺激膀胱底部黏膜而引起，常伴有尿频和尿急，排尿终末时疼痛加剧。如并发感染，则尿频、尿急更加明显，并可发生血尿和脓尿。排尿过程中结石常堵塞膀胱出口，使排尿突然中断并突发剧痛，疼痛可向阴茎、阴茎头和会阴部放射。排尿中断后，患者须晃动身体或采取蹲位或卧位，移开堵塞的结石，才能继续排尿，并可缓解疼痛。

小儿发生结石堵塞，往往疼痛难忍，大声哭喊，大汗淋漓，常用手牵扯阴茎或手抓会阴部，并变换各种体位以减轻痛苦。结石嵌顿于膀胱颈口或后尿道，则出现明显排尿困难，尿流呈滴沥状，严重时发生急性尿潴留。

膀胱壁由于结石的机械性刺激，可出现血尿，并往往表现为终末血尿。尿流中断后再继续排尿也常伴有血尿。

老年男性膀胱结石多继发于前列腺增生症，可同时伴有前列腺增生症的症状；神经性膀胱功能障碍、尿道狭窄等引起的膀胱结石也伴有相应的症状。

少数患者，尤其是结石较大、且有下尿路梗阻及残余尿者，可无明显的症状，仅在做 B 超或 X 线检查时发现结石。

四、诊断

根据膀胱结石的典型症状，如排尿终末疼痛、排尿突然中断，或小儿排尿时啼哭牵拉阴茎等，可做出膀胱结石的初步诊断。但这些症状绝非膀胱结石所独有，常需辅以 B 超或 X 线检查才能确诊，必要时进行膀胱镜检查。

体检对膀胱结石的诊断帮助不大，多数病例无明显的阳性体征。结石较大者，经双合诊可扪及结石。婴幼儿直肠指检有时也可摸到结石，经尿道将金属探条插入膀胱，可探出金属碰击结石的感觉和声音。目前此法已被 B 超及 X 线检查取代而很少采用。

实验室检查可发现尿中有红细胞或脓细胞，伴有肾功能损害时可见血肌酐、尿素氮升高。

超声检查简单实用，结石呈强光团并有明显的声影。当患者转动身体时，可见到结石在膀胱内移动。膀胱憩室结石则变动不大。

腹部平片也是诊断膀胱结石的重要手段，结合 B 超检查可了解结石大小、位置、形态和数目，还可了解双肾、输尿管有无结石。应注意区分平片上的盆部静脉石、输尿管下段结石、淋巴结钙化影、肿瘤钙化影及粪石。必要时行静脉肾盂造影检查以了解上尿路情况，作膀胱尿道造影以了解膀胱及尿道情况。纯尿酸和胱氨酸结石为透 X 线的阴性结石，用淡的造影剂进行膀胱造影有助于诊断。

尿道膀胱镜检查是诊断膀胱结石最可靠的方法，尤其对于透 X 线的结石。结石在膀胱镜可一目了然，不仅可查清结石的大小、数目及其具体特征，还可明确有无其他病变，如前列腺增生、尿道狭窄、膀胱憩室、炎症改变、异物、癌变、先天性后尿道瓣膜及神经性膀胱功能障碍等。膀胱镜检查后，还可同时进行膀胱结石的碎石治疗。

五、治疗

膀胱结石的治疗应遵循两个原则：一是取出结石；二是去除结石形成的病因。膀胱结石如果来源于肾、输尿管结石，则同时处理；来源于下尿路梗阻或异物等病因时，在清除结石的同时必须去除这些病因。有的病因则需另行处理或取石后继续处理，如感染、代谢紊乱和营养失调等。

一般来说，直径小于 0.6 cm，表面光滑，无下尿路梗阻的膀胱结石可自行排出体外。绝大多数的膀胱结石均需行外科治疗，方法包括体外冲击波碎石术、内腔镜手术和开放性手术。

（一）体外冲击波碎石术

小儿膀胱结石多为原发性结石，可首选体外冲击波碎石术，成人原发性膀胱结石 ≤3 cm 者也可以采用体外冲击波碎石术。膀胱结石进行体外冲击波碎石时多采用俯卧位或蛙式坐位，对阴囊部位应做好防护措施。由于膀胱空间大，结石易移动，碎石时应注意定位。较大的结石碎石前膀胱需放置 Foley 尿管，如需做第 2 次碎石，两次治疗间断时间应大于 1 周。

（二）腔内治疗

几乎所有类型的膀胱结石都可以采用经尿道手术治疗。在内镜直视下经尿道碎石是目前治疗膀胱结石的主要方法，可以同时处理下尿路梗阻病变，如前列腺增生、尿道狭窄、先天性后尿道瓣膜等，也可以同时取出膀胱异物。

相对禁忌证：①严重尿道狭窄经扩张仍不能置镜者；②合并膀胱挛缩者，容易造成膀胱损伤和破裂；③伴严重出血倾向者；④泌尿系急性感染期；⑤严重全身性感染；⑥全身情况差不能耐受手术者；⑦膀胱结石合并多发性憩室应视为机械碎石的禁忌证。

一般采用蛛网膜下腔麻醉、骶管阻滞麻醉或硬膜外麻醉均可，对于较小、单发的结石也可选择尿道黏膜表面麻醉。小儿患者可采用全身静脉麻醉。手术体位取截石位。

目前常用的经尿道碎石方式包括机械碎石、液电碎石、气压弹道碎石、超声碎石、气压弹道碎石、激光碎石等。

1. 经尿道机械碎石术

经尿道机械碎石是用器械经尿道用机械力将结石击碎。常用器械有大力碎石钳及冲压式碎石钳，适用于 2 cm 左右的膀胱结石。如同时伴有前列腺增生，尤其是中叶增生者，最好先行前列腺切除，再行膀胱碎石，两种手术可同时或分期进行。

机械碎石有盲目碎石和直视碎石两种，盲目碎石现已很少使用，基本上被直视碎石所取代。直视碎石是先插入带内镜的碎石钳，充盈膀胱后，在镜下观察结石的情况并在直视下将碎石钳碎。操作简便，效果满意且安全。

由于膀胱结石常伴有膀胱黏膜的充血、水肿，若碎石过程中不慎夹伤黏膜或结石刺破黏膜血管，有可能导致膀胱出血。因此，碎石前必须充盈膀胱，使黏膜皱褶消失，尽量避免夹到黏膜；碎石钳夹住结石后，应稍上抬离开膀胱壁，再用力钳碎结石。术后如无出血，一般无须留置导尿管。如伴有出血或同时做经尿道前列腺切除手术，则需留置导尿管引流，必要时冲洗膀胱。

膀胱穿通伤是较严重的并发症，由碎石钳直接戳穿或钳破膀胱壁所致。此时灌注液外渗，患者下腹部出现包块，有压痛，伴有血尿。如穿通至腹膜外，只需置导尿管引流膀胱进行非手术治疗和观察即可；如出现明显腹胀及大量腹水，说明穿通至腹腔内，需行开放手术修补膀胱。

2. 经尿道液电碎石术

液电碎石的原理是通过置入水中的电极瞬间放电，产生电火花，生成热能制造出空化气泡，并进一步诱发形成球形的冲击波来碎石。

液电的碎石效果不如激光和气压弹道，而且其热量的非定向传播往往容易导致周围组织损伤，轰击结石时如果探头与膀胱直接接触可造成膀胱的严重损伤甚至穿孔，目前已很少使用。

3. 经尿道超声碎石术

超声碎石是利用超声转换器，将电能转变为声波，声波沿着金属探条传至碎石探头，碎石探头产生高频震动使与其接触的结石碎裂。超声碎石常用内含管腔的碎石探头，其末端接负压泵，能反复抽吸进入膀胱的灌注液，一方面吸出碎石，另一方面使视野清晰并可使超声转换器降温，碎石、抽吸和冷却同时进行。

在膀胱镜直视下，将碎石探头紧触结石，并将结石压向膀胱壁而可进行碎石。注意碎石探头与结石间不能有间隙。探头不可直接接触膀胱壁，以减少其瘀血和水肿。负压管道进出端不能接错，否则会使膀胱变成正压，导致膀胱破裂。

超声碎石的特点是简单、安全性高，碎石时术者能利用碎石探头将结石稳住，同时可以边碎石边吸出碎石块。但由于超声波碎石的能量小，碎石效率低，操作时间较长。

4. 经尿道气压弹道碎石术

气压弹道碎石于 1990 年首先在瑞士研制成功，至今已发展到第三代，同时兼备超声碎石和气压弹道碎石的超声气压弹道碎石清石一体机。

气压弹道碎石的原理是通过压缩的空气驱动金属碎石杆，以一定的频率不断撞击结石而使之破碎。气压弹道能有效击碎各种结石，整个过程不产生热能及有害波，是一种安全、高效的碎石方法。其缺点是碎石杆容易推动结石，结石碎片较大，常需取石钳配合使用。膀胱结石用气压弹道碎石时结石在膀胱内易移动，较大的结石需要碎石时间相对比较长，碎石后需要用冲洗器冲洗或用取石钳将结石碎片取出膀胱。

使用超声气压弹道碎石清石一体机可同时进行超声碎石和气压弹道碎石，大大加快碎石和清石的速度，有效缩短手术时间。

5. 经尿道激光碎石术

激光碎石是目前治疗膀胱结石的首选方法，目前常用的激光有钕-钇铝石榴石（Nd：YAG）激光、Nd：YAG 双频激光（FREDDY 波长 532 nm 和 1 064 nm）和钬-钇铝石榴石（Ho：YAG）激光，使用最多的是钬激光。

钬激光是一种脉冲式近红外线激光，波长为 2 140 nm，组织穿透深度不超过 0.5 mm，对周围组织热损伤极小。有直射及侧射光纤，365 μm 的光纤主要用于半硬式内镜，220 μm 的光纤用于软镜。钬激光能够粉碎各种成分的结石，碎石速度较快，碎石充分，出血极少，其治疗膀胱结石的安全性、有效性和易用性已得到确认，成功率可达 100%。同时，钬激光还能治疗引起结石的其他疾病，如前列腺增生症、尿道狭窄等。

膀胱镜下激光碎石术只要视野清晰，常不易伤及膀胱黏膜组织，术后无须做任何特殊治疗，嘱患者多饮水冲洗膀胱即可。

（三）开放手术治疗

耻骨上膀胱切开取石术不需特殊设备，简单易行，安全可靠，但随着腔内技术的发展，目前采用开放手术取石已逐渐减少，开放手术取石不应作为膀胱结石的常规治疗方法，仅适用于需要同时处理膀胱内其他病变时使用。

开放手术治疗的相对适应证：①较复杂的儿童膀胱结石；②直径大于 4 cm 的大结石；③严重的前列腺增生、尿道狭窄或膀胱颈挛缩者；④膀胱憩室内结石；⑤膀胱内围绕异物形成的大结石；⑥同时合并需开放手术的膀胱肿瘤；⑦经腔内碎石不能击碎的膀胱结石；⑧肾功能严重受损伴输尿管反流者；⑨全身情况差不能耐受长时间手术操作者。

开放手术治疗的相对禁忌证：①合并严重内科疾病者，先行导尿或耻骨上膀胱穿刺造瘘，待内科疾病好转后再行腔内或开放取石手术；②膀胱内感染严重者，先行控制感染，再行手术取石；③全身情况极差，体内重要器官有严重病变，不能耐受手术者。

（张亚菲）

第二节　膀胱异物

膀胱异物在临床上并不少见，以青少年为多，偶见壮年及儿童。绝大多数膀胱异物是通过尿道外口进入的，且多为患者自行放入。

异物进入膀胱的途径有：①经尿道进入，这是最常见的方式，任何小的物体均可从尿道进入膀胱，塞入的物品种类繁多，包括有发夹、胶管、液状石蜡、药丸、竹签、圆珠笔、头发丝、眉笔、沥青、体温计、电线等；②手术进入，属医源性异物，如手术缝线、射频头端电极、膀胱造瘘管断裂等；③经外伤创口进入，如外伤时弹片或碎木屑刺入膀胱；④从邻近脏器进入，如宫内节育环移位进入膀胱。

异物可成为结石的核心，诱发晶体物质在其表面沉积而逐渐形成膀胱结石。异物也容易诱发尿路感染，继而出现鸟粪石。

一、病因

造成膀胱异物的原因，主要与精神心理因素，特别是好奇、手淫、性变态有关，少数由医源性、外伤等引起。

1. 好奇

青少年时期，生殖系统发育很快，出于好奇心理，玩弄外生殖器时置入异物，不慎自尿道口滑进膀胱。

2. 手淫

青壮年患者，大多有手淫习惯，性欲强烈，多因性冲动时，处于对生理需要的满足而置入异物刺激尿道。

3. 性变态

出于某种性欲怪癖，为寻求刺激自行将异物放入尿道，以达到获取性兴奋甚至达到性快感与性满足的目的。这是一种变态心理驱使下进行的变相手淫行为。

4. 自我治疗

因尿道或阴道瘙痒不适，患者用各种细条状刺激尿道，想缓解痛苦；或因排尿困难用各种细管状物自行导尿造成；或为了达到流产的目的，奢望通过异物对膀胱、尿道的刺激来促使流产发生，这种情况以非婚姻妊娠的女性为多。

5. 医源性

多因盆腔或疝手术时误将丝线缝入膀胱；也有因膀胱造瘘管久置老化，拔管时断入膀胱；或治疗用的导尿管头端金属电极片脱入膀胱；或留置导尿管因固定欠佳而脱入膀胱；或宫内节育环穿透子宫壁而进入膀胱等。

6. 避孕

为了达到避孕目的，错误地认为异物塞入尿道有避孕作用，男性可阻止精液射出，女性阻止精子进入，结果在性交过程中异物被推入膀胱。

7. 精神异常

患者因精神异常或酒醉后意识朦胧自行将异物塞入膀胱。

8. 外伤

子弹或弹片、骨折碎片经腹壁或后尿道进入膀胱。

9. 其他

化脓性髋关节炎坏死的股骨头骺经内瘘进入膀胱，水蛭进入膀胱等均有报道。

二、临床表现

膀胱异物引起的症状基本上与膀胱结石类似。异物可损伤膀胱，并发感染、结石及梗阻，其症状可由异物直接引起，也可由异物所致的并发症而产生。患者常常表现为尿频、尿急、尿痛、血尿、排尿困难等，且因异物的种类、膀胱尿道黏膜有无损伤及是否合并感染而有所不同。临床上曾有膀胱异物引发破伤风的报道。

三、诊断

大多数膀胱异物是因变态心理下的性行为而发生，患者大多有手淫习惯或不同程度的性心理障碍，就诊时往往羞于启齿甚至隐瞒事实或伪造病史，使主诉含糊，给诊断带来一定的困难。对形状怪异的膀胱结石，要考虑到膀胱异物的可能。获得真实的病史对膀胱异物的诊断和治疗非常重要，尤其是异物存留于膀胱内时间过长形成结石、合并感染者。因此，必须仔细询问，耐心诱导，以了解真相，明确诊断。

对疑有膀胱异物者，重要的是充分利用影像学（X线、B超）检查手段，查明异物的性质、形状及大小。X线可显示金属等不透X线的物体，异物形成的结石也能显示。B超可见膀胱内异常回声漂浮，并可随患者的体位变化而移动，声像图所见与异物的质地、形状相符。膀胱镜检查是最可靠的诊断方法，可发现各种类型的异物，并明确膀胱尿道有无损伤，同时还可进行相应的治疗。

四、治疗

异物在膀胱内长期存留必然会导致膀胱损害，并发尿路梗阻、结石或泌尿系感染，甚至可能诱发癌变，因此要积极处理，且对于不同的情况应区别对待。

1. 经尿道膀胱镜取异物

多数膀胱异物能用内镜取出，操作前要先根据术前检查判断异物能否取出，并且肯定不会伤及膀胱及尿道。手术除需要准备膀胱尿道镜及异物钳外，必要时还需高频电刀、剪刀、碎石机等。

膀胱异物以长条形或条索状物多见，术中可以先将膀胱灌满水，调整异物位置后，用异物钳夹住异物的一端，顺势将其从操作通道内取出或连同镜鞘一同拔除。已形成结石者，碎石后再取出异物；对外科手术留下的缝线结石，可直接用异物钳将其取出，有时需剪断缝线才能拔除；对异物造成膀胱内损伤出血者可以进行电凝止血；对于异物造成膀胱轻度穿孔者可以保留导尿管，1周后穿孔多基本愈合。术后常规使用抗生素。

2. 膀胱切开取异物

主要适用于下列情况：①异物穿破膀胱或造成周围脏器损伤者；②异物过大、过长、打结或形状特殊，无法经尿道取出者；③异物圆滑，异物钳难于抓牢又无法粉碎者；④异物并发结石，尤其是因缝线缝入膀胱引起结石者；⑤异物在膀胱内难以改变方向者；⑥合并严重的膀胱尿道炎者；⑦内镜钳取失败者。

（陈　虎）

第十章

膀胱肿瘤

第一节 膀胱癌

膀胱癌是人类常见恶性肿瘤之一。据美国癌症协会统计，在男性，膀胱癌是继前列腺癌、肺癌和直肠癌之后排名第 4 位的恶性肿瘤，占男性恶性肿瘤的 6.6%；在女性，膀胱癌占所有恶性肿瘤的 2.4%，排名第 9 位。我国膀胱癌的发病率也较高，居男性全身恶性肿瘤的第 7 位，且呈逐年升高趋势，近 15 年平均增长速度为 68.29%，2009 年全国膀胱癌的发病率为 6.61/10 万。

一、病因

膀胱癌病因还不清楚，比较明确的因素为接触化学致癌物质与内源性色氨酸代谢异常。

1. 化学致癌物质

一些芳香胺类的化学物质，如 β-萘胺、4-氨基联苯、联苯胺和 α-萘胺，经皮肤、呼吸道或消化道吸收后，自尿液中排出其代谢产物如邻羟氨基酚作用于尿路上皮而引起肿瘤，因尿液在膀胱中停留时间最长，故膀胱发病率最高。约 20% 的膀胱癌由职业因素引起，多见于纺织、染料工业、皮革业、金属加工及橡胶化学、药物制剂、油漆等相关工作，致癌力强度按前述顺序递减，人与该类物质接触后致癌的潜伏期为 5~50 年，多在 20 年左右。

2. 内源性色氨酸代谢异常

色氨酸正常的最终代谢产物为烟酸，当有代谢障碍时则出现中间代谢产物积聚，如 3-羟邻氨基苯酸及 3-羟-2-氨基-苯乙酮等，这些中间产物均属邻羟氨基酚类物质，已在动物实验中证实诱发小鼠膀胱肿瘤。

3. 其他

近年发现吸烟与膀胱肿瘤有明显关系，1/3~1/2 的膀胱癌由吸烟引起，吸烟者比不吸烟者膀胱癌发病率高 2~4 倍；人工甜味品如糖精等可能有膀胱致癌作用，另外长期服用镇痛药非那西丁，或肾移植患者长期服用环孢素 A 等免疫抑制剂也能增加发生膀胱肿瘤危险。

患埃及血吸虫病后，由于膀胱壁中血吸虫卵的刺激容易发生膀胱肿瘤。我国血吸虫病由日本血吸虫所致，不引起这种病变。膀胱黏膜白斑病、腺性膀胱炎、膀胱结石、长期尿潴留、某些病毒感染及药物环磷酰胺等也可能诱发膀胱肿瘤。

二、病理

（一）病理类型

尿路被覆的上皮统称为尿路上皮。传统上将尿路上皮称为移行上皮，但当前更多的文献主要采用尿路上皮的概念。

膀胱癌包括尿路上皮（移行细胞）癌、鳞状细胞癌和腺细胞癌，其次还有较少见的转移性癌、小细胞癌、混合型癌和癌肉瘤等。其中，膀胱尿路上皮癌最为常见，占膀胱癌的90%以上。膀胱鳞状细胞癌比较少见，占膀胱癌的3%～7%。膀胱腺癌更为少见，占膀胱癌的比例<2%。生长方式一种是向膀胱腔内生长成为乳头状瘤或乳头状癌；另一种在上皮内浸润性生长，形成原位癌、内翻性乳头状瘤和浸润性癌。

1. 上皮组织发生的肿瘤

主要包括尿路上皮性肿瘤、腺癌及鳞状上皮癌，98%的膀胱肿瘤来自上皮组织，其中尿路上皮性肿瘤占95%，故非特指情况下，膀胱肿瘤即为尿路上皮性肿瘤。

（1）尿路上皮性肿瘤：主要包括原位癌、乳头状瘤、乳头状癌及实体性癌。后两者可在一个肿瘤同时出现，称为乳头状实体性癌。

1）原位癌：是一种特殊的尿路上皮性肿瘤，开始时局限于尿路上皮内，形成稍突起的绒毛状红色片块，不侵犯基底膜，但细胞分化不良，细胞间的黏附性丧失，故细胞容易脱落而易于从尿中检查。原位癌的自然过程难以预测，有些长期无症状，不出现浸润，有些发展很快，从原位癌发展为浸润癌一般需1～5年，有长达20年的，因此有学者认为原位癌存在两种形式，一种代表有浸润能力的实体性癌的前身，另一种却无浸润的能力，称为矛盾性癌，是良性的。

2）乳头状瘤：是一种良性肿瘤，组织学上可见肿瘤源起于正常膀胱黏膜，像水草样突入膀胱内，具有细长的蒂，其中可见清楚的纤维组织及血管的中心束。乳头状瘤有复发的特点，5年内复发率为60%，其中48.6%复发两次以上。

3）乳头状癌：在移行上皮性肿瘤中最常见。病理特点是各乳头粗短融合，瘤表面不光洁，坏死或有钙盐沉着，瘤基底宽或蒂粗短。有时乳头状癌长如小拳，但仍保留一蒂，对其他部位无浸润。此情况虽不多见，但应注意，以免做不必要的全膀胱切除术。

4）实体性癌：在移行上皮性肿瘤中最为恶性，表面不平，无明显乳头形成，肿瘤表面有破溃物，破溃物边缘高起，表面呈结节状，早期向深处浸润，故又称浸润性癌。

（2）腺癌：又称腺样癌、黏液腺癌，属较少见的膀胱肿瘤。腺癌多见于膀胱三角区、侧壁及顶部。膀胱三角区的腺癌常起源于腺性膀胱炎或囊性膀胱炎。位于膀胱顶部的腺癌多起源于脐尿管残余，位置隐蔽，出现症状时往往已到晚期。膀胱也可以出现转移性腺癌，可来自直肠、胃、子宫内膜、卵巢、乳腺或前列腺等原发腺癌，比较罕见，有报道5 000例尸检中占0.26%。

（3）鳞状细胞癌：也不多见，国内近年12篇膀胱肿瘤报道中占0.58%～5.55%。膀胱的尿路上皮在各种刺激下能化生为鳞状上皮。有报道指出局灶性鳞状上皮化生可达60%，但主要仍属尿路细胞癌，只有在肿瘤各部出现一致的病理改变时，才能诊断为鳞状细胞癌。国内有不少膀胱结石伴发膀胱癌的报道。一般说来，膀胱鳞状细胞癌比尿路上皮性癌恶性度高，发展快，浸润深，预后不良。

2. 非上皮性膀胱肿瘤

为来自间叶组织的肿瘤，占全部膀胱肿瘤2%以下，包括血管瘤、淋巴管瘤、恶性淋巴瘤、平滑肌瘤或肉瘤、肌母细胞瘤、横纹肌肉瘤、嗜铬细胞瘤、恶性黑色素瘤、息肉、类癌、浆细胞瘤、纤维瘤、纤维肉瘤、黏液性脂肪肉瘤、癌肉瘤、组织细胞瘤、神经鞘瘤、软骨瘤、恶性畸胎瘤及皮样囊肿等。其中恶性淋巴瘤可能是全身性疾病。血管瘤可能与毗邻器官的血管瘤同时发生并有相连，使手术困难。横纹肌肉瘤起源于膀胱三角区或膀胱黏膜下组织，一方面向黏膜下层扩展，另一方面肿瘤推顶着膀胱黏膜向膀胱内生长，形成小分叶状肿物，状如葡萄串，故又称葡萄状肉瘤，但少数也可形成实块性肿瘤。显微镜下可见横纹肌样纤维及幼稚的胚样间叶细胞。

（二）分级

膀胱肿瘤的恶性程度以分级表示，目前普遍采用WHO分级法（WHO 1973，WHO/ISUP 1998，WHO 2004）。

1. WHO 1973分级法

1973年WHO的膀胱癌组织学分级法是根据癌细胞的分化程度，将其分为高分化、中分化和低分化3级，分别用Grade Ⅰ、Ⅱ、Ⅲ级表示。Ⅰ级肿瘤的分化好，移行上皮层多于7层，其结构及核的异型性与正常稍有差异，偶见核分裂。Ⅱ级除上皮增厚外，细胞极性消失，中等度核异型性出现，核分裂常见。Ⅲ级为不分化形，与正常上皮毫无相似之处，核分裂多见。膀胱癌的分级与膀胱癌的复发、浸润性呈正比，Ⅰ、Ⅱ、Ⅲ级膀胱癌发展为浸润癌的可能性为 10%、50%、80%。

2. WHO/ISUP 分级法

1998 年 WHO 和国际泌尿病理协会（ISUP）提出了非浸润性尿路上皮癌新分类法，2004 年 WHO 正式公布了这一新的分级法。新分类法中肿瘤的分类主要基于光镜下的显微组织特征，相关形态特征的细胞类型和组织构型。此分级法将尿路上皮肿瘤分为低度恶性倾向尿路上皮乳头状瘤（PUNLMP）、低分级和高分级尿路上皮癌。

低度恶性倾向尿路上皮乳头状瘤是指乳头状尿路上皮损害，乳头状肿瘤细胞排列有序、结构轻度异常、细胞核轻度间变，可不考虑细胞层次的数目。低度恶性倾向尿路上皮乳头状瘤细胞层次明显多于乳头状瘤和（或）细胞核轻微增大、染色质增多，有丝分裂相偶见，通常限于基底层。此种尿路上皮肿瘤虽然进展的风险很小，但不完全属于良性病变，仍有复发的可能。

我国《膀胱肿瘤诊疗指南 2014 年版》建议使用 WHO 2004 分级法，以便采用统一的标准诊断膀胱肿瘤，更好地反映肿瘤的危险倾向。

（三）分期

膀胱癌的分期是指肿瘤浸润深度及转移情况。是判断膀胱肿瘤预后的最有价值的指标之一。

目前主要有两种分期方法，一种是美国的 Jewett-Strong-Marshall 分期法，另一种为国际抗癌联盟（UICC）的 TNM 分期法。目前普遍采用国际抗癌联盟的 2009 年第 7 版 TNM 分期法（表 10-1）。膀胱乳头状瘤限于其细胞和正常移行细胞无区别者，较少见，未列入临床和病理分期。

表 10-1　2009 年第 7 版膀胱癌 TNM 分期

T_a：非浸润性乳头状癌	N_1：单一，≤2 cm 淋巴结转移
Tis：原位癌	N_2：>2~5 cm，或者是≤5 cm 多发淋巴结转移
T_1：肿瘤侵及上皮下结缔组织	N_3：有>5 cm 淋巴结转移
T_2：肿瘤侵及浅肌层	M_0：无远处转移
T_3：肿瘤侵及深肌层或膀胱周围脂肪	M_1：有远处转移
T_{3a}：侵及深肌层	0 期 $T_a N_0 M_0$
T_{3b}：侵及膀胱周围脂肪	Ⅰ期 $T_1 N_0 M_0$
T_4：侵及邻近组织	Ⅱ期 $T_2 N_0 M_0 / T_{3a} N_0 M_0$
T_{4a}：侵犯前列腺、子宫	Ⅲ期 $T_{3a} N_0 M_0 / T_{3b} N_0 M_0$
T_{4b}：侵犯盆壁、腹壁、阴道	Ⅳ期 $T_{4b} N_0 M_0 / T N_1 M_0 / T N_2 M_0 / T N_3 M_0 /$任何 T 任何 $N M_1$

膀胱癌可分为非肌层浸润性膀胱癌（Tis，T_a，T_1）和肌层浸润性膀胱癌（T_2 以上）。局限于黏膜（T_a~Tis）和黏膜下（T_1）的非肌层浸润性膀胱癌（以往称为表浅性膀胱癌）占 75%~85%，肌层浸润性膀胱癌占 15%~25%。而非肌层浸润性膀胱癌中，大约 70% 为 T_a 期病变，20% 为 T_1 期病变，10% 为膀胱原位癌。原位癌虽然也属于非肌层浸润性膀胱癌，但一般分化差，属于高度恶性的肿瘤，向肌层浸润性进展的概率要高得多。因此，应将原位癌与 T_a、T_1 期膀胱癌加以区别。

肿瘤分布在膀胱侧壁及后壁多见，三角区和顶部次之。膀胱肿瘤的转移途径包括经淋巴道、经血行、经直接扩散及瘤细胞直接种植等。

淋巴道转移是最常见的一种途径，膀胱癌可转移到髂内、髂外、闭孔淋巴结群，或可到髂总淋巴结。髂内及闭孔淋巴结或许是膀胱癌转移的第一站淋巴结。

经血行转移，常见于晚期病例，最多见于肝，其次为肺及骨骼，皮肤、肾上腺、肾、胰腺、心脏、睾丸、涎腺、卵巢、肌肉及胃肠均有报道，但均占少数。

直接扩散常出现于前列腺或后尿道。膀胱癌可延伸至膀胱外与盆腔粘连形成固定块，或蔓延至膀胱顶部的黏膜。

肿瘤细胞直接种植可以出现于手术过程中，术后在膀胱切口处或皮肤切口下发生肿块。膀胱内肿瘤复发或出现多发性的肿瘤，有一部分也是由于肿瘤细胞种植所致。膀胱全切除术后尿道残端出现肿瘤也可能是手术种植的结果。

三、临床表现

1. 血尿

绝大多数膀胱肿瘤患者的首发症状是间歇性无痛性血尿，如肿瘤位于膀胱三角区或其附近，血尿常为终末血尿。如肿瘤出血较多时，也可出现全程血尿。血尿可间歇性出现，常能自行停止或减轻，容易造成"治愈"或"好转"的错觉。血尿严重者因血块阻塞尿道内口可引起尿潴留。血尿程度与肿瘤大小、数目、恶性程度可不完全一致，非上皮肿瘤血尿情况一般不很明显。血尿可分为肉眼血尿和镜下血尿，表现为肉眼血尿占膀胱肿瘤的 17% ~18.9%，表现为镜下血尿占 4.8% ~6%。

2. 膀胱刺激征

部分膀胱肿瘤患者表现为膀胱刺激征，往往发生在肿瘤坏死、溃疡，合并炎症及形成感染时，患者可出现尿频、尿急、尿痛等膀胱刺激征。

3. 其他

当肿瘤浸润达肌层时，可出现疼痛症状，肿瘤较大影响膀胱容量或肿瘤发生在膀胱颈部，或出血严重形成血凝块等影响尿流排出时，可引起排尿困难甚至尿潴留。膀胱肿瘤位于输尿管口附近影响上尿路尿液排空时，可造成患侧肾积水，甚至肾功能不全。晚期膀胱肿瘤患者有体重减轻、贫血、水肿、下腹部肿块等症状，盆腔淋巴结转移可引起腰骶部疼痛和下肢水肿。

四、诊断

出现无痛性肉眼血尿，特别是全程血尿者，应想到泌尿系肿瘤，首先应考虑膀胱肿瘤的可能。查体时注意膀胱区有无压痛，直肠指诊检查、双手合诊注意有无触及膀胱区硬块及活动情况。膀胱肿瘤未侵及肌层时，此项检查常阴性，如能触及肿块，即提示癌肿浸润已深，病变已属晚期。

下列检查有助于筛选或明确诊断。

1. 尿常规

有较长时间镜下血尿，相差显微镜分析提示血尿来源于下尿路者，应该警惕有无膀胱肿瘤。由于膀胱肿瘤导致的血尿可为间歇性，故 1 ~2 次尿常规正常不能除外膀胱癌。

2. 尿脱落细胞学检查

尿脱落细胞学（UC）检查是膀胱癌的重要检测手段，特别是检出高级别肿瘤［包括原位癌（Tis）］。细胞体积增大、胞核-胞质比例增高、核多形性、核深染和不规则及核仁突起等是高级别膀胱癌的特征性所见。为了防止肿瘤细胞的自溶漏诊及增加阳性率，一般连续检查 3 天的尿液，留取尿液标本后应及时送检。

尿标本可取自患者自解尿液或膀胱冲洗液，多数资料证明自解尿液的阳性率要比膀胱冲洗液的阳性率低 20%，但前者无创，取材方便；后者有创，但可获取更多的肿瘤细胞，细胞的保存也较完好。尿细胞学检查对高级别肿瘤的敏感性为 60% ~90%，特异性为 90% ~100%。对低级别肿瘤敏感性仅为 30% ~60%，但特异性仍在 85% 以上。

总的来说，尿细胞学检查的敏感性随膀胱癌细胞分级、临床分期的增高而增高。尿细胞学检查对诊断 Tis 尤为重要，因 Tis 癌细胞黏附力差，易于脱落，膀胱镜检查不易发现。

3. 肿瘤标志物检测

虽然有许多文献报道尿液中的肿瘤标志物可用于诊断膀胱癌，目前美国 FDA 批准用于检测膀胱肿瘤的肿瘤标志物有：BTAstat、BTAtrak、NMP22、FDP 及尿荧光原位杂交技术（FISH）。目前为止，仍然没有一种理想的肿瘤标志物可以取代膀胱镜和尿脱落细胞学检查。尽管如此，肿瘤标志物以快速、简便、非侵袭性及较敏感等优点在临床上仍有广阔的应用空间。

（1）以尿液中物质为检测对象的肿瘤标志物。

1）膀胱肿瘤抗原：膀胱肿瘤抗原（BTA）是膀胱肿瘤在生长过程中释放的蛋白水解酶降解基底膜的各种成分形成的胶原片段、糖蛋白和蛋白多糖等释放进入膀胱腔内形成的复合物。

有两种检测 BTA 的方法：BTAStat 和 BTA-TRAK，前者为定性试验，后者为定量试验，均检测患者尿中补体因子 H 相关蛋白。由于所定阈值不一，其敏感性和特异性文献报道分别为 50%～80% 和 50%～75%，随肿瘤分级、分期的增高而升高。膀胱有炎症和血尿时可出现假阳性。

2）核基质蛋白：核基质是充盈于细胞核内，除了核膜、染色质和核仁以外的三维网状结构，是细胞内部的结构支架，其主要成分为 RNA 和蛋白质。核基质蛋白（NMPs）是核基质的主要组成部分，NMP22 属于 NMPs 的一种，又称有丝分裂器蛋白，在细胞死亡后被释放，以可溶性复合物或片段的形式存在于人尿液中。采用酶联免疫吸附试验（ELISA）测定其浓度，敏感性为 60%～70%，特异性为 60%～80%。由于 NMP22 由已死亡和濒死尿路上皮细胞释放而来，故在尿路结石、炎症、血尿时可出现假阳性。

3）存活素：存活素（SV）也称尿液凋亡抑制蛋白，是一个具有潜在价值的肿瘤标志物。SV 在成人健康组织中不能被检测到，但在许多人类肿瘤中却表达丰富。据报道采用斑点印迹试验检测尿中 SV，敏感性为 64%～100%，特异性为 78%～93%，可用于膀胱癌的辅助诊断。

（2）以尿脱落细胞为检测目标的肿瘤标记物。

1）端粒酶：端粒酶是真核细胞染色体末端的一段特殊的 DNA 结构，在细胞分裂时，该区的端粒酶能复制 40～200 个碱基对的 DNA 序列，随着每个细胞的分裂，体细胞的端粒进行性缩短，停止分化并衰老，端粒酶失活。许多恶性肿瘤细胞的无限增殖中端粒酶被激活以维持肿瘤细胞不断合成 DNA，其端粒酶活性远高于那些高度增殖的正常细胞的酶活性，正常体细胞内端粒酶无活性可测及。

各级膀胱上皮细胞癌患者尿中均有端粒酶活性表现，故检测端粒酶的 RNA 水平有助于诊断膀胱癌，但端粒酶活性与肿瘤的分期及分级无关。本试验特异性较高，但敏感性和重复性差，结合细胞学检查，可以提高膀胱肿瘤的诊断准确率。

2）流式细胞光度术：流式细胞光度术（FCM）是测量细胞 DNA 含量异常的检查膀胱肿瘤细胞学方法。正常尿液内应没有非整倍体干细胞系，超二倍体细胞应少于 10%，非整倍体细胞超过 15% 则可诊断为肿瘤。非整倍体细胞增多与肿瘤恶性度呈正比，采用 FCM 方法，能比较早期地诊断膀胱肿瘤。

3）UroVysion 试验：采用多色荧光原位杂交（FISH）探针，检测尿脱落细胞染色体异常，又称 FISH 试验。本试验可与尿细胞学检查相结合，除了保持很高的特异性外，还大大提高了敏感性，用于诊断膀胱癌具有很好的前景，但费用昂贵，目前仅用于少数大的研究单位。

4. 膀胱镜检查

膀胱镜检查和活检对诊断具有决定性意义。膀胱镜检查应包括全程尿道和膀胱，检查膀胱时应边观察边慢慢充盈，对膀胱壁突起要区分真正病变还是黏膜皱褶。应避免过度充盈以免掩盖微小病变，如 Tis。绝大多数病例可直接看到肿瘤生长的部位、大小、数目，以及与输尿管开口和尿道内口的关系，并可在肿瘤附近及远离之处取材，以了解有无上皮变异或原位癌，对决定治疗方案及预后很重要。取活检时需注意同时从肿瘤根部和顶部取材，分开送病检，因为顶部组织的恶性度一般比根部高。若未见肿瘤，最后做膀胱反复冲洗，收集冲洗液连同检查前自解尿液送细胞学检查。

（1）移行上皮细胞肿瘤。

1）乳头状瘤：乳头状瘤生长于膀胱黏膜上，初期可能仅仅表现为一红色小点，或有轻微隆起。逐渐长大后成为带有长蒂的肿瘤，顶端有数目不等的细长绒毛，像水草一样在膀胱冲洗液中飘动，呈橘黄色外观，可清晰地看到乳头内的血管分布。

2）乳头状癌：表浅乳头状癌呈深红色或灰色，蒂粗而短，局限于固有膜或浅肌层，表面的乳头短而粗，充水时活动性差。浸润性乳头状癌呈团块状或结节状，黯红色或褐色，表面无乳头或乳头融合，中间有坏死组织，基底部宽广，不活动，周围黏膜呈充血、水肿、增厚等浸润表现。少数肿瘤表面可有钙盐沉着，是恶性度高的表现。在膀胱镜下分化较好的乳头状癌与乳头状瘤不易鉴别，确诊需依靠病理检查。

3）浸润癌：呈褐色或灰白色，可覆盖有灰绿色脓苔或磷酸盐沉淀，表面有坏死、凹陷、溃疡，周边隆起，边缘不清，周围膀胱壁增厚、僵硬或有卫星灶。

4）原位癌：表现为局部黏膜发红，与黏膜充血和增生相似。

（2）腺癌：腺癌常位于膀胱的顶部，与其起源于脐尿管的残端有关。腺癌一般倾向于向膀胱外生长，故早期较难发现。进展期腺癌穿破膀胱黏膜，特别是形成溃疡后才可被膀胱镜检发现。癌性溃疡边缘隆起，中心凹陷，周围有肿瘤浸润和炎性水肿，并伴有出血坏死，腺癌含有分泌黏液的细胞，故癌性溃疡底部常有黏液和炎性分泌物覆盖。

（3）鳞状细胞癌：鳞状细胞癌可呈现团块状、溃疡型、菜花状或广基乳头状肿块，表面不光滑，可有出血坏死。周围有充血、水肿等炎症表现。伴有结石时可见结石区膀胱壁片状隆起或溃疡。

（4）非上皮细胞性肿瘤：这些肿瘤在临床上均少见，且表现各异。如畸胎瘤可表现为隆起的膀胱内肿块上长有毛发，血管瘤表现为膀胱壁上深红色或紫蓝色的肿块。

5. 超声检查

超声作为一线检查方法，在诊断膀胱癌中应用越来越广泛，经腹部超声诊断膀胱肿瘤的敏感性为 63% ~ 98%，特异性为 99%。超声检查能在膀胱适度充盈下清晰显示肿瘤的部位、数目、大小、形态及基底宽窄等情况，能分辨出 0.5 cm 以上的膀胱肿瘤，同时还能检测上尿路是否有积水扩张，是目前诊断膀胱癌最为简便、经济、具较高检出率的一种诊断方法。

超声检查有经腹（TABUS）、经直肠（TRUS）和经尿道（TUUS）3 种路径，其中 TABUS 最为简便易行，检查迅速，患者无痛苦，短时间内可多次重复检查，是膀胱癌术前诊断和分期、术后复查的首选方法，但 TRUS 和 TUUS 能更清晰显示膀胱癌部位及浸润程度，可对膀胱癌进行更为准确的分期。

超声诊断术前分期主要根据肿瘤侵入膀胱壁的深度及是否有盆腔转移而定。浸润与肿瘤生长方式或形态及基底部宽窄有一定关系，如乳头状向腔内凸出、蒂细小的肿瘤浸润浅，多属于 T_1 期；广基状肿瘤浸润深，多为 T_3 或 T_4 期。

彩色多普勒超声检查还可显示肿瘤基底部血流信号，但膀胱肿瘤血流征象对术前肿瘤分期、分级帮助不大。

超声检查漏诊、误诊的原因，多与肿瘤大小和发生部位有关，如小的隆起性病灶及直径小于0.5 cm 的肿瘤，超声难以发现；位于膀胱顶部及前壁的肿瘤易受肠腔气体或腹壁多重反射等伪差干扰而遗漏，位于颈部的肿瘤不易与前列腺增生和前列腺癌相鉴别，故超声诊断多需与膀胱镜、CT 等其他检查相结合。

6. X 线检查

尿路平片（KUB 平片）不能用于膀胱肿瘤的诊断，但可以了解有无伴发的泌尿系结石。静脉肾盂造影（IVU）可以了解有无上尿路同时发生的肿瘤，较大的膀胱肿瘤可见膀胱内的充盈缺损。

7. CT 检查

CT 检查能清晰显示 5 mm 以上的膀胱肿瘤，肿块较小时，常为乳头状，密度多均匀，边缘较光整。较大肿块者密度不均，中央可出现液化坏死，边缘多不规则，呈菜花状。CT 薄层扫描能增加肿瘤的检出率。CT 平扫 CT 值 24.6 ~ 46.4 Hu，增强后 CT 值为 33.8 ~ 81.5 Hu，呈轻至中度强化，强化无显著特异性。

CT 扫描可分辨出肌层、膀胱周围的浸润，用于膀胱癌的分期诊断。CT 对壁内浸润程度的区分不够满意，即对癌肿早期（T_1 ~ T_{3a}）分期的准确性受到一定限制，但当肿瘤突破膀胱向外侵犯时（T_{3b}期以上），能清晰显示周围脂肪层中的软组织块影，进一步侵犯前列腺及精囊时，可使膀胱精囊角消失，前列腺增大密度不均。输尿管内口受累时可出现输尿管扩张积水。CT 还可清晰显示肿大淋巴结，大于 10 mm 者被视为转移可能，但肿大淋巴结不能区分是转移还是炎症，有时需结合临床分析。采用多层螺旋 CT 容积扫描可进行三维重建，从而可以多方位观察膀胱轮廓及肿块情况，对膀胱上下两极的病变的分期具有明显的优越性。

CT对早期局限于膀胱壁内的<5 mm的肿块不易显示，易漏诊，需结合膀胱镜检查。另外，CT平扫有时因尿液充盈不够，也易掩盖病灶的检出，故若临床有血尿病史而平扫未发现问题者，需做增强扫描。在检查前必须让膀胱充盈完全并清洁肠道，若膀胱未完全充盈则很难判断膀胱壁是否有增厚。

CT仿真膀胱镜可获取与膀胱镜相似的视觉信息，是膀胱镜较好的替代和补充方法。施行CT仿真膀胱镜时，一种方法是将尿液引出，用气体充盈膀胱，然后进行扫描，将所获数据进行三维重建。采用CT仿真膀胱镜检查准确率为88%，CT仿真膀胱镜对>5 mm的肿块能准确识别，并可以显示小至2 mm的黏膜异常。CT仿真膀胱镜检查还可经静脉或经膀胱注入造影剂进行对比。

8. MRI检查

MRI诊断原则与CT相同。凸入膀胱的肿块和膀胱壁的局限性增厚在T_1WI上呈等信号或略高信号，T_2WI上呈低于尿液的略高信号，但小肿瘤有时被尿液高信号掩盖而显示不满意。

MRI对肿瘤的分期略优于CT，判断膀胱肌壁受侵程度较CT准确。MRI虽不能区分T_1期和T_2期，但可区分T_2期与T_{3a}期，即可较好显示肌层的受累情况，对膀胱壁外受累及邻近器官受累显示情况也优于CT。若T_2WI表现为肿瘤附着处膀胱壁正常低信号带连续性中断，表示肿瘤侵犯深肌层。若膀胱周围脂肪受侵，则T_1或T_2像上可见脂肪。

应用造影剂进行MRI检查，可更好地区分非肌层浸润性肿瘤与肌层浸润性肿瘤及浸润深度，也可发现正常大小淋巴结有无转移征象。例如，应用铁剂作为增强剂可鉴别淋巴结有无转移：良性增大的淋巴结可吞噬铁剂，在T_2加权像上信号强度降低，而淋巴结转移则无此征象。最近有学者评价钆增强MRI对膀胱癌分期的准确程度，分期准确率为62%，32%出现分期过高，但在区分非肌层浸润性肿瘤与肌层浸润性肿瘤或区分肿瘤局限于膀胱与否方面，MRI分期准确率则分别提高到85%和82%。

9. 5-氨基乙酰丙酸荧光膀胱镜检查（PDD）

5-氨基乙酰丙酸（5-ALA）荧光膀胱镜检查是通过向膀胱内灌注5-ALA产生荧光物质特异性地积聚于肿瘤细胞中，在激光激发下产生强烈的红色荧光，与正常膀胱黏膜的蓝色荧光形成鲜明对比，能够发现普通膀胱镜难以发现的小肿瘤、不典型增生或原位癌，检出率可以增加20%~25%。损伤、感染、化学或放射性膀胱炎、瘢痕组织等可以导致此项检查出现假阳性结果。

10. 诊断性经尿道电切术

诊断性经尿道电切术（TUR）作为诊断膀胱癌的首选方法，已逐渐被临床采纳。如果影像学检查发现膀胱内有肿瘤病变，并且没有明显的膀胱肌层浸润征象，可以酌情省略膀胱镜检查，在麻醉下直接行诊断性TUR，这样可以达到两个目的：一是切除肿瘤，二是对肿瘤标本进行组织学检查以明确病理诊断、肿瘤分级和分期，为进一步治疗及判断预后提供依据。

如果肿瘤较小，可以将肿瘤连带其基底的膀胱壁一起切除送病理检查；如果肿瘤较大，先将肿瘤的表面部分切除，然后切除肿瘤的基底部分，分别送病理检查，基底部分应达到膀胱壁肌层。肿瘤较大时，建议切取肿瘤周边的膀胱黏膜送病理检查，因为该区域有原位癌的可能。为了获得准确的病理结果，建议TUR时尽量避免对组织烧灼，以减少对标本组织结构的破坏，也可以使用活检钳对肿瘤基底部及周围黏膜进行活检，这样能够有效地保护标本组织不受损伤。

五、治疗

膀胱癌复发或进展的倾向与分期、分级、肿瘤多发病灶、肿瘤大小和早期复发率有关。肿瘤分期分级高、多发、体积大和术后早期复发的患者，肿瘤复发和浸润进展的可能性大，因此需要根据肿瘤复发或进展的风险制订治疗方案。一般将膀胱肿瘤按肿瘤浸润深度分为非肌层浸润性膀胱癌（NMIBC）（包括Tis、T_a、T_1）和肌层浸润性膀胱癌（包括T_2及以上），不同肿瘤的生物学行为有较大差异，因此治疗上应该区别对待。

（一）非肌层浸润性膀胱癌的治疗

非肌层浸润性膀胱癌（NMICB）又称为表浅性膀胱癌，占全部膀胱肿瘤的75%~85%，其中T_a占

70%、T_1 占 20%、Tis 占 10%。T_a 和 T_1 虽然都属于非肌层浸润性膀胱癌，但两者的生物学特性有显著不同，由于固有层内血管和淋巴管丰富，因此 T_1 容易发生肿瘤扩散。

1. 手术治疗

（1）经尿道膀胱肿瘤切除术：经尿道膀胱肿瘤切除术（TURBT）既是非肌层浸润性膀胱癌的重要诊断方法，也是主要的治疗手段，逐渐成为治疗浅表膀胱肿瘤的"金标准"，具有创伤小、恢复快的特点。经尿道膀胱肿瘤切除术有两个目的：一是切除肉眼可见的全部肿瘤；二是切除组织进行病理分级和分期。TURBT 术应将肿瘤完全切除直至露出正常的膀胱壁肌层。在肿瘤切除后，最好进行基底部组织活检，以便于病理分期和下一步治疗方案的确定。

TURBT 手术应注意以下几个问题。

1）闭孔神经反射及处理：膀胱肿瘤好发于膀胱侧壁。闭孔神经通过盆腔时与膀胱侧壁相连，支配着骨盆、膀胱、大腿内侧区域，电切时电流刺激闭孔神经，常出现突发性大腿内侧内收肌群收缩的神经反射，是膀胱穿孔的主要原因。一般 TURBT 手术中采用的腰麻或硬膜外麻醉不能防止闭孔神经反射的发生，若将手术区受刺激部位的闭孔神经远端加以阻滞，可以有效阻滞其受到刺激后引起的兴奋传导，减弱或避免闭孔神经反射的发生。因此，全身麻醉是首选的方法，有利于肌松，减少闭孔反射。

在切除膀胱侧壁肿瘤时，应警惕闭孔神经反射的发生，膀胱不要充盈过多，采用最小有效的切割电流进行切割。肿瘤较小时，改用电凝摧毁肿瘤。手术时电切环稍伸出电切镜鞘，进行短促电切，以便发生闭孔神经反射时及时回收电切环。

必要时可行闭孔神经封闭，具体方法如下。①经闭孔法，于患侧耻骨水平支下缘，耻骨结节外侧 2 cm 处进针，针尖斜向患侧盆壁，缓慢进针，待针尖碰到盆壁后回抽无血即可注入局部麻醉药。②耻骨上法（经腹壁法），在耻骨结节外上方 2 ~ 2.5 cm 处，耻骨水平支上缘进针，针尖斜向骨盆壁，碰到盆壁回抽无血即可注射局部麻醉药。③膀胱内直接注射法，该方法需有专用的注射针头，或自制一个能在膀胱镜下使用的注射针头。麻醉后置入膀胱镜，经膀胱镜置入膀胱注射针头，在肿瘤附近或在膀胱侧壁刺入针头 0.5 ~ 0.8 cm，或碰到骨头感，回抽无血即可注入麻醉药。前两种方法患者取膀胱截石位，患侧小腿轻度外展，导尿排空膀胱。选用 7 号 10 cm 注射针头或腰椎麻醉针头穿刺，其中耻骨上法因进针方向与闭孔神经行走方向垂直不易准确定位，效果较差，临床上很少用；经闭孔法进针方向与神经走行方向一致，阻滞效果相对较好。若有脉冲针麻仪则可刺入针头后接通电流，同侧下肢有抽动，表明针刺点准确；若无下肢抽动，需重新调整穿刺方向，直至下肢有抽动。麻醉药一般可选用 0.5% ~ 1% 的利多卡因，或 0.5% 罗哌卡因 10 mL。

2）膀胱肿瘤的再次电切：有些学者认为首次 TURBT 时往往有 9% ~ 49% 的肿瘤分期被低估，而再次电切可以纠正分期错误，也可发现残存肿瘤，尤其是对于高复发和高进展风险的肿瘤，如 T_1 肿瘤。

再次电切与首次电切的理想间隔时限尚未明确。大多数学者认为最好在首次电切后 2 ~ 6 周行再次电切，主要是经此间隔时间后，首次电切导致的炎症已消退。但也有少数学者认为不必等待 2 周以上。对于再次电切的手术部位并无一致意见，但大家公认应在首次电切部位进行，而且切除标本中应包含膀胱肌层组织。外观正常的膀胱黏膜不常规活检，仅当存在可疑的病变区域或尿细胞学检查为阳性时行随机活检。

3）膀胱肿瘤合并良性前列腺增生症的同期手术：对于膀胱肿瘤合并良性前列腺增生症患者是否能同时开展电切手术，临床医师主要有两个方面的顾忌，一是患者能否耐受手术，这个问题需结合患者的内科情况及膀胱肿瘤大小、前列腺大小等综合考虑，大多数患者能够耐受同期施行手术；另一个更为关注的顾忌为同期手术是否会导致前列腺窝的肿瘤种植。国外曾有学者报道同期开放手术导致前列腺手术创面肿瘤种植，前列腺窝的复发占复发的 34.8%，建议分期手术。但多数学者认为同期的 TUR 是安全的，前列腺电切创面表面覆有 1 ~ 4 mm 厚的凝固层，无血液循环，肿瘤细胞不易种植。

但同期手术应由腔内操作技术熟练、经验丰富的医师施行。因同期手术风险大，高压下施行 TURP 手术时间不宜过长；切除膀胱肿瘤时宜谨慎操作，尽量避免膀胱穿孔，过早的膀胱穿孔会影响下一步的手术操作；术中密切观察下腹部变化，及时放液，避免压力过高导致膀胱内电切创面穿孔；中叶突入膀胱影响操作时，先切除部分中叶腺体，再切除肿瘤，这有利于膀胱肿瘤的彻底切除；TURP 结束后应常规再次检查膀胱肿瘤创面及膀胱颈部，警惕肿瘤被遗漏。施行 TURBT 时采用蒸馏水灌洗，肿瘤切除完成后反复冲洗，吸净组织块，尽可能减少肿瘤种植。

（2）经尿道激光手术：激光手术可以凝固，也可以汽化，其疗效及复发率与经尿道手术相近。但术前需进行肿瘤活检以便进行病理诊断。激光手术对于肿瘤分期有困难，一般适合于乳头状低级别尿路上皮癌，以及病史为低级别、低分期的尿路上皮癌。目前临床上常用的激光有钬激光和绿激光等。

钬激光的脉冲时间极短（0.25 ms），组织穿透深度限制在 0.5 ~ 1.0 mm，热弥散少，对周围组织的热损伤范围小，汽化切割效应较好，止血效果明显，使手术操作几乎在无血视野下进行。其切割、汽化肿瘤过程中无电流产生，释放热量少，其手术过程中可达到较精确解剖层次，其止血及电凝效果被认为优于电切。切除肿瘤时，应先将肿瘤周围 1 cm 范围黏膜及基底封闭，以减少术中肿瘤转移机会。

绿激光渗透组织深度仅 800 μm，使热能被限制在表浅组织中很小的范围内，组织汽化效果确切（组织温度达 100 ℃时，其内部会形成小气泡，气泡膨胀使组织基质分裂）。除汽化作用外，激光束在留下的组织上产生一条很薄的凝固带，深 1 ~ 2 mm，可限制热能向深层组织扩散，防止损伤深层组织。绿激光对组织的汽化切割、切开、止血同时完成，可达到非常精确的解剖层次。因为绿激光光束是侧向发射的，只要旋转光纤就可以做到使激光从组织上扫过，因此创面或周围无焦灼样外观，创面新鲜，无意外损伤。

（3）光动力学治疗：光动力学治疗（PDT）的机制是光照射后，光敏剂与分子氧反应，生成具有细胞毒性的自由基和活性单态氧，破坏细胞，并引起局部非特异性免疫反应和强烈的炎症反应，从而破坏肿瘤组织。PDT 主要适用于肿瘤多次复发，对化学治疗及免疫治疗无效的难治性膀胱癌及原位癌，或不能耐受手术行姑息治疗者。

最初用于膀胱癌光动力学治疗的光敏剂是 HPD，需做皮肤划痕试验，排泄较慢，易发生光毒反应，用药后需避光 1 个月以上。后来又有了 Porphines 等光敏剂，这些光敏剂均需经静脉或口服给药，无法克服皮肤光毒反应。新一代光敏剂 5-ALA 可膀胱局部灌注给药，避免皮肤光敏反应等不良反应的出现。

5-ALA 膀胱灌注的肿瘤光动力学治疗方法：将浓度为 3% 的 5-ALA 溶液 50 mL 经尿管注入膀胱，尽量保留较长时间（4 小时以上），经尿道置入球形激光散射装置，激光功率设置为 3.9 W，以波长为633 nm 激光行膀胱内照射 20 分钟左右。照射时一般采取全膀胱照射，以达到根治效果，必要时需辅助以 B 超来定位。为防止照射不均匀，还可用导光介质来充盈膀胱，以使膀胱各区获得较一致的光量，达到更好的治疗效果。照射过程中需保持膀胱容量的恒定及避免膀胱出血，否则容量改变及血液吸收激光均对照射量产生影响。在照射时可用激光测量器测量光的强度，总光量应为直射光量的 5 倍。膀胱照射后通常留置 Foley 导尿管，使膀胱松弛，有膀胱痉挛者可使用解痉药物。患者术后不需避光。

2. 术后辅助治疗

非肌层浸润性膀胱癌在 TURBT 术后具有很高的复发率，一部分甚至进展为肌层浸润性膀胱癌。因此，需要对 NMIBC 进行术后辅助膀胱灌注治疗。

（1）术后膀胱灌注治疗：TURBT 术后有 10% ~ 67% 的患者会在 12 个月内复发，术后 5 年内有24% ~ 84% 的患者复发，以异位复发为主。复发的主要原因有：①原发肿瘤未切净；②术中肿瘤细胞脱落种植；③源于原已存在的移行上皮增殖或非典型病变；④膀胱上皮继续受到尿内致癌物质的刺激。

非肌层浸润性膀胱癌 TURBT 术后复发有两个高峰期，分别为术后的 100 ~ 200 天和术后的 600 天。术后复发的第 1 个高峰期与术中肿瘤细胞播散有关，而术后膀胱灌注治疗可以大大降低由于肿瘤细胞播散而引起的复发。尽管在理论上 TURBT 术可以完全切除非肌层浸润性膀胱癌，但在临床治疗中仍有很高的复发率，而且有些病例会发展为肌层浸润性膀胱癌。单纯 TURBT 术不能解决术后高复发和进展问题，因此建议所有的非肌层浸润性膀胱癌患者术后均进行辅助性膀胱灌注治疗。

1）TURBT 术后即刻膀胱灌注化学治疗（以下简称化疗）：即 TURBT 术后 24 小时内完成化疗药物膀胱腔内灌注。对于低危非肌层浸润性膀胱癌患者可以术后行即刻灌注表柔比星或丝裂霉素等化疗药物，肿瘤复发的概率很低，因此即刻灌注后可以不再继续进行膀胱灌注治疗。即刻灌注能够杀灭术中播散的肿瘤细胞和创面残留的肿瘤细胞，但化疗药物对肿瘤细胞的杀伤作用都遵循一级动力学原理，即只能杀死（伤）大部分肿瘤细胞，而不是全部，故对相对高危的膀胱肿瘤患者，仍推荐采用维持膀胱灌注化疗的方案。另外，对于术中有膀胱穿孔，或多发膀胱肿瘤手术创面大的患者，为避免化疗药物吸收带来的不良反应，不主张行即刻膀胱灌注化疗。

2）术后早期膀胱灌注化疗及维持膀胱灌注化疗：对于中危和高危的非肌层浸润性膀胱癌，术后 24 小时内即刻膀胱灌注化疗后，建议继续膀胱灌注化疗，每周 1 次，共 4 ~ 8 周，随后进行膀胱维持灌注化疗，每月 1 次，共 6 ~ 12 个月。研究显示，非肌层浸润性膀胱癌维持灌注治疗 6 个月以上时不能继续降低肿瘤的复发率，因此建议术后维持膀胱灌注治疗 6 个月。但也有研究发现表柔比星维持灌注 1 年可以降低膀胱肿瘤的复发概率。灌注期间出现严重的膀胱刺激症状时，应延迟或停止灌注治疗，以免继发膀胱挛缩。

3）膀胱灌注化疗的药物：20 世纪 60 年代即有膀胱内灌注噻替哌可降低非肌层浸润性膀胱癌术后复发率的报道。此后新药不断出现，常用的包括羟喜树碱（HCPT）、表柔比星（EPI）、阿霉素（ADM）、丝裂霉素（MMC）等，均有大量的文献报道。但这些药物临床应用的最佳剂量、灌注的频率、维持治疗的时间目前仍无最佳方案。化学药物灌注能降低肿瘤的复发率，但尚无研究表明其能阻止肿瘤的进展。不同于系统化疗，膀胱内灌注化疗药物的疗效与局部药物浓度呈正比，同时还依赖于药物与膀胱壁的接触时间，灌注药物的最佳 pH、局部的浓度也尤为重要。

非肌层浸润性膀胱癌术后膀胱灌注方案的选择应根据具体情况而定。这些用药依据包括药物作用特点、细胞对化疗药物耐药性的特点及膀胱肿瘤的生物学性状等，如 ADM、MMC 等属于细胞周期非特异性（CCNSA）药物，其疗效呈剂量依赖性，因此，要求在患者能够耐受的前提下，药物浓度应足量。而 HCPT、依托泊苷（VP-16）等属细胞周期特异性药物（CCSA），其疗效呈时机依赖性，单次用药只能杀灭对药物较敏感的生长期细胞，不可能杀死全部肿瘤群细胞，因此，要求多次用药，而单次药物剂量不一定需要达到患者所能耐受的最大剂量，但要注意保证一定的用药时间，最好是与 CCNSA 药物联合应用。

关于化疗次数，多次灌注优于单次灌注。因为无论是 CCNSA 还是 CCSA，对癌细胞的杀伤都服从于一级动力学原理，即只能按一定比例而不能全部杀死恶性肿瘤细胞。此外，还可能存在药物耐药性问题。单次灌注不可能达到消灭全部残留细胞的目的，虽然机体自身免疫能消除部分化疗后残留肿瘤细胞，但多一份残留细胞毕竟多一分复发的概率。所以，采用联合用药和重复用药，可以消灭不同生长周期的肿瘤细胞，也可逐次杀灭增殖不活跃的肿瘤细胞，提高化疗效果。

膀胱灌注化疗常用药物包括阿霉素、表柔比星、丝裂霉素、吡柔比星、羟喜树碱等。尿液的 pH、化疗药的浓度与膀胱灌注化疗效果有关，并且药物浓度比药物剂量更重要。化疗药物应通过导尿管灌入膀胱，膀胱内保留时间需依据药物说明书选择 0.5 ~ 2 小时。灌注前不要大量饮水，避免尿液将药物稀释。表柔比星的常用剂量为 50 ~ 80 mg，丝裂霉素为 20 ~ 60 mg，吡柔比星为 30 mg，羟喜树碱为 10 ~ 20 mg。其他的化疗药物还包括吉西他滨等。膀胱灌注化疗的主要不良反应是化学性膀胱炎，程度与灌注剂量和频率相关。TURBT 术后即刻膀胱灌注应注意药物的不良反应，多数不良反应在停止灌注后可以自行改善。

4）膀胱灌注化疗药物的耐药性：虽然可供选择的膀胱腔内化疗药物较多，但并非每一位患者都对这些药物敏感。有研究使用肿瘤细胞原代培养技术和 MTT 比色法测定了 24 例膀胱癌组织对灌注化疗药物的敏感性，结果显示不同个体对化疗药物的敏感性存在明显差异，如 ADM、MMC、HCPT 和顺铂对不同个体膀胱癌细胞的抑制率分别为 0 ~ 95.1%、0 ~ 85.7%、0 ~ 99.0% 和 0 ~ 56.8%，相同的组织学类型和分化程度的膀胱癌对同一药物的敏感性差别也很大。

肿瘤细胞对化疗药物的耐受性有可能是固有的，也有可能是在治疗过程中获得的，后者往往为多药耐药性（MDR）。MDR 是指肿瘤细胞接触一种抗肿瘤药物后，不仅对该药产生耐药性，而且对其他结构及作用机制不同的药物也产生交叉耐药性。

因而对不同个体应用同一种药物治疗具有一定的盲目性，为提高膀胱肿瘤的化疗效果，对不同患者应用采取个体化疗方案。有条件的单位可以直接用从患者机体取材的肿瘤细胞做原代培养，这种方法最大优点是肿瘤细胞刚刚离体，生物学性状尚未发生很大变化，能较真实地反映整个肿瘤细胞群体的特性及不同供体的个体差异，在一定程度上能代表体内状态，检测结果能用于指导临床。在选择灌注药物时，选择肿瘤细胞最敏感的药物如同采用细菌学培养加药物敏感试验指导抗生素应用一样。有学者报道用 MTT 法测定膀胱癌对 4 种化疗药物的敏感性，并对据此进行的化疗效果进行随访，结果药敏组的单位时间复发率显著低于使用 MMC 的对照组（$P < 0.05$）。

肿瘤细胞对不同的化疗药物的耐受机制也是不一样的，可以充分利用这个特点选择合理的化疗药物。如 ADM 属抗生素类抗癌剂，对原位癌效果较好，但反复使用易诱导 P-gp、MRP 等表达，并产生经典的 MDR，许多原发性耐药现象也包括对 ADM 耐药。因此，治疗时要充分考虑耐药性问题，有条件者可通过免疫组织化学方法检测 P-gp 和 MRP 的表达情况，阳性者避免使用 ADM。治疗后复发者不宜再采用该药及经典耐药机制中耐药谱中的药物，如表阿霉素、长春新碱、VP-16 等。而 MMC 为烷化剂，对高分级和有肌层浸润的膀胱癌效果较好。膀胱肿瘤细胞对 MMC 也可产生耐药性，因此对 MMC 治疗失败的病例，再次治疗必须更换治疗方案。但在经典的 MDR 现象中，MMC 仍敏感，故用 ADM 等治疗失败的患者可考虑选用 MMC 治疗。

由于肿瘤细胞对药物耐药具有不确定性，因此，为提高治疗效果，许多学者提倡采用联合用药行膀胱腔内灌注。联合用药的依据可根据肿瘤细胞增殖周期动力学特点、药物作用机制及常见的耐药谱特点等建立。有学者经临床观察，认为序贯采用 MMC 和 ADM 行膀胱腔内灌注是治疗膀胱原位癌的首选方案。对反复化疗失败的患者，可以采用 BCG 治疗。笔者单位采用 MMC 和 HCPT 联合序贯膀胱灌注治疗，也取得了较好的疗效。

5）膀胱灌注化疗药物的作用及不良反应：膀胱灌注化疗是治疗 T_a 和 T_1 期膀胱癌的重要方法。最常用的药物是丝裂霉素（MMC）、表柔比星、多柔比星和戊柔比星。使用大分子量的药物化疗，全身吸收的风险较低，因此，全身性不良反应比 BCG 膀胱灌注治疗少见。使用膀胱内化疗药物也不会发生 BCG 治疗所致的败血症及死亡。

丝裂霉素（MMC）：MMC 是烷基类化疗药物，其主要作用是抑制 DNA 的合成。由于其分子量较大，MMC 不容易被吸收，因此全身不良反应较少发生。一般使用 MMC 20~60 mg 维持 8 周的膀胱灌注治疗，大多数研究者使用 40 mg MMC 稀释到 40 mL 盐水每周 1 次膀胱灌注，维持 8 周，之后每月 1 次，维持 1 年。

MMC 灌注治疗最常见的不良反应是化学性膀胱炎，发生率为 3%~33%。可使用非那吡啶和抗胆碱药物治疗，少于 3% 的患者因严重的膀胱炎需要停药。常见症状包括排尿困难、耻骨上不适、尿频和尿急。在考虑停药，减少药物剂量之前需要排除患者尿路感染。这种不良反应往往是剂量依赖性的，但是低剂量的 MMC 治疗也会发生化学性膀胱炎。

手掌、足底、胸部、面部湿疹样皮肤脱屑是 MMC 治疗的另一不良反应，也有发生全身皮疹的报道。皮肤不良反应的发生率为 4%~12%，主要是药物直接接触皮肤或者迟发型超敏反应所致的接触性皮炎。

通过排尿后仔细洗手和生殖器能预防皮肤不良反应。局部使用激素可以充分抑制药物的持续作用。当皮疹出现后，一般考虑停用 MMC。在绝大多数患者，重复的膀胱灌注化疗将导致皮炎的反复复发。有研究者提出可以使用含有 0.1% MMC 的油布给予患者行皮肤试验明确患者是否发生全身应答，但这种方法没有得到广泛认同。

多项研究表明 MMC 膀胱内灌注发生骨髓抑制是很少见的。一般来说，这些患者往往同时存在白细胞减少的危险因素，因此，难以明确这些患者骨髓抑制的原因。由于骨髓抑制较少发生，因此没有必要常规监测 MMC 所致的骨髓抑制。

MMC 灌注引起膀胱挛缩较为少见。尽管各种各样的研究发现 MMC 膀胱灌注会减少膀胱容量，但是由于绝大多数患者并不监测膀胱容量，因此，这种结论难以解释。在膀胱容量严重减少的病例，肿瘤电切后立即 MMC 膀胱灌注是其主要的危险因素，最可能的原因是灌注药物的外渗所致。基于膀胱电切的深度合理选择患者，避免对膀胱穿孔患者立即行膀胱灌注，可以降低膀胱挛缩的发生。

如果电切时出现膀胱穿孔从而导致膀胱灌注液外渗，MMC 会引起腹膜炎、盆腔疼痛、纤维化和坏死。必须时刻警惕肿瘤电切的深度，如果发生膀胱穿孔，应该禁用 MMC 治疗，并且行膀胱造影明确是否发生膀胱穿孔。极其罕见的情况下，化疗药物外渗可能发生在 MMC 引起的膀胱平滑肌透壁性坏死的患者。

噻替哌：过去使用噻替哌治疗多灶性、高危的复发性浅表性膀胱肿瘤及反复复发、高级别非典型尿路上皮癌和原位癌，但是由于噻替哌属于蒽环类复合物，其全身吸收和骨髓抑制的不良反应发生率较高，所以目前已经不再使用。与 MMC 相比，噻替哌分子量较小，如果保留在膀胱内的时间超过 3 小时，多达 1/3 的药物会被吸收入血。由于分子量较小，较高的吸收率和潜在骨髓抑制的风险，使用噻替哌治疗膀胱肿瘤时应该非常谨慎。

多柔比星和表柔比星：多柔比星、表柔比星和戊柔比星是蒽环类抗生素。多柔比星最初用于 PT_a 和 PT_1 期肿瘤的预防和治疗。多柔比星分子量较大，膀胱灌注后不易被吸收入血，因此引起的全身不良反应少见。但是其局部不良反应还是非常常见的。出现化学性膀胱炎的患者占 13% ~ 56%，表现为尿频、尿急、尿痛和耻骨上疼痛。主要治疗措施是对症治疗，但是需要事先行尿培养排除尿路感染。可以使用非那吡啶和抗胆碱药减轻和缓解患者的局部症状。全身不良反应少见，其发生率少于 5%。这些少见的全身不良反应包括胃肠道不适、发热和罕见的超敏反应，超敏反应表现为呼吸增快和支气管痉挛，可以使用苯海拉明治疗。

表柔比星与多柔比星相似，但与多柔比星相比，其效果更好而不良反应更少，因此，在欧洲被广泛使用。不同的研究已经证实表柔比星治疗表浅膀胱肿瘤的疗效较好。一项 168 例患者的随机临床试验中，使用 50 mg 表柔比星或 81 mg 卡介苗（BCG）治疗原位癌，两组之间的临床效果差别无显著统计学意义。然而，BCG 治疗组与表柔比星治疗组相比，肿瘤从初始治疗到复发的时间更长一些（5.1 年 vs 1.4 年）。表柔比星治疗组与 BCG 组相比，原位癌的复发更常见（45% vs 16%）。两组不良反应发生率相当。由于发生不良反应，BCG 治疗组 26 例患者停止治疗，而表柔比星组仅 8 例患者停止治疗。

戊柔比星是多柔比星的半合成类似物。在动物实验中，发现戊柔比星能够治疗浅表膀胱肿瘤，疗效较好，且心脏毒性及接触性皮炎较少发生。在治疗 BCG 难治性且不愿行根治性膀胱全切的原位癌患者，戊柔比星扮演重要角色。超过 90% 的患者在治疗期会发生膀胱刺激症状。大样本研究发现，约 60% 的患者发生尿频、尿急和尿痛。绝大多数症状为轻至中度，一般不会导致患者中断治疗。其他少见的不良反应包括尿路感染、排尿乏力、尿潴留、尿液酸臭等。

膀胱内灌注是治疗表浅性膀胱肿瘤的主要辅助治疗措施。通过仔细灌注、选择合适患者、密切观察不良反应等措施，一般来说，膀胱内灌注还是比较安全的治疗膀胱肿瘤的方式，长期后遗症也比较少见。泌尿外科医师应该认识到不同患者对这些药物治疗的反应各异。同样，尽管各种药物引起不良反应的风险各异，但是应该牢记膀胱灌注的标准和治疗原则，这样才能将不良反应的发生率降至最低。

（2）术后膀胱灌注免疫治疗。

1）卡介苗（BCG）：BCG 为膀胱腔内灌注的常用生物制剂，是一种活的生物菌，具有一定的抗原性、致敏性和残余毒性，对表浅、无肌层浸润的膀胱肿瘤和原位癌效果较好。其抗肿瘤的机制不十分清楚，目前比较明确的有两点：BCG 与膀胱黏膜接触后引起膀胱黏膜的炎症反应，从而激发局部的细胞免疫反应，形成有胶原纤维包绕的成纤维细胞、巨噬细胞、淋巴细胞团，干扰肿瘤细胞生长；BCG 对黏膜上皮细胞及肿瘤细胞具有直接细胞毒作用。Michael 等（1991 年）通过体内外实验研究发现 BCG 黏附于移行上皮肿瘤细胞及体外培养的膀胱癌细胞株 T24、MBT22，并被这些细胞摄入，随后通过细菌增殖使细胞溶解，或生成某些有毒产物对细胞产生毒性作用。

BCG 膀胱灌注适合于高危非肌层浸润性膀胱癌的治疗，可以预防膀胱肿瘤的进展。但 BCG 不能改变低危非肌层浸润性膀胱癌的病程，而且由于 BCG 灌注的不良反应发生率较高，对于低危非肌层浸润性膀胱尿路上皮癌不建议行 BCG 灌注治疗。对于中危非肌层浸润性膀胱尿路上皮癌而言，其术后肿瘤复发率为 45%，而进展率为 1.8%，因此，中危非肌层浸润性膀胱尿路上皮癌膀胱灌注的主要目的是防止肿瘤复发，一般建议采用膀胱灌注化疗，某些情况也可以采用 BCG 灌注治疗。

BCG 膀胱灌注的剂量：BCG 治疗一般采用 6 周灌注诱导免疫应答，再加 3 周的灌注强化以维持良好的免疫反应。BCG 灌注用于治疗高危非肌层浸润性膀胱尿路上皮癌时，一般采用常规剂量（120 ~ 150 mg）；BCG 用于预防非肌层浸润性膀胱尿路上皮癌复发时，一般采用低剂量（60 ~ 75 mg）。研究发现采用 1/4 剂量（30 ~ 40 mg）BCG 灌注治疗中危非肌层浸润性膀胱尿路上皮癌时，其疗效与全剂量疗效相同，不良反应却明显降低。不同 BCG 菌株之间的疗效没有差别。BCG 灌注一般在 TURBT 术后 2 周开始。BCG 维持灌注可以使膀胱肿瘤进展率降低 37%。需维持 BCG 灌注 1 ~ 3 年（至少维持灌注 1 年），因此有文献建议在 3 个月、6 个月、12 个月、18 个月、24 个月、36 个月时重复 BCG 灌注，以保持和强化疗效。

总体而言，患者对 BCG 治疗的耐受性较好，局部或者全身不良反应可分为免疫介导的并发症或感染介导的并发症。局部不良反应无法避免，但常常能够治疗，几乎所有患者均会发生。发热是最严重的并发症（2.9%），其他全身并发症包括肉芽肿性改变、败血症、肺炎、肝炎、关节炎和皮肤病变。BCG 膀胱灌注的主要不良反应为膀胱刺激症状和全身流感样症状，少见的不良反应包括结核败血症、前列腺炎、附睾炎、肝炎等。因此，TURBT 术后膀胱有开放创面或有肉眼血尿等情况下，不能进行 BCG 膀胱灌注，以免引起严重的不良反应。有免疫缺陷的患者，如先天性或获得性免疫缺陷综合征（AIDS）、器官移植患者或其他免疫力低下的患者，均不宜行 BCG 的治疗，因为不会产生疗效。活动性结核患者也不宜应用 BCG 灌注治疗，以免引起病情恶化。

2）免疫调节剂：一些免疫调节剂与化疗药物一样可以预防膀胱肿瘤的复发，包括干扰素（IFN）、白细胞介素 2（IL-2）、钥孔戚血蓝素（KLH）等。

IFN 是一种糖蛋白，为膀胱内灌注最常采用的生物制剂，能够上调宿主的免疫反应，具有抗病毒、抗增生及免疫调节等作用。膀胱内应用重组 IFN 可以通过增加免疫细胞在膀胱壁内的浸润而增加 NK 细胞和细胞毒性 T 淋巴细胞的细胞毒性作用，即既有增强全身免疫系统的功能，又有增强膀胱内局部免疫的功能。目前国外多采用 IFN-α 进行膀胱内灌注，推荐使用剂量为每次 $10^7 ~ 10^8$ U。膀胱内应用 IFN-α 的不良反应相对轻微，发生率为 27%，主要是类似流感症状的发热、寒战、疲乏和肌肉疼痛等。

IL-2 是另一种常用的免疫调节剂，通常采用腔内灌注或肿瘤部位注射的方式，取得了较好的疗效，但是使用的剂量及方案还有待于规范。

（3）复发肿瘤的膀胱灌注治疗：膀胱肿瘤复发后，一般建议再次 TURBT 治疗。依照 TURBT 术后分级及分期，按上述方案重新进行膀胱灌注治疗。对频繁复发和多发者，建议行 BCG 灌注治疗。

（4）T_1G_3 膀胱癌的治疗：T_1G_3 膀胱癌通过 BCG 灌注治疗或膀胱灌注化疗，有 50% 可以保留膀胱。建议先行 TURBT 术，对术后病理诊断分级为 G_3 而标本未见肌层组织的病例，建议 2 ~ 6 周后再次行 TURBT 术获取肌层组织标本。无肌层浸润者，术后行 BCG 灌注治疗或膀胱灌注化疗药物。对于 2 个周期 BCG 灌注治疗或 6 个月膀胱灌注化疗无效或复发的病例，建议行膀胱根治性切除术。

（二）肌层浸润性膀胱癌的治疗

1. 根治性膀胱切除术

根治性膀胱切除术同时行盆腔淋巴结清扫术，是肌层浸润性膀胱癌的标准治疗，可以提高浸润性膀胱癌患者生存率，避免局部复发和远处转移。该手术需要根据肿瘤的病理类型、分期、分级，肿瘤发生部位、有无累及邻近器官等情况，结合患者的全身状况进行选择。文献报道肌层浸润性膀胱癌患者盆腔淋巴结转移的可能性为 30% ~ 40%，淋巴结清扫范围应根据肿瘤范围、病理类型、浸润深度和患者情况决定。

（1）根治性膀胱切除术的指征：根治性膀胱切除术的基本手术指征为 $T_2 ~ T_{4a}$，$N_{0~x}$，M_0 浸润性膀胱癌，其他指征还包括高危非肌层浸润性膀胱癌 T_1G_3 肿瘤，BCG 治疗无效的原位癌，反复复发的非肌层浸润性膀胱癌，非手术治疗无法控制的广泛乳头状病变等，以及保留膀胱手术后非手术治疗无效或肿瘤复发者和膀胱非尿路上皮癌。

（2）根治性膀胱切除术的手术方法及范围：根治性膀胱切除术的手术范围包括膀胱及周围脂肪组

织、输尿管远端，并行盆腔淋巴结清扫术；男性应包括前列腺、精囊，女性应包括子宫、附件和阴道前壁。如果肿瘤累及男性前列腺部尿道或女性膀胱颈部，则需考虑施行全尿道切除。对于性功能正常的年龄较轻男性患者，术中对周围神经血管的保护可以使半数以上患者的性功能不受影响，但术后需严密随访肿瘤复发情况及 PSA 变化情况。

手术过程中的淋巴结清扫为预后判断提供重要的信息。目前主要有局部淋巴结清扫、常规淋巴结清扫和扩大淋巴结清扫 3 种。局部淋巴结清扫仅切除闭孔内淋巴结及脂肪组织；扩大淋巴结清扫的范围包括主动脉分叉和髂总血管（近端）、股生殖神经（外侧）、旋髂静脉和 Cloquet 淋巴结（远端）、髂内血管（后侧），包括闭孔、两侧坐骨前、骶骨前淋巴结，清扫范围向上达到肠系膜下动脉水平；常规淋巴结清扫的范围达髂总血管分叉水平，其余与扩大清扫范围相同。有学者认为扩大淋巴结清扫对患者有益，可以提高术后的 5 年生存率，但该方法仍存在争议。阳性淋巴结占术中切除淋巴结的比例（淋巴结密度）可能是淋巴结阳性高危患者的重要预后指标之一。

目前根治性膀胱切除术的方式可以分为开放性手术和腹腔镜手术两种。与开放性手术相比，腹腔镜手术具有失血量少、术后疼痛较轻、恢复较快的特点，但手术时间并不明显优于开放性手术，而且腹腔镜手术对术者的操作技巧要求较高。近来机器人辅助的腹腔镜根治性膀胱切除术可以使手术更精确和迅速，并减少出血量。

（3）根治性膀胱切除术的生存率：随着手术技术和随访方式的改进，浸润性膀胱癌患者的生存率有了较大的提高。根治性膀胱切除术围术期的死亡率为 1.8% ~ 2.5%，主要死亡原因有心血管并发症、败血症、肺栓塞、肝衰竭和大出血等。患者的总体 5 年生存率为 54.5% ~ 68%，10 年生存率为 66%。若淋巴结阴性，T_2 期的 5 年和 10 年生存率分别为 89% 和 78%，T_{3a} 期为 87% 和 76%，T_{3b} 期为 62% 和 61%，T_4 期为 50% 和 45%；而淋巴结阳性患者的 5 年和 10 年生存率只有 35% 和 34%。

2. 保留膀胱的手术

对于身体条件不能耐受根治性膀胱切除术，或不愿接受根治性膀胱切除术的浸润性膀胱癌患者，可以考虑行保留膀胱的手术。施行保留膀胱手术的患者需经过细致选择，对肿瘤性质、浸润深度进行评估，正确选择保留膀胱的手术方式，并辅以术后放射治疗和化学治疗，且术后需进行密切随访。

浸润性膀胱癌保留膀胱的手术方式有两种：经尿道膀胱肿瘤切除术（TURBT）和膀胱部分切除术。对于多数保留膀胱的浸润性膀胱癌患者，可通过经尿道途径切除肿瘤。但对于部分患者应考虑行膀胱部分切除术，即肿瘤位于膀胱憩室内、输尿管开口周围或肿瘤位于经尿道手术操作盲区的患者，有严重尿道狭窄和无法承受截石位的患者。近来有学者认为对于 T_2 期患者，初次 TURBT 术后 4 ~ 6 周再次行 TURBT 并结合化疗与放射治疗有助于保全膀胱。

浸润性膀胱癌患者施行保留膀胱手术的 5 年生存率为 58.5% ~ 69%，T_2 期的 3 年生存率为 61.2%，T_3 期的 3 年生存率为 49.1%。

3. 尿流改道术

浸润性膀胱癌患者行膀胱全切术后常需行永久性尿流改道术。目前尿流改道术尚无标准治疗方案，有多种尿流改道的手术方法在临床上应用，包括不可控尿流改道、可控尿流改道、膀胱重建等。手术方式的选择需要根据患者的具体情况，如年龄、伴发病、预期寿命、盆腔手术及放射治疗史等，并结合患者的要求及术者经验认真选择。保护肾功能、提高患者生活质量是治疗的最终目标。神经衰弱、精神病、预期寿命短、肝或肾功能受损的患者对于有复杂操作的尿流改道术属于禁忌证。

（1）不可控尿流改道术：即采取最直接的路径，将尿液引流至体外。常用的方法为回肠膀胱术，手术方式简单、安全、有效，主要缺点是需腹壁造口、终身佩戴集尿袋。经过长期随访，患者出现肾功能损害约为 27%，造瘘口并发症发生率约为 24%，输尿管回肠吻合口并发症发生率约为 14%，死亡率约为 1.0%。伴有短肠综合征、小肠炎性疾病、回肠受到广泛射线照射的患者不适于此术式。对预期寿命短、有远处转移、姑息性膀胱全切、肠道疾患无法利用肠管进行尿流改道或全身状态不能耐受其他手术者可采取输尿管皮肤造口术。

（2）可控尿流改道术。

1）可控贮尿囊：该术式繁多，但主要由相互关系密切的 3 部分组成。首先利用末段回肠及盲结肠、升结肠等，切开重组成大容量、低压力、顺应性及调节性强的贮尿囊；将输尿管与贮尿囊行抗逆流的吻合，形成输入道，这是防止上行性输尿管肾积水、上尿路感染及保护肾功能的重要步骤；最后是利用末端回肠或阑尾形成有足够长度和阻力的抗失禁输出道。除了需建成单向活瓣结构外，保持贮尿囊内低压是防止逆流的重要因素。在多种术式中值得推荐的是使用缩窄的末段回肠做输出道的回结肠贮尿囊，使用原位阑尾做输出道的回结肠贮尿囊。

可控贮尿囊适用于：预期寿命较长、能耐受复杂手术；双侧肾功能良好，可保证电解质平衡及废物排泄；无上尿路感染；肠道未发现病变；能自行导尿。此术式适用于男女患者，能自行插管导尿，不需佩戴腹壁集尿器，因此患者有较高的生活质量。

随访发现该术式早、晚期并发症发生率分别为 12% 和 37%，晚期并发症主要有输尿管狭窄或梗阻、尿失禁、导尿困难和尿路结石，代谢并发症也比较常见。正确的病例选择、术前指导及选用合适的肠段和早期治疗，可以减少大多数患者的这些并发症。主要缺点是需要腹壁造口。

2）利用肛门控制尿液术式：利用肛门括约肌控制尿液的术式包括尿粪合流术，如输尿管乙状结肠吻合术、结肠直肠吻合术，由于这种术式易出现逆行感染、高氯性酸中毒、肾功能受损和恶变等并发症，现已很少用；尿粪分流术，比较常用的方法为直肠膀胱、结肠腹壁造口术，该方法简单，能建立一个相对低压、可控的直肠储尿囊，现在仍为许多医院所采用。采用肛门括约肌控制尿液的术式患者肛门括约肌功能必须良好。

（3）膀胱重建或原位新膀胱术：由于患者术后生活质量高，近 10 年内已被很多的治疗中心作为尿流改道的首选术式。此术式主要优点是不需要腹壁造口，患者可以通过腹压或间歇清洁导尿排空尿液。缺点是夜间尿失禁和需要间歇性地自我导尿。早、晚期并发症发生率分别为 20% ~ 30% 和 30%，主要由输尿管与肠道或新膀胱与尿道吻合口引起。另一缺点是尿道肿瘤复发，为 4% ~ 5%，如膀胱内存在多发原位癌或侵犯前列腺尿道则复发率高达 35%，因此术前男性患者需常规行前列腺尿道组织活检，女性行膀胱颈活检，或者术中行冰冻切片检查，术后应定期行尿道镜检和尿脱落细胞学检查。

原位新膀胱术主要包括回肠原位新膀胱术、回结肠原位新膀胱术、去带回盲升结肠原位新膀胱术。一些学者认为回肠收缩性少、顺应性高，可达到好的控尿率，黏膜萎缩使尿液成分重吸收减少，手术操作不甚复杂，比利用其他肠道行原位新膀胱术更为优越。乙状结肠原位新膀胱易形成憩室和有癌变的危险，因此不适合作为长期的尿流改道，在其他改道术失败时可选用。胃原位新膀胱仅见个案报道和小样本病例报道，远期疗效需要进一步观察，一般主张在肠道严重缺损、骨盆接受过放射治疗或其他疾病无法利用肠道时可选用。

原位新膀胱术的先决条件是完整无损的尿道和外括约肌功能良好，术中尿道切缘阴性。一般来说，任何形式的可控性尿流改道，都要求患者有正常的肾功能。因为肾功能差的患者使用小肠或结肠行可控性尿流改道术后均会出现严重的代谢紊乱。而回肠膀胱术，则是在患者肾功能较差的情况下唯一可以考虑的尿流改道手术。前列腺及尿道有侵犯、膀胱多发原位癌、骨盆淋巴结转移、高剂量术前放疗、复杂的尿道狭窄及不能忍受长期尿失禁的患者为原位新膀胱术的禁忌证。

4. 化学治疗

尽管在确诊时只有 20% 的患者属晚期，但大多数早期或浸润性膀胱癌患者最终都会复发或发生转移，其中 50% 左右的浸润性膀胱癌患者在 2 年内将发生远处转移，5 年生存率为 36% ~ 54%。对于 T_3 ~ T_4 和（或）N^+M_0 膀胱癌高危患者，5 年生存率仅为 25% ~ 35%。化疗是唯一能延长这些晚期患者的生存时间并改善其生活质量的治疗方法，可使多数患者的预计生存时间由 3 ~ 6 个月延长至 1 年左右，少数患者可获得长期生存。

（1）新辅助化疗：对于可手术的 T_2 ~ T_{4a} 期患者，术前可行新辅助化疗。新辅助化疗的主要目的是控制局部病变，使肿瘤降低分期，降低手术难度和消除微转移灶，提高术后远期生存率，其优点体现在：①在新辅助化疗期间如治疗有效可连续应用，而化疗无效或有进展的情况下可中断治疗或行膀胱切除术；②手术前的化学治疗可能降低肿瘤分期，从而降低手术的难度；③新的辅助化疗在应用系统的、足量的化学治疗而不需考虑影响膀胱切除术术后恢复的困难，患者在术前经常能耐受较大剂量、强度和更多周期的化疗；④新辅助化疗对较早的微小转移有疗效，有可能减少后继的转移癌的发生率。

新辅助化疗后，患者死亡率可下降 12% ~ 14%，5 年生存率提高 5% ~ 7%，远处转移率降低 5%，对于 T_3 ~ T_{4a} 患者，其生存率提高可能更明显。新辅助化疗还被用作保留膀胱的手段，但这一方法备受争议。新辅助化疗的疗程尚无明确界定，但至少要用 2 ~ 3 个周期基于顺铂的联合化疗。

（2）辅助化疗：是在手术后选择性给予化疗的策略，包括较早期的膀胱切除术及后继的化疗。通过病理检查膀胱切除术后标本而给患者危险度分层指导后继的辅助化疗，对于临床 T_2 或 T_3 期患者，根治性膀胱切除术后病理若显示淋巴结阳性或为 pT_3，术前未行新辅助化疗者术后可采用辅助化疗。膀胱部分切除患者术后病理若显示淋巴结阳性或切缘阳性或为 pT_3，术后也可采用辅助化疗。对于低危险患者（T_a 和 T_1 ~ T_2）不必行辅助化疗。辅助化疗可以推迟疾病进展，预防复发，但各项对于辅助化疗的研究由于样本量小、统计及方法学混乱，因此结果备受争议。

（3）对于临床 T_{4a} 及 T_{4b} 患者，若 CT 显示淋巴结阴性或发现不正常淋巴结经活检阳性，可行化疗或化疗 + 放疗，或手术 + 化疗（仅限于选择性 cT_{4a} 患者）。CT 显示有肿大淋巴结经活检阳性的，则行化疗或化疗 + 放疗。

（4）转移性膀胱癌应常规行全身系统化疗，尤其是无法切除、弥漫性转移、可测量的转移病灶。身体状况不宜或不愿意接受根治性膀胱切除术者也可行全身系统化疗 + 放疗。

（5）动脉导管化疗：通过对双侧髂内动脉灌注化疗药物达到对局部肿瘤病灶的治疗作用，对局部肿瘤效果较全身化疗好，常用于新辅助化疗。文献报道，动脉导管化疗 + 全剂量放疗的完全缓解率可达 78% ~ 91%，动脉导管化疗作为辅助化疗效果不佳。化疗药物可选用 MTX/CDDP 或单用 CDDP 或 5-FU + ADM + CDDP + MMC 等。

（6）化疗方案：晚期膀胱癌的化疗始于 20 世纪六七十年代，早期多为单药化疗，其中以顺铂（DDP）和氨甲蝶呤（MTX）应用最多，有效率相对较高。DDP 单药治疗晚期膀胱癌的 II 期临床研究显示有效率（RR）为 35% 左右，但是大部分病例为部分缓解（PR），完全缓解（CR）只有 5% ~ 16%。单药还包括长春碱（VLB）、阿霉素（ADM）、长春新碱（VCR）、5 - 氟尿嘧啶（5 - FU）、环磷酰胺（CTX）及丝裂霉素（MMC）等，有效率一般在 10% ~ 20%，CR 均小于 10%，但肿瘤缓解时间很少超过 3 ~ 4 个月。在过去几年中涌现出一些新的化疗药物，其中一些对尿路上皮细胞癌较敏感，如紫杉醇、多西紫杉醇、吉西他滨及异环磷酰胺等，但临床资料表明，其疗效仍不及联合化疗方案。

由于单药化疗的有效率并不高，而且肿瘤缓解时间、生存时间均较短，从 20 世纪 80 年代开始多已采用联合化疗方案来治疗晚期膀胱癌，一些新开发出的化疗药物也用于联合化疗方案。

1）M-VAC（氨甲蝶呤、长春碱、阿霉素、顺铂）方案：是传统上膀胱尿路上皮癌标准一线治疗方案。氨甲蝶呤 30 mg/m^2 第 1、第 15、第 22 天静脉滴注，长春碱 3 mg/m^2 第 2、第 15、第 22 天静脉滴注，阿霉素 30 mg/m^2 第 2 天静脉滴注，顺铂 70 mg/m^2 第 2 天静脉滴注，每 4 周重复，共 2 ~ 6 个周期。两项随机前瞻性研究已经证实 M-VAC 方案效果明显好于单种药物化疗效果。多项研究显示此方案的 CR 为 15% ~ 25%，有效率为 50% ~ 70%，中位生存时间为 12 ~ 13 个月。

尽管 M-VAC 方案有效率较高，但是其毒性反应也较大，主要为骨髓抑制、黏膜炎、恶心、呕吐、脱发及肾功能损害等，粒细胞缺乏性发热的发生率为 25%，2/3 级黏膜炎为 50%，化疗相关死亡发生率高达 3% 左右。Saxman 等对接受 M-VAC 方案化疗的患者做了长期随访后发现，患者的长期存活率并不理想，6 年的无病存活率只有 3.7%。

2）GC（吉西他滨和顺铂）方案：此联合化疗方案被认为是目前标准一线治疗方案，可被更多患者选用。吉西他滨 800 ~ 1 000 mg/m^2。第 1、第 8、第 15 天静脉滴注，顺铂 70 mg/m^2。第 2 天静脉滴注，每 3 ~ 4 周重复，共 2 ~ 6 个周期。研究显示 GC 方案的 CR 为 15%，PR 为 33%，中位疾病进展时间为 23 周，总生存时间为 54 周，较 M-VAC 方案耐受性好。

3）其他化疗方案：TC（紫杉醇和顺铂）方案，TCa（紫杉醇和卡铂）方案，DC（多西紫杉醇和顺铂）3周方案，GT（吉西他滨和紫杉醇）方案，以及CMV（氨甲蝶呤联合长春碱和顺铂）方案和CAP（环磷酰胺联合阿霉素和顺铂）方案。GCT（吉西他滨联合顺铂和紫杉醇）方案，GCaT（吉西他滨联合卡铂和紫杉醇）方案和ICP（异环磷酰胺联合顺铂和紫杉醇）方案3种化疗方案不良反应大，临床很少应用。

5. 放射治疗

肌层浸润性膀胱癌患者在某些情况下，为了保留膀胱不愿意接受根治性膀胱切除术，或患者全身条件不能耐受根治性膀胱切除手术，或根治性手术已不能彻底切除肿瘤及肿瘤已不能切除时，可选用膀胱放射治疗（以下简称放疗）或化疗 + 放疗。但对于肌层浸润性膀胱癌，单纯放疗有效率只有20% ~40%，患者的总生存期短于根治性膀胱切除术。

（1）根治性放疗：膀胱外照射方法包括常规外照射、三维适形放疗及强调适形放疗。单纯放疗靶区剂量通常为60 ~66 Gy，每天剂量通常为1.8 ~2 Gy，整个疗程不超过6 ~7周。目前常用的放疗日程为：①50 ~55 Gy，分25 ~28次完成（>4周）。②64 ~66 Gy，分32 ~33次完成（>6.5周）。放疗的局部控制率为30% ~50%，肌层浸润性膀胱癌患者5年总的生存率为40% ~60%，肿瘤特异生存率为35% ~40%，局部复发率约为3%。

临床研究显示，基于顺铂的联合放化疗的反应率为60% ~80%，5年生存率为50% ~60%，有50%的患者可能保留膀胱，但目前尚缺乏长期的随机研究结果。一项大规模的Ⅱ期临床研究提示联合放化疗与单纯放疗相比能提高保留膀胱的可能性。对于保留膀胱的患者应密切随访，出现复发时应积极行补救性的膀胱根治性切除术。

欧洲文献报道，T_1/T_2期小肿瘤患者可通过膀胱切开（行或未行膀胱部分切除）显露肿瘤后置入放射性碘、铱、钽或钴行组织内近距离照射，再联合外照射和保留膀胱的手术，从而达到治疗目的。根据肿瘤分期不同，5年生存率可达60% ~80%。

（2）辅助性放疗：根治性膀胱切除术前放疗无明显优越性。膀胱全切或膀胱部分切除手术未切净的残存肿瘤或术后病理切缘阳性者，可行术后辅助放疗。

（3）姑息性放疗：通过短程放疗（7 Gy×3天；3 ~3.5 Gy×10天）可减轻因膀胱肿瘤巨大造成无法控制的症状，如血尿、尿急、疼痛等。但这种治疗可增加急性肠道并发症的危险，包括腹泻和腹部痉挛疼痛。

（文　礼）

第二节　膀胱非尿路上皮癌

一、鳞状细胞癌

膀胱鳞状细胞癌（SCC）可分为非血吸虫病性膀胱SCC和血吸虫病性膀胱SCC，诊断主要靠膀胱镜活检。单纯的膀胱SCC患者应选择根治性膀胱切除术，高分级、高分期肿瘤术前放疗有助于预防盆腔复发，在无有效化疗药物的情况下推荐根治性手术之前放疗。膀胱SCC的5年生存率约为50%，血吸虫病性膀胱SCC的预后相对较好。

1. 非血吸虫病性膀胱鳞状细胞癌

细菌感染、异物、慢性下尿路梗阻或膀胱结石等引起的慢性炎症，以及膀胱黏膜白斑、长期留置导尿管等可能与膀胱SCC的发生有关。

非血吸虫病性膀胱SCC好发于膀胱三角区和侧壁，主要是溃疡和浸润，很少呈乳头样生长，可伴有膀胱憩室或膀胱结石。8% ~10%的膀胱SCC就诊时已发生转移。血尿是主要的临床表现，93%的患者伴有泌尿系统感染。本病单纯放疗效果差，根治性膀胱切除术疗效优于放疗，术前放疗加根治性膀胱切除术比单纯根治性膀胱切除术效果更好。膀胱SCC是一种化疗抵抗的肿瘤，目前还未发现有效的化疗方案。

2. 血吸虫病性膀胱鳞状细胞癌

血吸虫病性膀胱 SCC 的发生可能与血吸虫存在导致的细菌和病毒感染有关，而非寄生虫本身。维生素 A 缺乏也可能是膀胱上皮鳞状化生及肿瘤发生的重要原因之一。

血吸虫病性膀胱 SCC 的平均发病年龄比非血吸虫病性膀胱 SCC 低 10~20 岁。主要症状是尿频、尿痛和血尿。肿瘤多发于膀胱后壁的上半部分或顶部，很少发生于三角区。确诊主要依靠膀胱镜检查活检及麻醉状态下仔细的双合诊。

根治性膀胱切除术是血吸虫病性膀胱 SCC 治疗的主要方法。研究显示术前放疗可改善高分级、高分期肿瘤患者的预后。

二、腺癌

膀胱腺癌是少见的肿瘤，在尿路肿瘤中，腺癌可以单独发生于膀胱，也可以与其他种类的肿瘤混合发生，如移行细胞癌、鳞状细胞癌或者癌肉瘤。纯膀胱腺癌约占膀胱上皮的 2%，生物学行为较特殊，有明显的浸润性、弥漫性和转移性，早期诊断困难，预后差。根据组织来源膀胱腺癌可分为 5 种类型：①起源于膀胱的原发性腺癌；②脐尿管腺癌；③印戒细胞癌；④转移性腺癌；⑤与移行细胞混合的腺癌。

腺癌诊断主要依靠膀胱镜活检，B 超、CT 及 MRI 等检查可显示肿瘤大小、侵犯范围及临床分期，特别是对脐尿管腺癌，当肿瘤未侵及膀胱黏膜时，膀胱镜检可无异常发现。

1. 原发性膀胱腺癌

多见于男性，可能因移行上皮腺性化生引起，常伴有腺性膀胱炎，并可见 VonBrunn 细胞巢，在膀胱腺癌组织病理中可见到分化较好的高柱状上皮细胞，并呈不规则腺腔样排列，也可见癌细胞不成腺腔，而成不规则团块。长期的慢性刺激、梗阻及膀胱外翻则是引起化生的常见原因。血吸虫感染也是腺癌发生原因之一，在血吸虫流行地区膀胱腺癌约占膀胱癌的 10%。

膀胱腺癌主要症状有血尿、尿痛、膀胱刺激症状、黏液尿。原发性膀胱腺癌发生于膀胱三角区及膀胱侧壁，病变进展较快，多为肌层浸润性膀胱癌。原发性腺癌的患者伴有腺性膀胱炎比原位癌更常见。

临床就诊时大多数已属局部晚期，宜行根治性膀胱切除术以提高疗效。经尿道切除或膀胱部分切除术的疗效差。术后辅以放疗，可以提高肿瘤无复发生存率。对于进展期和已有转移的腺癌可以考虑化疗，一般采用 5-氟尿嘧啶为基础的化疗，M-VAC 方案化疗无效。

2. 脐尿管腺癌

可能与脐尿管上皮增生及其内覆移行上皮腺性化生有关，占膀胱腺癌的 20%~39%。主要的临床症状为耻骨上的肿块伴有血尿，好发于 50~60 岁，多见于女性，也可以发生于年轻的群体。脐尿管腺癌只发生在膀胱顶部前壁，膀胱黏膜无腺性膀胱炎和囊性膀胱炎及肠上皮化生，肿瘤集中于膀胱壁，即肌间或更深层，而非黏膜层，可见脐尿管残留。脐尿管腺癌可浸润到膀胱壁深层、脐、Retzius 间隙及前腹壁。在 MRI 的矢状位成像上，肿瘤的范围清晰可见。

脐尿管腺癌的治疗主要为手术治疗，包括扩大性膀胱部分切除术和根治性膀胱切除术，放疗和化疗的效果不佳。近年来脐尿管腺癌采用的扩大性膀胱部分切除术受到重视，手术应尽可能地整块切除膀胱顶、脐尿管和脐，切除范围包括部分腹直肌、腹直肌后鞘、腹膜及弓状线。术后复发和转移是治疗失败的主要原因，一般在术后 2 年内发生。常见的转移部位是骨、肺、肝和盆腔淋巴结。脐尿管腺癌诊断时往往分期较高，有较高的远处转移风险。脐尿管腺癌的预后比非脐尿管腺癌差。美国 M. D. Anderson 肿瘤中心的经验：边缘阴性与否和淋巴结情况是影响预后的重要因素，总体 5 年生存率为 40%，平均生存 46 个月。

3. 印戒细胞癌

非常少见，发病年龄和性别差异与膀胱移行细胞癌相似，通常发生于 50 岁以上的男性，临床表现也与移行细胞癌相似，尿频、尿急、尿痛、肉眼血尿为常见的临床表现。它可以发生于膀胱的任何部位，但绝大多数位于膀胱三角区和后壁。膀胱镜检查：黏膜常见水肿，部分病例表面呈溃疡状，但有时通过膀胱镜检查并不能发现癌的病变。多数呈弥漫性纤维化和皮革样膀胱壁增厚。肿瘤常常侵及周围软组织。显微镜下见大量印戒状癌细胞弥漫浸润，癌细胞中等大小，圆形、卵圆形或多角形，胞质淡染，核偏位，呈印戒状。特殊染色：AB/PAS（＋）；免疫表型：CK（AE1/AE3）、CK7、CK20、CEA、EMA 等上皮性标志物均阳性。电镜观察，癌细胞内有大量圆形黏液颗粒，中等电子密度，黏液多糖物质呈细颗粒状态。

其组织学起源不详，有文献报道 20％ 的膀胱印戒细胞癌来自脐尿管残存上皮，也有学者认为起源于化生的尿路上皮，常与长期局部、刺激有关。膀胱原发性印戒细胞癌专指几乎全部由印戒细胞组成，或由具有细胞内黏液、无丰富细胞外黏液的分化较差的圆形细胞组成的肿瘤。在诊断原发性膀胱印戒细胞癌时，必须排除直肠癌或前列腺癌的直接浸润，以及胃癌、卵巢黏液性癌等肿瘤的转移。

膀胱原发性印戒细胞癌浸润性非常强，常常广泛浸润周围软组织，病程进展快，预后差，复发率高，病死率高，仅靠手术切除不可能治愈，半数病例在诊断 1 年内死亡。

4. 转移性腺癌

是最常见的膀胱腺癌，原发病灶来自直肠、胃、子宫内膜、乳腺、前列腺和卵巢，治疗上采用以处理原发病为主的综合治疗。

三、未分化癌

未分化癌（小细胞癌）少见，已报道有一种小细胞癌类型，组织学上类似肺小细胞癌。肿瘤好发于膀胱两侧壁和膀胱底部。膀胱小细胞癌瘤体直径往往较大，平均约 5 cm。与尿路上皮癌相似，主要通过淋巴转移，不同点在于其更具侵袭性，转移得更早、更快。最常见的转移部位依次为淋巴结、肝、骨骼、肺和大脑。就诊时患者往往已有深肌层浸润。

膀胱小细胞癌的诊断同尿路上皮癌，但应考虑有无远处转移。膀胱小细胞癌与膀胱尿路上皮癌在 CT 上的区别是：膀胱小细胞癌广基、无蒂、息肉样改变，向膀胱壁内浸润明显，在未出现膀胱邻近器官或淋巴结转移时往往已侵犯膀胱全层。

膀胱小细胞癌细胞病理学特征为零散的、相互孤立、圆形、大小均匀的小细胞，细胞学上相邻的肿瘤细胞缺乏巢状或腺状结构是膀胱小细胞癌最重要的特征。

治疗考虑采用小细胞肺癌的化疗方案做辅助化疗或者新辅助化疗，并联合局部治疗（手术或放疗）。研究认为新辅助化疗有助于提高生存率。手术治疗应选择根治性膀胱切除术，病理分期为 T_3、T_4 期考虑术后辅助化疗，化疗一般选用顺铂和依托泊苷。

四、混合细胞癌

膀胱混合细胞癌是一种临床少见的膀胱恶性肿瘤，通常以鳞癌、腺癌或小细胞癌与移行细胞癌共生，病程进展快，恶性程度高，预后极差。其发病机制尚不清楚，研究表明膀胱鳞癌的发病与慢性膀胱炎、埃及血吸虫病、膀胱结石、膀胱憩室、长期留置尿管等有关。治疗上建议行根治性膀胱切除术。根治术后没有证据表明辅助化疗有效（小细胞癌除外）。如果含有小细胞癌的成分，根治性膀胱切除术后根据分期选择小细胞癌的辅助化疗方案。

五、膀胱肉瘤样癌

膀胱肉瘤样癌是一种发生于膀胱的、可能来源同一克隆细胞的上皮性肿瘤，同时存在上皮与间叶（梭形细胞）等两种形态表现的少见类型的高度恶性的癌。可能与接触放射线等有关，发病率不足膀胱恶性肿瘤的 0.3％，多见于 60 岁以上的老年人，血尿、尿痛及尿路感染为最常见的症状。膀胱肉瘤样癌免疫组化染色可发现肉瘤样成分表达上皮组织标志物，如 CK、癌细胞成分；也表达间叶组织标志物，如 Vimentin 呈双相表达。但需与癌肉瘤、肉瘤等相鉴别。手术切除尤其根治性膀胱切除是治疗膀胱肉瘤样癌的首选方法。但由于膀胱肉瘤样癌常有肌层浸润及远处或淋巴结转移，临床上常采用经尿道肿瘤电切、膀胱部分切除、放疗及化疗等，预后较差。

（荆孝东）

第十一章

膀胱功能障碍

第一节　神经源性膀胱

神经源性膀胱是一类由于神经系统病变导致膀胱和（或）尿道功能障碍［即储尿和（或）排尿功能障碍］，进而产生一系列下尿路症状及并发症的疾病总称。

一、病因

所有可能累及储尿和（或）排尿生理调节过程的神经系统病变，都有可能影响膀胱和（或）尿道功能。诊断神经源性膀胱必须有明确的相关神经系统病史。

1. 中枢神经系统疾病

几乎所有的中枢神经系统疾病，如脑血管意外、帕金森病、多系统萎缩、脊髓损伤、脊髓神经管闭合不全等，都可影响正常排尿生理过程，表现出各种类型的排尿功能障碍，对人体的危害性很大。

2. 外周神经系统疾病

主要影响外周神经的传导功能，以膀胱排空障碍为主要临床表现。糖尿病可导致末梢神经纤维营养障碍，盆腔手术导致支配膀胱尿道功能的神经损伤，带状疱疹等病毒可侵犯腰骶神经，导致盆丛及阴部神经受损等。

3. 医源性因素

脊柱外科手术后出现排尿困难者高达 38% ～ 60%，如颈椎或腰椎的椎板减压术、椎间盘切除术、椎管肿瘤摘除术等，手术牵拉、压迫或切割等对神经的刺激，术后可能产生不同类型和程度的排尿异常。

1990 年国际尿控学会将排尿功能分为充盈/储尿期和排尿/排空期两部分，并基于所获得的尿流动力学资料对患者不同期的功能逐一描述。该分类系统能较为详尽而准确描述患者膀胱尿道功能的病理生理特征（表 11-1）。

表 11-1　国际尿控学会排尿功能障碍分类

储尿期	排尿期
膀胱功能	膀胱功能
逼尿肌活动性	逼尿肌活动性
正常或稳定	正常
过度活动	活动低下
不稳定	收缩不能
反射亢进	尿道功能
膀胱感觉	正常
正常	梗阻

储尿期	排尿期
增加或过敏	过度活动
减少或感觉低下	机械梗阻
缺失	
膀胱容量	
正常	
高	
低	
顺应性	
正常	
高	
低	
尿道功能	
正常	
不完全	

二、临床表现

神经源性膀胱并非单病种疾病,所有可能影响有关储尿和(或)排尿神经调节过程的神经源性病变(包括中枢性、外周性),都有可能影响膀胱和(或)尿道功能,如膀胱壁的顺应性可以从高顺应性到低顺应性,膀胱逼尿肌收缩力的改变可以从无收缩力到反射亢进,膀胱逼尿肌和尿道内、外括约肌间的协调性也可从协调到不同程度的不协调。神经源性膀胱临床症状及严重程度的差异,并不总是与神经系统病变的严重程度相一致,因此神经源性膀胱的症状也没有特异性。

按照排尿周期的变化,可以将症状分为储尿期症状和排尿期症状。储尿期主要表现为尿频、尿急、尿失禁,伴有或不伴有膀胱感觉异常(感觉低下或感觉过敏)或膀胱疼痛;排尿期的主要表现是排尿前等待、尿线细、排尿费力、间断性排尿、腹压排尿、终末尿滴沥等,伴有或不伴有排尿感觉异常或排尿疼痛,可出现急、慢性尿潴留。

采用问卷调查、排尿日记和尿垫记录漏尿量等方法,对排尿异常症状进行量化评价,能为疾病的诊断和治疗前后疗效的评判提供更为客观的依据。目前常用的有关下尿路症状的问卷调查表为国际前列腺症状评分(IPSS)和生活质量评估(QOL)。

三、诊断

神经源性膀胱的诊断应包括导致膀胱尿道功能障碍的神经系统病变的诊断,下尿路功能障碍及泌尿系并发症的诊断,以及其他相关器官、系统功能障碍的诊断三大方面。诊断神经源性膀胱需具有明确的神经系统病因。进行全面的病史采集和全面而有重点的体格检查,体格检查中应重视神经系统检查,尤其是会阴部/鞍区感觉及肛诊检查。

(一)神经系统病史

在接诊神经源性膀胱患者时要详细了解患者的神经系统状况,如有无先天性疾病、外伤、帕金森病和脑血管意外等病史,并进行神经学的相关检查。此外还需了解患者有无与神经性疾病相关的性功能及排便功能异常,如阴茎勃起功能障碍、便秘等。

(二)体格检查

除了必要的全身系统检查外,着重进行泌尿外科专科检查和全身神经系统检查。

1. 泌尿外科专科检查

除了常规专科检查外，与神经源性膀胱相关的重点检查应加以注意，如检查腰背部皮肤有无色素沉着、毛细血管扩张、皮肤凹陷、局部多毛、皮赘和皮下囊性包块等现象，以间接了解有无先天性脊柱发育畸形的存在；女性患者进行双合诊检查，了解有无阴道壁萎缩或盆腔脏器脱垂的表现；直肠指诊除了解前列腺和直肠内情况外，还应仔细感触肛门括约肌的张力和肛周感觉。

2. 全身神经系统检查

（1）精神状态：通过简单的检查可以大致了解患者的精神状态，还需进一步评估患者的感知能力、定位能力、记忆、语言表达和理解能力等。有些神经系统疾病，如多发性硬化症、老年痴呆和颅内肿瘤等，对患者的神志和排尿功能都有影响。

（2）运动功能检查：主要用于评价相应部位肌力的大小，一般情况下，肌力减弱表示相应的支配外周神经损伤，而肌力亢进多见于对应脊髓节段以上部位的中枢神经系统损伤。

（3）感觉功能检查：某个区域皮肤的感觉缺损可以定位于相应的一个或多个脊髓节段，往往能提示脊髓损伤的部位。几个比较重要的皮肤区域对应的脊髓节段为：T_{10}，脐平面；L_3，前膝；$S_{3\sim5}$，会阴和肛周皮肤。比较特殊的是阴囊或阴唇前部的皮肤感觉神经纤维来源于胸腰部脊神经根，而后部及会阴部皮肤的感觉神经则来自骶神经。

（4）神经反射检查：神经反射可以客观地证实神经损伤的存在和定位。最常用的检查方法如下。①球海绵体反射（BCR），为双侧性、脊髓和躯体性的神经反射。这种反射弧的传入和传出神经纤维均来自阴部神经，其反射中枢位于$S_{2\sim4}$。当用针刺阴茎头的背部或轻捏阴茎头施以少许压力时，就可以引出这一反射，它表现为球海绵体肌和肛门外括约肌的收缩。这一反射也能通过更为可靠的电刺激和肌电图记录来定量测量。②提睾反射，是一个同侧、表浅的躯体性反射。利用大头针的钝头轻划大腿内侧皮肤，便可引起这一反射。反应为同侧睾丸的升高。该反射由髂腹股沟和生殖肌神经调节，其反射中枢位于L_1、L_2。这种激发的提睾反射的出现是较缓慢的，就像在性唤起过程中所见到的那样。无论外周反射弧的任何部分损伤或中枢神经元损伤，这一反射都会消失。

（三）实验室检查

尿常规检查了解有无泌尿系的感染及血尿、蛋白尿存在；血清肌酐和尿素氮检查可以监测肾功能。

（四）特殊检查

可以借助X线、CT、MRI及电生理学等手段检查原发的神经系统性疾病，相对泌尿系统而言，应该采取一定的手段在疾病的不同阶段动态了解泌尿系的形态和功能。

1. 上尿路检查

对存在上尿路功能损害风险的患者，如在储尿期和排尿期膀胱内压较高、逼尿肌-括约肌协同失调和输尿管反流的患者，可以通过B超、排泄性静脉尿路造影和肾图等手段评价肾输尿管的形态和功能。

2. 下尿路检查

膀胱尿道造影可以了解膀胱解剖形态、有无膀胱-输尿管反流，以及有无膀胱内结石、憩室和膀胱输出道梗阻等。在女性还可判断尿道的活动性及有无膀胱后壁及尿道膨出。尿道膀胱镜并非神经源性膀胱的必要检查手段，可用于怀疑有膀胱尿道内肿瘤，或需了解有无膀胱、尿道解剖和结构异常的患者。

（五）尿流动力学检查

目前为止，尿流动力学检查是唯一一种能同时准确评价膀胱尿道功能和形态的方法，并能提供下尿路状况对上尿路功能变化的潜在影响。同时，尿流动力学检查结果是神经源性膀胱分类的重要依据。

1. 常规尿流动力学检查

（1）尿流率：最大尿流率最有临床价值，正常情况下男性≥15 mL/min，女性≥25 mL/min。该指标受膀胱内初始的尿量、逼尿肌收缩力和（或）尿道阻力的影响。完成尿流率检测后立即测量残余尿量，能更全面准确地反映膀胱、尿道功能。

（2）储尿期的膀胱尿道功能检查。

1）膀胱感觉异常：通过询问膀胱充盈过程中患者的排尿感觉，以及相对应的膀胱容量加以判断和描述。可分为以下几种异常表现：膀胱感觉过敏，常见于各种膀胱炎及特发性感觉过敏；膀胱感觉减退或缺失，常见于骶髓损伤、糖尿病、盆腔手术后等因素造成的膀胱尿道功能障碍，也可见于膀胱出口梗阻所致的慢性尿潴留等疾病。

2）逼尿肌活动性异常：正常情况下，膀胱充盈时，逼尿肌松弛、舒展以允许膀胱容积增大，逼尿肌稳定，不出现无抑制性逼尿肌收缩，并可以抑制由激惹试验诱发出的逼尿肌收缩，而始终保持膀胱内低压状态。由于神经控制机制的异常所导致的逼尿肌过度活跃，称为逼尿肌反射亢进（DHR）。在诊断DHR时必须具备神经系统病变的客观证据，常见于中枢神经系统的多发性硬化症、脑血管疾病、脑脊膜肿瘤和骶上脊髓损伤等病变。由于盆腔手术，或糖尿病等导致支配膀胱的神经末梢功能损坏，可能导致逼尿肌收缩力明显减弱，甚至缺失。

3）膀胱顺应性（BC）异常：正常膀胱，从空虚到充盈状态逼尿肌压力仅经历较小的变化（$10 \sim 15 \ cmH_2O$）。一些神经性病变可以影响BC，如骶髓上神经损伤的神经源性膀胱，逼尿肌失去中枢的抑制，因而导致膀胱壁张力增高，BC下降；而盆腔手术后，或糖尿病性神经源性膀胱，膀胱失去神经支配，因而BC增大。

4）功能性膀胱容量（FCC）改变：FCC是膀胱充盈过程中所能达到的最大充盈液体量。一般正常男性的FCC为$300 \sim 750 \ mL$，正常女性FCC为$250 \sim 550 \ mL$。神经源性膀胱因病因的不同，FCC也可有较大差异，并常伴有膀胱感觉的异常。

5）漏尿点压：是指尿液从尿道口流出时的膀胱压力。根据驱使尿液流出的膀胱压力产生机制的差异，将其分为两种，即膀胱漏尿点压（BLPP）和腹压漏尿点压（ALPP）。

BLPP又称为逼尿肌漏尿点压（DLPP），定义为在缺乏逼尿肌收缩的前提下，膀胱充盈过程中出现漏尿时的最小膀胱压。一般认为，当BLPP大于$40 \ cmH_2O$时，发生输尿管反流和肾积水等上尿路功能损坏的可能性远大于BLPP小于$40 \ cmH_2O$的患者。

尿流动力学检查时，在缺乏逼尿肌无抑制性收缩及腹压改变的前提下，灌注过程中实时膀胱压减去膀胱压的基础值后，达到$40 \ cmH_2O$时的膀胱容量为相对安全的膀胱容量。相对安全膀胱容量越小，意味着膀胱内处于低压状态的时间越短，上尿路扩张发生越早，扩张程度也越严重；BLPP相对应的膀胱容量称为漏尿点压时的膀胱容量，若BLPP大于$35 \sim 40 \ cmH_2O$，则漏尿点压膀胱容量与相对安全膀胱容量之差越大，意味着膀胱内压高于$35 \sim 40 \ cmH_2O$时间越长，病变的隐蔽性越大，因而发生上尿路损害的危险性越大。

ALPP又称应力性漏尿点压（SLPP），其主要反映尿道括约肌的关闭能力，特别是能够量化反映随腹压增加时的尿道括约肌关闭能力，多用于压力性尿失禁的诊断和分型。

（3）排尿期的膀胱尿道功能检查：排尿期压力-流率测定是目前对于排尿功能进行定量分析的最好方法。相对神经源性膀胱而言，主要有两个方面的问题，即各种神经性疾病导致逼尿肌收缩力减弱，如糖尿病、盆腔脏器手术等；或导致逼尿肌内和（或）外括约肌协同失调造成的排尿阻力增加，如骶髓上的脊髓病变等，两者的最终后果都是导致尿流率减低，排尿困难，甚至丧失自主排尿能力，并可导致不同程度的残余尿量，乃至尿潴留。

（4）尿道压力测定：用于反映储尿期尿道各点控制尿液的能力，较少用于神经源性膀胱功能的诊断。

（5）肌电图：正常情况下，随着膀胱充盈肌电活动逐渐增强。咳嗽用力使腹压突然增加的同时肌电活动也突然增加。排尿时，肌电活动消失且肌电活动变化稍早于逼尿肌收缩。排尿结束，肌电活动再次出现。若排尿时肌电活动不消失或消失不全，应考虑逼尿肌尿道外括约肌协调失调，如脊髓发育不良患者。

2. 影像尿流动力学检查

能精确评估所存在的尿流动力学危险因素，明确神经源性膀胱产生症状的原因，还可以观测膀胱输尿管反流出现的时间和程度。

3. 尿流动力学检查过程中的特殊问题

在尿流动力学检查及分析结果的过程中，有些问题应该特别关注。

（1）自主神经反射：对高位脊髓完全性损伤患者，在检查过程中要预见到自主神经反射的发生，并做好防范措施。

T_5 及其以上的脊髓横断性损伤可导致位于胸腰段的调节心、血管系统的交感神经元失去血管运动中枢的控制，容易受逼尿肌的兴奋诱发自主神经反射亢进。后者是高位截瘫最严重的并发症，轻者出现头痛、恶心、皮肤潮红、出汗及血压升高，重者可发生高血压脑病和高血压危象，甚至出现颅内出血、心律失常和心力衰竭等严重后果，进而威胁患者的生命。

在对高位截瘫患者进行尿流动力学检查时，在膀胱充盈过程中，应采用低速缓慢灌注，同时密切观察自主神经反射亢进的临床表现，注意血压的变化。头痛、出汗、恶心等症状是自主神经反射亢进的信号，应加以警惕。如果发现血压急剧升高，立即停止灌注，排空膀胱，并给予 α 受体阻滞剂等药物降低血压，以防止脑出血等并发症的发生。

（2）原发性神经病变与尿流动力学检查结果间的关系：大多数神经源性膀胱患者，依原发性神经病变导致神经源性膀胱机制，其尿流动力学检查结果可能会有一定的规律性，但并非所有情况都是如此。以脊髓损伤导致的神经源性膀胱为例，许多文献报道脊椎损伤的部位与尿流动力学的改变并无严格的对应关系，甚至无法用现有的理论推测为什么这个部位的脊髓损伤会导致这样的临床症状及尿流动力学检查结果。因此不能单纯根据原发神经病变的性质来臆断排尿功能异常的类型，对该类患者的排尿功能准确评价，取决于及时和动态的尿流动力学检查。

四、治疗

神经源性膀胱治疗目标包括首要和次要目标。①文献表明肾衰竭是脊髓损伤导致神经源性膀胱患者死亡的首要原因。因此，首要目标是保护上尿路功能（保护肾功能），通过将膀胱储尿期和（或）排尿期膀胱压力控制于安全范围内来达到。②次要目标为恢复/部分恢复下尿路功能，提高控尿/排尿能力，减少残余尿量，预防泌尿系感染，提高患者生活质量。

（一）神经源性膀胱治疗原则

1. "平衡膀胱"的概念及神经源性膀胱治疗目的

在对神经源性膀胱处理过程中，保护上尿路功能是治疗的重点，其中建立及维持对上尿路无损害威胁的"平衡膀胱"是治疗的最主要目标。在很多情况下，神经源性膀胱患者不能恢复正常的排尿功能，但必须在治疗的基础上建立"平衡膀胱"。其基本的要求为膀胱能低压储尿并有较大的膀胱容量，能在不用尿管下排空膀胱，无尿失禁，上尿路功能不受损害，方法如降低尿道阻力以适应逼尿肌收缩无力，获得膀胱排空；用人工尿道括约肌替代关闭不全或功能亢进的尿道括约肌；某些治疗后继发的残余尿量增多问题可以由间歇导尿解决等。

2. 尿流动力学检查结果作为选择治疗方案的依据

尽管神经源性膀胱的临床表现都是排尿功能障碍，但因神经损伤的部位及病程的差异，膀胱尿道解剖及功能的病理变化迥异。因而神经源性膀胱的治疗必须依照实时尿流动力检查的结果，而不是仅仅参考神经系统的病史及检查。制订治疗方案时还要综合考虑患者的性别、年龄、身体状况、社会经济条件、生活环境、文化习俗、宗教习惯、潜在的治疗风险与收益比，结合患者个体情况制订治疗方案。

3. 积极治疗原发病，定期随访

因为导致神经源性膀胱的神经性疾病往往是动态变化的，因此需要对每一个神经源性膀胱患者进行严格的追踪随访，以根据患者的当时情况决定是否需要更改治疗方案，或了解是否有新出现的需要治疗的并发症。在原发的神经系统病变未稳定以前应以非手术治疗为主，选择治疗方式应遵循从无创、微创，再到有创的原则。

4. 预防和治疗并发症

改善患者生活质量，保护逼尿肌功能，积极预防和治疗尿路感染、肾积水、膀胱输尿管反流和泌尿系结石等并发症，采用合理的排尿或集尿等辅助装置，减轻痛苦，提高患者生活质量。神经源性膀胱患者的病情具有临床进展性，因此对神经源性膀胱患者治疗后应定期随访，随访应伴随终身，病情进展时应及时调整治疗及随访方案。

（二）非手术治疗

各类非手术治疗的手段和理念应贯穿于神经源性膀胱患者的各个治疗阶段，但应严格掌握指征。

1. 行为治疗

即通过患者的主观意识活动或功能锻炼来改善膀胱的储尿和排尿功能，从而达到下尿路功能的部分恢复，以便减少下尿路功能障碍对机体功能的损害。行为疗法包括盆底锻炼、生物反馈等。

盆底锻炼（PFEs），又称"Kegel 锻炼"，指患者有意识地对以肛提肌为主的盆底肌肉进行自主收缩以便加强控尿能力，可作为基本锻炼方法或作为其他治疗的辅助锻炼方法。

生物反馈方法，即采用模拟的声音或视觉信号来反馈提示正常及异常的盆底肌肉活动状态，以使患者或医生了解盆底锻炼的正确性，可以加强盆底锻炼的效果。

2. 排尿功能的管理

（1）手法辅助排尿：最常用的手法是 Valsalva 法（腹部紧张）和 Crede 法（手法按压下腹部）。这两种方法通过腹部按压能促进膀胱排尿，但大部分不能排空。对于盆底肌完全弛缓性瘫痪的患者，这些手法可诱发机械性梗阻。长期的 Valsalva 或 Crede 手法排尿还可能导致后尿道的压力增高，尿液向前列腺和精囊的流入诱发前列腺炎或附睾炎及其他并发症。这些非生理性的高压力也能造成上尿路的反流，应慎重掌握指征。

膀胱按压只可用于逼尿肌活动功能下降伴有括约肌活动功能降低的患者。需强调的是括约肌反射亢进和逼尿肌-括约肌协调失调禁忌做膀胱按压。此外，膀胱-输尿管-肾反流、男性附件反流、各种疝和痔、有症状的尿路感染及尿道异常也属于禁忌。

对于膀胱颈及近端尿道 α 受体兴奋性增高的患者，可考虑服用 α 受体阻滞剂，或行膀胱颈内口切开术，以减低尿道阻力，减少残余尿量。

（2）反射性触发排尿：反射性触发排尿包括患者和陪护人员用各种手法刺激外感受器诱发逼尿肌收缩。定期触发排空的目的是恢复对反射性膀胱的控制，即患者需要排尿时就能触发膀胱收缩。这种治疗方法多用于骶髓以上部位脊髓损伤患者，但临床效果并不十分理想。

反射性排尿是骶髓的非生理性反射，必须通过每天数次的触发才能诱发出，具有潜在的危险性，有报道称可出现膀胱形态改变、功能减退、肾盂积水和肾功能破坏。

因此，在触发性排尿的起始和实施过程中都应做尿流动力学及其他相关检查。必须符合下列条件者才能进行这种训练：①患者膀胱容量和顺应性能维持 4 小时不导尿；②尿液镜检白细胞 ≤10 个/HP；③无发热；④无持续菌尿出现。

该方法最适合于括约肌或膀胱颈切开术后的骶髓上脊髓损伤患者，以维持和改善自发反射性排尿。若患者伴有下列情况：逼尿肌收缩不良（收缩太弱、太强，收缩时间过短、过长），引发非协调性排尿，膀胱-输尿管-肾盂反流，男性患者流向精囊和输精管反流，不可控制的自发性反射障碍或复发性尿路感染持续存在，则不宜采用触发性排尿法。

（3）辅助导尿器具治疗。

1）留置导尿及膀胱训练：脊髓损伤早期膀胱功能障碍主要表现为尿潴留，许多患者接受留置导尿的方式处理，但要注意保持尿管朝向正确的方向和夹放导尿管的时间。膀胱贮尿在 300~400 mL 时有利于膀胱自主功能的恢复。因此，要记录水的出入量，以判断放尿的时机。留置导尿时每天进水量需达到 2 500~3 000 mL，定期冲洗膀胱，每周更换导尿管。

长期经尿道留置导尿管可导致反复的泌尿系感染和尿管堵塞、膀胱挛缩、继发性结石等并发症。在高位截瘫的患者，导管阻塞、尿潴留可能会诱发自主神经性反射。在男性还很容易导致尿道狭窄、生殖系统的并发症，如阴囊脓肿、尿道瘘、尿道狭窄、尿道憩室和附睾炎等。即使采用经耻骨上膀胱造瘘引流的方法，也只能减少男性生殖系统的并发症。由于造瘘管的持续引流，久而久之膀胱失用性萎缩，造成换管困难而容易损伤膀胱引起出血；另外造瘘管不能与腹壁组织紧密粘贴，容易从造瘘管旁溢尿，导致患者生活不便。

2）阴茎套集尿：阴茎套集尿的目的是男性患者把漏出的尿液收集到一个容器中，防止尿液溢出，使小便管理更卫生，减少难闻的气味，改善了生活质量。

采取此种方法管理排尿的患者一定要行尿流动力学检查，了解尿失禁的原因。若患者为小容量低顺应性膀胱，由于逼尿肌无抑制性收缩，或膀胱内持续高压导致的漏尿，长期用此方法管理排尿是一种非常危险的处理措施。不解决膀胱内高压的问题最终会导致膀胱输尿管反流及肾功能损坏，进而威胁患者的生命。

因而这种方法只能用于有一定的膀胱安全容量及足够低的膀胱逼尿肌漏尿点压的患者。该疗法实际上是对尿失禁的姑息治疗，尽管阴茎套明显优于尿垫，但能引发很多问题和并发症。阴茎套固定太紧，时间过长会引起皮肤的机械性损伤，从而继发阴茎损伤。皮肤对阴茎套过敏也是引起皮肤损伤的常见原因。此外，阴茎长期浸泡在阴茎套内，潮湿的环境有可能导致阴茎皮肤的感染，进而诱发逆行尿路感染。

（4）间歇性导尿术（IC）：IC是指定期经尿道或腹壁窦道插入导尿管以帮助不能自主排尿的患者排空膀胱或储尿囊的治疗方法。无菌性间歇性导尿术（AIC）在医院内由医务人员操作，多用于需要短期进行间歇性导尿以排空膀胱，和（或）促进膀胱功能恢复的患者。如由于神经性、梗阻性或麻醉后的种种原因所引起的暂时性尿潴留或排空不完全，或脊髓损伤早期的脊髓休克期，或用于长期需要间歇性导尿患者早期，以帮助患者建立个体化的间歇性导尿方案。

自我间歇性清洁导尿（CISC）多用于需要长期接受间歇性导尿的患者，在医生的指导下，患者在医院外自己操作，或由家属辅助完成导尿。CISC能够有效地降低神经源性膀胱患者泌尿系感染的发生率，改善患者的尿动力情况，提高患者的生存质量，有利于神经源性膀胱患者的治疗康复。

间歇性导尿能够达到膀胱完全排空而下尿道没有持续留置的异物，因而有很多优点。①降低感染、膀胱输尿管反流、肾积水和尿路结石的发生率，是目前公认的最有效的保护肾功能的方法。②可以使膀胱周期性扩张与排空，维持膀胱近似生理状态，促进膀胱功能的恢复，重新训练反射性膀胱。③减轻自主神经反射障碍。④阴茎、阴囊并发症少。⑤对患者生活、社会活动影响少，男女患者均能继续正常的性生活。在不同脊髓损伤部位和程度的患者中，间歇性导尿是保护膀胱顺应性，减少与之相关的上尿路并发症的最好方法。与间歇性导尿相比，经尿道或耻骨上径路留置导尿管、反射性排尿、尿垫处理尿失禁等方法有更多更严重的并发症和更差的预后。

（5）经尿道留置支架术：该方法主要用于治疗尿道括约肌张力增高而膀胱容量及顺应性尚可的脊髓损伤性神经源性膀胱患者，能显著降低平均排尿压和残余尿量，改善膀胱自主性反射失调症状，提高排尿节制能力，使患者从尿管治疗的负担中解脱，获得良好的社会心理益处。

3. 药物治疗

因神经源性膀胱的发病机制及类型不同，药物的选择需要根据患者的具体尿流动力学表现类型，如选用α受体阻滞剂盐酸坦索罗辛、特拉唑嗪、多沙唑嗪等降低尿道内括约肌张力；选用M受体阻滞剂奥昔布宁、托特罗定、曲司氯铵等减低膀胱逼尿肌兴奋性。此外对神经源性损伤和疾病所致的逼尿肌活动亢进，口服药物疗效不佳者，可采取膀胱内药物破坏去神经性治疗，主要方法有辣椒辣素或RTX膀胱内灌注、膀胱壁卡尼汀注射等。

（1）辣椒辣素和RTX：辣椒辣素对膀胱的作用机制还不完全清楚，一般认为其临床疗效是阻断膀胱感觉传入神经的结果。辣椒辣素刺激膀胱感觉神经无髓鞘C纤维，通过释放P物质使初级传入神经纤维丧失活性而增加膀胱容量。RTX是从一种大戟色素体（类似仙人掌的植物）中提取的辣椒辣素类似物，与辣椒辣素分子结构和药理作用类似，但RTX辣度为辣椒辣素的1 000倍，而局部刺激作用明显小于辣椒辣素。

（2）A型肉毒杆菌毒素：A型肉毒杆菌毒素（BTXA）是由肉毒梭状芽孢杆菌产生的一种神经毒物，其能阻止神经肌肉接头处胆碱能神经末梢乙酰胆碱的释放。研究表明逼尿肌局部注射BTXA可造成神经肌肉传导阻滞，可用于高张力神经源性膀胱，使逼尿肌失去神经支配后松弛，降低膀胱储尿期压力和增加膀胱容量；也可经尿道行尿道外括约肌注射BTXA，用于伴有明显的逼尿肌-外括约肌协同失调的患者，再配合各种手法诱发排尿反射，也能显著降低患者尿道阻力，减少残余尿量。

4. 电、磁刺激治疗及针灸治疗

电刺激在治疗神经源性膀胱方面有一定的疗效。它主要是通过刺激盆腔组织器官或支配它们的神经纤维和神经中枢，从而对效应器产生直接作用，或对神经通路的活动产生影响，最终改变膀胱尿道的功能状态，改善储尿或排尿功能。

（1）骶神经前根电刺激：1976年英国Brindley和美国Tanagho利用横纹肌与平滑肌的收缩特性不同，即前者的收缩、舒张反应远较后者为快的特点，将骶神经前根电刺激（SARS）技术应用于人体，并配合进行骶神经后根切断去传入，以扩大膀胱容量和减轻括约肌的不协调收缩，获得良好的排尿效果，被认为是治疗排尿功能障碍的最理想方法。

进行SARS排尿必须具备两个先决条件：①患者的骶髓-盆腔副交感传出通路完整；②患者的膀胱未发生纤维化，具有较好的收缩功能。Brindley认为下列患者可供选择：①反射性尿失禁的女性，因为女性缺乏合适的体外集尿装置，且女性骶神经后根切断后对性功能影响很小；②不存在反射性阴茎勃起的男性，或明确表示对性功能无要求的男性；③反复发生尿路感染的患者；④由膀胱或直肠激发存在自主神经反射亢进的患者；⑤截瘫患者较四肢瘫者为好，这类患者手部功能不受影响，可自己操作体外无线电刺激器。

（2）骶神经调节：骶神经调节又称骶神经刺激（SNS），作为排尿功能障碍的一种治疗手段，近年来在欧美非常流行，被誉为对传统治疗方法的革新。骶神经调控的机制是通过"电发生器"发出短脉冲刺激电流连续施加于特定的骶神经，以此剥夺神经细胞本身的电生理特性，干扰异常的骶神经反射弧，进而影响与调节膀胱、尿道括约肌及盆底等骶神经支配的效应器官，起到"神经调节作用"，不仅对排尿异常有调节作用，同时对"排便障碍"同样有效。目前SNS治疗急迫性尿失禁、尿急尿频综合征和慢性尿潴留通过了美国FDA的批准。

在既往SNS多中心临床试验中，神经源性疾患及以疼痛作为原发症状者被排除在外，但包括了尿频、尿急合并疼痛的患者。已有少量的临床研究表明，SNS对于部分神经源性疾患引发的排尿功能障碍，如多发性硬化症、隐性脊柱裂等也有较好疗效。

（3）功能性磁刺激（FMS）：磁刺激是根据法拉第原理设计的，即利用一定强度的时变磁场刺激可兴奋组织，从而在组织内产生感应电流。研究人员发现，利用高速功能性磁刺激器刺激骶部神经有助于排尿，可用于SCI后神经源性膀胱的治疗，其确切机制目前尚不十分清楚。SCI后神经源性膀胱常与逼尿肌的过度兴奋有关，通过刺激盆底神经的肛门直肠分支、阴部神经和下肢肌肉的神经可以抑制逼尿肌的过度活动，刺激S3传入神经根也可以激活脊髓的抑制通路。另外，刺激盆底的感觉传入神经通路也可能直接在脊髓水平或经其他神经旁路抑制逼尿肌运动神经元的冲动，从而抑制排尿反射或逼尿肌不稳定收缩和反射亢进。

（4）针灸治疗：针灸治疗主要是以中医的基本理论为指导，通过针灸刺激人体一定的部位，从而调理人体脏腑、经络、气血的功能，以达到治疗疾病的目的。有报道，常规康复联合矩阵取穴结合"三阴穴"针灸治疗脊髓损伤神经源性膀胱患者疗效显著。临床工作中，针灸为临床治疗神经源性膀胱提供了新的思路和方法，再配合其他的治疗方法，往往能起到积极的治疗效果。

（三）神经源性膀胱的手术治疗

1. 膀胱扩大术

由先天性脊髓发育不良、脊髓脊膜膨出和高位脊髓损伤等原因导致的神经源性膀胱，膀胱容量小，逼尿肌反射亢进伴有或不伴有低顺应性膀胱，药物或神经刺激治疗改善不明显的患者，可以考虑行肠膀胱扩大术，或自体膀胱扩大术，以建立一个低压大容量的储尿囊。目前手术方式向大容量、低压和可控方向发展，同时保留了膀胱三角区和正常的排尿途径，避免了尿流改道引起的并发症和生活不便。具体术式可采取自体膀胱扩大术、回肠膀胱扩大术、结肠膀胱扩大术等，对于术后仍不能自主排空膀胱的患者，仍需要配合采用间歇性导尿。对于反射亢进型神经源性膀胱患者，采用回肠浆肌层补片代膀胱扩容术配合术后排尿功能训练，必要时联合锥状肌膀胱颈悬吊术和髂腰肌盆底肌悬吊加强术，可获得满意疗效。若患者不适合做膀胱扩大术，如肠道粘连，或一般情况差，不能耐受长时间的手术，可单纯采取尿流改道术，如输尿管皮肤造口，以避免高压膀胱对肾功能的影响。

2. 人工尿道括约肌（AUS）置入术

人工尿道括约肌可用于各种原因导致的尿道括约肌功能丧失，并出现真性尿失禁的患者。一般认为置入 AUS 的指征有：①上尿路正常；②无膀胱输尿管反流；③肾功能正常；④无难以治疗的尿路感染；⑤有足够的膀胱容量；⑥无逼尿肌无抑制性收缩，或药物能控制逼尿肌的不稳定性收缩；⑦必须具有使用人工尿道括约肌装置的智力和操纵能力。

对于神经源性膀胱而言，还有许多特殊之处，这些问题在选择安置 AUS 之前必须和患者进行充分的交流。由于神经源性膀胱患者尿道内、外括约肌的完整性尚在，在膀胱颈和尿道膜部仍保留一定的张力。在逼尿肌收缩力不足，或无收缩力的情况下，很难将膀胱内的尿液排空，因此神经源性膀胱患者在人工括约肌置入前需进行经内镜括约肌切开术，以变为完全性尿失禁。但这种破坏性手术是一种不可逆的操作，必须向患者及其家属介绍手术的必要性，以及安置 AUS 不成功后导致的真性尿失禁后果。

对于下列神经源性膀胱患者：①伴有严重逼尿肌反射亢进尿失禁；②合并原发性膀胱挛缩；③严重膀胱输尿管反流尿失禁；④尿道内梗阻，在考虑接受 AUS 置入治疗前，必须采用各种形式的手术或神经阻断治疗，扩大储尿囊容量，增加储尿囊顺应性，解决膀胱输尿管反流等问题。

（阎　俊）

第二节　膀胱出口梗阻

膀胱出口梗阻（BOO）是发生于膀胱颈部及其周围的任何病变导致膀胱尿液排出障碍的一种病理状态的统称。常见的疾病有前列腺增生症、前列腺肿瘤、前列腺切除术后瘢痕挛缩、膀胱段切除术后吻合口狭窄、膀胱颈部纤维化、先天性膀胱颈部梗阻、膀胱颈部炎症、膀胱颈部结核、膀胱颈部肿瘤、输尿管间嵴肥大、正中嵴肥大及膀胱颈部周围疾病压迫或累及膀胱颈部引起梗阻，如宫颈癌、直肠癌等。

BOO 一旦发生，对上尿路的影响为双侧性，故肾脏的损害出现较晚，一般无上尿路损害的急性表现，但有明显的排尿困难症状。一旦引起双侧肾损害，代偿能力差，易出现肾衰竭。

一、女性膀胱颈部梗阻

女性膀胱颈部梗阻可发生于任何年龄，以老年女性居多，年龄越大发病率越高。病因、发病机制复杂，可能为膀胱颈纤维组织增生、膀胱颈部肌肉肥厚、慢性炎症所致的硬化及老年女性激素平衡失调导致的尿道周围腺体增生等。

（一）临床表现

由于女性尿道比较短直的解剖特点，并非所有的膀胱颈部梗阻患者均表现出典型的排尿困难，而表现为排尿迟缓和尿流缓慢者不在少数。随着病情进展患者尿流变细，逐渐发展为排尿费力，呈滴沥状；后期出现残余尿增多、慢性尿潴留、充盈性尿失禁。合并尿路感染的病例会出现膀胱刺激症状，梗阻严重者可有双肾输尿管积水及慢性肾衰竭。

（二）诊断

任何年龄女性如出现尿频、尿急等下尿路症状，特别是出现进行性排尿困难应想到本病的可能，并进行下列针对性检查。

1. 膀胱颈部触诊

部分成年妇女经阴道触摸膀胱颈部，可感到有不同程度的增厚，特别是尿道内置有导尿管时，膀胱颈部增厚更为明显。

2. 膀胱残余尿量测定

可用 B 超或导尿法测定。导尿法测定残余尿量最为准确，排尿后即刻在无菌条件下导尿，放出的全部尿液即为残余尿。正常人残余尿在 10 mL 以下。通过插入导尿管，也可直接了解输尿管在膀胱颈部受阻情况。残余尿量与梗阻程度呈正比，而残余尿量的多少也有助于治疗方法的选择。

3. X 线检查

排尿期膀胱尿道透视和拍片可了解排尿时膀胱颈部的活动情况，并可了解膀胱输尿管反流及程度。

4. 膀胱镜检查

典型的表现有：①膀胱的增生肥厚性病变（如小梁、憩室等）；②膀胱颈部黏膜僵硬、水肿，可见滤泡性增生；③膀胱颈后唇突起，形成一堤坝样改变；有时可见膀胱颈呈环形狭窄，膀胱内口呈领圈样突起；④膀胱镜检查时，嘱患者做排尿动作，正常时膀胱后唇退出视野之外，而颈部梗阻者则失去此能力，其收缩运动减弱或消失，并可排除膀胱结石、肿瘤等原因引起的排尿梗阻。

5. 尿流动力学检查

虽然尿流动力学检查在男性 BOO 诊断的价值已得到公认，但在女性尚无相应的诊断标准。最大尿流率检查被认为是一种最好的筛选方法，虽然尿流率低不能区别是膀胱颈梗阻引起或是逼尿肌无力引起，但如果同时做逼尿压力及尿流率，便可准确地确定有无膀胱颈梗阻。排尿时，如平均最大逼尿肌压（Pdet）高而最大尿流率（Qmax）低，则提示存在梗阻；如 Pdet 与 Qmax 均低，则表明逼尿肌收缩无力。

6. 上尿路检查

对疑有上尿路损害者，均应做分泌性尿路造影或放射性核素检查。

7. 肾功能及血液生化检查

双肾功能明显受损者，出现氮质血症（血非蛋白氮、尿素氮、肌酐等升高），故此检查不能早期揭示肾功能损害情况。酚红（PSP）排泄试验能较早地提示肾盂积水及肾功能状况。对肾已有损害的患者，还应检测钾、钠、氯及二氧化碳结合力等，以判断有无电解质平衡失调，有无酸中毒。

在鉴别诊断上，本病主要应与神经源性膀胱、尿道狭窄、尿道息肉、尿道结石等疾病鉴别，可通过影像学检查、膀胱尿道镜结合尿流动力学检查等进行鉴别。

（三）治疗

1. 非手术治疗

适用于症状较轻、排尿困难不明显者或无剩余尿者或无膀胱输尿管反流及肾功能损害的 BOO 患者。治疗方法包括选择性 α 受体阻滞剂、尿道扩张术等，合并尿路感染者，应在充分引流尿液的同时，选用有效的抗生素控制感染。

2. 手术治疗

（1）经尿道膀胱颈电切术：适用于有明显膀胱颈梗阻及非手术治疗无效者。手术要点包括：切除部位从截石位 6 点开始，先用钩形电刀切至膀胱肌层，切开狭窄的纤维环，再以此为中心半月形电切 5～7 点的组织。手术过程中切除范围不要过大、过深，以长度 1～2 cm、宽度 0.5～1.0 cm 为宜，使后尿道与膀胱三角区在电切后接近同一平面。手术时可切除膀胱颈部的环形狭窄组织，但不可切除和损坏尿道括约肌环，否则容易继发尿失禁或膀胱阴道瘘等并发症。

（2）膀胱颈楔形切除成形术：手术要点是打开膀胱后，在膀胱颈远侧约 1 cm 处的尿道前壁缝一标志，在标志近侧至膀胱前壁做倒 Y 形切口，各壁长 2～3 cm，交角恰位于膀胱颈上方，将 V 形膀胱瓣与切口远端创缘缝合，再依次将膀胱颈做 V 形缝合。

二、男性膀胱颈部梗阻

男性膀胱颈部梗阻是一种常见病及多发病，分为功能性膀胱颈梗阻和膀胱颈挛缩。

功能性膀胱颈梗阻是由于膀胱颈自主神经功能失调引起的一种疾病，但神经系统检查无阳性体征。根据国际尿控协会的规定：排尿时有逼尿肌收缩，但膀胱颈开放不全或完全不能开放；内镜检查及尿道探子检查无器质性膀胱下尿路梗阻证据，且无明确神经病变者称为功能性膀胱颈梗阻。其病因可能与交感神经，膀胱颈部 α、β 受体兴奋性改变有关。

膀胱颈挛缩多认为是由于膀胱颈部及其周围脏器的慢性炎症导致膀胱颈部纤维化所致，也可由各种前列腺手术时的损伤所致，以 TURP 术和前列腺摘除术后的膀胱颈挛缩发生率最高。

（一）临床表现

主要症状为下尿路梗阻症状：排尿困难、排尿迟缓、尿流变细、尿频和夜尿增多及排尿不尽感、急或慢性尿潴留、尿失禁甚至血尿等。

（二）诊断及鉴别诊断

1. 病史

有排尿困难等下尿路症状，或于各种前列腺手术后出现排尿困难的病史。仔细分析临床症状和询问病史，对于确定梗阻的类型和估计梗阻的程度有重要价值。

2. 体格检查

除了进行系统的体格检查外，应特别强调直肠指诊和尿道探子检查。

3. 实验室检查

尿常规检查、血液生化检查，以了解尿液质量的改变和肾功能情况。

4. X 线检查

排泄性尿路造影能发现主要并发症和了解上尿路功能情况。尿道膀胱造影可从造影片上清晰显示梗阻部位、程度和长度。

5. 膀胱镜检查

可以直接观察梗阻部位并对梗阻的原因进行诊断。膀胱镜检查时可见内括约肌呈环状狭窄，把尿道和膀胱明显分开；膀胱颈抬高，膀胱颈呈苍白色或有玫瑰色，其表面通常光滑，缺少血管分布。

6. 尿流动力学检查

普通尿流动力学检查和影像尿流动力学检查对诊断有重要参考价值，应用该项检查在临床上有助于早期诊断。简单的自由尿流率测定可提供初步判断，最大尿流率 < 15 mL/s，提示存在下尿路梗阻的可能。在普通尿流动力学检查中，压力流率测定是公认的诊断手段，判断指标有 A-G 图和 LinPURR 图等方法。与 A-G 图相对应的是 A-G 数的应用，A-G 数 = 最大尿流率时的膀胱逼尿肌压力-2 倍的最大尿流率。A-G 数大于 40，表示有膀胱出口梗阻存在，数值越大表示梗阻越严重；A-G 数在 15~40 表示有梗阻可疑；A-G 数小于 15 表示无梗阻存在。

7. 鉴别诊断

（1）尿道狭窄，多有尿道炎、尿道器械检查或外伤史。行尿道造影或尿道镜检查可明确尿道狭窄的部位和程度。

（2）后尿道瓣膜，主要见于男童，排尿性膀胱尿道造影对鉴别诊断有重要价值。在膀胱颈部梗阻患者，瓣膜处有很薄一层充盈缺损，尿道镜检查可直接观察到瓣膜存在。

（3）精阜肥大，先天性精阜肥大的临床表现与膀胱颈部挛缩相同，在排尿性膀胱尿道造影时可见到梗阻以上后尿道扩张，后尿道填充缺损。尿道镜检查可见肥大隆起的精阜。

（4）神经源性膀胱，多有神经受损病史，如脊髓炎、多发性脊髓硬化症、脊椎外伤等。神经系统的检查可鉴别此病，膀胱压力测定显示各类神经源性膀胱功能障碍的图像。

（5）逼尿肌无力症，通过尿流动力学检查可鉴别。

（6）前列腺增生症，为老年人常见疾病，直肠指诊和尿道膀胱造影可鉴别。

（三）治疗

1. 非手术治疗

适用于下列情况：①没有残余尿或残余尿少（10~20 mL）；②无慢性肾功能不全；③无反复的尿路感染；④输尿管反流不明显。

主要使用α受体阻滞剂、糖皮质激素、抗生素等治疗。对合并有感染和施用尿道扩张器者，应使用抗生素治疗。

2. 手术治疗

（1）膀胱颈部扩张术：对先天性和原发性膀胱颈部挛缩，单纯应用尿道扩张术治疗效果多不满意，对前列腺增生切除术及经尿道前列腺电切术后的膀胱颈部梗阻，可应用尿道扩张治疗。

（2）膀胱颈切开术：楔形切开膀胱颈肌层，破坏其狭窄环。

（3）膀胱颈切除术：该术式适用于各种原因引起的膀胱颈部挛缩和小儿膀胱颈梗阻。方法是在膀胱颈后唇将黏膜弧形切开，于黏膜下潜行分离，显露膀胱颈肌层，将膀胱肌层做楔形切除。

（4）膀胱颈 Y-V 成形术：经耻骨后途径显露膀胱颈部及膀胱前壁，于膀胱前壁做 Y 形切口，将 V 形膀胱瓣与切口远端创缘缝合，以扩大膀胱颈部管腔。

（5）经尿道膀胱颈部电切术：切断环形缩窄环，使梗阻得以解除，有主张切开部位以膀胱颈截石位 12 点最佳，也有主张切开范围在 5~7 点位置；深度为切除膀胱颈部全层，至见到脂肪组织。术后持续尿管引流尿液 2~3 周，拔除尿管后行尿道扩张术，初时每周 1 次，连续 3 次后改为每 2 周 1 次，之后改为 4 周、2 个月、3 个月、6 个月至 1 年扩张 1 次后，即可停止扩张。

（邵　勇）

第三节　压力性尿失禁

压力性尿失禁（SUI）是指喷嚏、咳嗽或运动等腹压增高时出现不自主的尿液自尿道外口漏出。此病多发于女性，发病率占女性尿失禁的 50%。偶发尿失禁不应视为病态，只有频繁发作的尿失禁才是病理现象。

一、病因及发病机制

压力性尿失禁的病因很复杂，较明确的高危因素有年龄、生育、盆腔脏器脱垂、肥胖、种族和遗传因素；可能相关的危险因素包括雌激素水平下降、子宫切除术后、吸烟和高强度体力活动等；其他可能的相关因素有便秘、肠道功能紊乱、咖啡因摄入和慢性咳嗽等。

关于发病机制上有以下研究。

1. 神经机制

产伤及盆腔手术等妇科手术史可引起支配尿道括约肌的自主神经（盆神经）或体神经（阴部神经）发生异常。

2. 解剖机制

（1）尿道固有括约肌发生退变或受损，控尿能力下降。

（2）膀胱颈及后尿道下移导致腹压增高时膀胱与尿道间的绝对压力差。

（3）雌激素水平降低等因素会影响尿道黏膜发育，导致其水封能力下降。

3. 功能机制

正常女性腹压增加时，可产生膀胱颈及尿道外括约肌的主动收缩，以关闭膀胱颈及尿道。这种收缩早于膀胱内压升高 250 ms，在压力性尿失禁患者可观察到收缩峰值降低，收缩长度缩短。

二、临床表现

主要表现为咳嗽、打喷嚏、大笑、运动、提重物或体位改变等腹压突然增加时不自主溢尿，伴有或不伴有尿频、尿急或急迫性尿失禁。

三、诊断

压力性尿失禁的诊断主要依据主观症状和客观检查，并需除外其他疾病。诊断步骤包括确定诊断、程度诊断、分型诊断及并发症诊断。

（一）确定诊断

确定有无压力性尿失禁。

1. 详细询问病史

（1）既往病史，婚育史，阴道手术、尿道手术及外伤史及有无诱发尿失禁的因素。

（2）全身状况：一般情况，智力，有无发热等。

（3）有无压力性尿失禁症状：大笑、咳嗽或行走等各种程度的腹压增加时尿液溢出；停止加压动作时尿流随即终止。

（4）有无泌尿系其他症状：疼痛、血尿、排尿困难、尿路刺激症状、下腹或腰腹部不适等。

2. 体格检查

（1）全身体检：神经系统检查应包括下肢肌力，会阴部感觉，肛门括约肌张力及病理特征等；腹部检查要注意有无尿潴留体征。

（2）专科检查：有无盆腔脏器膨出及程度；外阴部有无感染体征；双合诊了解子宫情况及盆底肌收缩力等；直肠指诊检查肛门括约肌肌力及有无直肠膨出。

（3）特殊检查：如压力诱发试验，患者取截石位，观察尿道口，在其咳嗽或用力增加腹压时尿液溢出，而患者并无排尿感；停止加压后，尿流立即停止，则为阳性。

3. 其他检查

（1）实验室检查：如血、尿常规，尿培养及肝、肾功能等。

（2）超声检查：可以测定膀胱颈的位置和膨出程度，同时测量最大功能性膀胱容量和膀胱残余尿量等。

（3）X 线检查：在斜位下行排尿性膀胱尿道造影。压力性尿失禁的典型表现为尿道膀胱后角消失，膀胱颈下降，腹压增加时膀胱颈呈开放状态。

（4）尿流动力学检查：膀胱压力测定可排除不稳定性膀胱和无张力性膀胱，而且可以判断压力性尿失禁的程度。压力性尿失禁时逼尿肌反射正常，最大尿流率明显增加，而膀胱内压明显降低，轻度者膀胱内压力为 $60 \sim 80 \ cmH_2O$，中度者为 $25 \sim 60 \ cmH_2O$，重度者低于 $20 \ cmH_2O$。

（5）漏尿点压（LPP）测定：将测压管放入膀胱并充盈膀胱，记录发生尿漏时的膀胱内压力，此压力即为漏尿点压。轻度尿失禁者漏尿点压一般高于 $120 \ cmH_2O$，重度者低于 $60 \ cmH_2O$。

（6）膀胱镜检查：怀疑膀胱内有肿瘤、憩室、膀胱阴道瘘等疾病时，需作此检查。

（二）程度诊断

1. 根据临床症状分度

（1）轻度：一般活动及夜间无尿失禁，腹压增加时偶发尿失禁，不需带尿垫。

（2）中度：腹压增加及起立活动时，有频繁的尿失禁，需要带尿垫生活。

（3）重度：起立活动或卧位体位变化时即有尿失禁，严重影响患者的生活及社交活动。

2. 尿失禁对生命质量影响的问卷调查

国际上建议使用以患者为主导的调查问卷，客观评价尿失禁对生命质量的影响。中文验证的尿失禁影响问卷简表（IIQ-7）为国际尿失禁专家咨询委员会（ICI）2005 年提出，属 A 级证据。尿失禁对患者性生活的影响建议使用盆腔器官脱垂 - 尿失禁性生活问卷简表（PISQ-12），PISQ-12 为 ICI 2005 年提出的，属 B 级证据。

3. 尿垫试验

推荐 1 小时尿垫试验。

（1）轻度：1 小时漏尿≤1 g。

（2）中度：1 g＜1 小时漏尿＜10 g。

（3）重度：10 g≤1 小时漏尿＜50 g。

（4）极重度：1 小时漏尿≥50 g。

（三）分型诊断

分型诊断并非必须，对于临床表现与体格检查不相符及经初步治疗疗效不佳者，建议进行尿失禁分型。

1. 影像尿流动力学分型

将压力性尿失禁分为解剖型和尿道固有括约肌缺陷型（ISD）。最大尿道闭合压（MUCP）＜20 cmH$_2$O或＜30 cmH$_2$O 提示 ISD 型。

2. 腹压尿漏点压（ALPP）分型

Ⅰ型压力性尿失禁：ALPP≥90 cmH$_2$O。

Ⅱ型压力性尿失禁：ALPP 60～90 cmH$_2$O。

Ⅲ型压力性尿失禁：ALPP≤60 cmH$_2$O。

（四）并发症诊断

1. 膀胱过度活动症

怀疑合并有膀胱过度活动症者推荐行尿流动力学检查。

2. 盆腔脏器脱垂

压力性尿失禁常与盆腔脏器脱垂合并存在，盆腔脏器脱垂诊断主要依靠妇科检查。

3. 排尿困难

对有排尿困难主诉的患者，高度推荐尿流率及剩余尿测定。对尿流率低及有较多剩余尿者，推荐行侵入性尿流动力学检查，以确定是否存在逼尿肌收缩受损或膀胱出口梗阻。由于女性膀胱出口梗阻发生机制及病理生理演变在许多方面均有别于男性，而现行膀胱出口梗阻尿流动力学评估标准主要来源于男性病例资料，时常不能满足诊断需要。因此，在深入分析尿流动力学检测结果的同时，详细的病史、妇科检查、骶髓相关神经系统检查、泌尿腔镜检查及影像学检查也具有重要的参考价值。

四、鉴别诊断

因各型尿失禁的治疗方案不尽相同，故有必要鉴别不同类型的尿失禁。

1. 急迫性尿失禁

患者有尿频、尿急、尿痛，往往来不及到厕所即已有尿液流出。由神经源性膀胱或膀胱内部病变使逼尿肌发生无抑制性收缩所致。

2. 充盈性尿失禁

膀胱过度充盈使尿液不断地由尿道口流出，而患者无排尿感觉。下腹膨隆，可扪及胀满的膀胱。

3. 真性尿失禁

膀胱空虚无排尿感，是由尿道括约肌松弛导致的尿液不自觉由尿道口流出。

五、治疗

（一）非手术治疗

1. 药物治疗

主要针对轻至中度女性压力性尿失禁患者，其治疗作用主要是增加尿道阻力及增加尿道黏膜表面张力，以达到增强控尿能力的目的。药物治疗一般与行为治疗或物理治疗联合应用，提高疗效。

（1）α受体激动剂：作用于外周交感神经系统，兴奋膀胱颈和后尿道的α受体，使该处的平滑肌收缩，提高尿道闭合压而改善尿失禁症状。2000年美国FDA禁止将苯丙醇胺（去甲麻黄素）用于压力性尿失禁治疗。盐酸米多君，每次2.5~5 mg，每日2~3次，每天剂量不超过10 mg。主要不良反应包括高血压、心悸、头痛和肢端发冷等，严重者可发作脑卒中。

（2）β受体拮抗剂：可以阻断尿道β受体，增强去甲肾上腺素对β受体的作用。如普萘洛尔10~20 mg，每日3次。

（3）度洛西汀：抑制肾上腺素能神经末梢的去甲肾上腺素和5-羟色胺再吸收，增加骶髓阴部神经核内的5-羟色胺和去甲肾上腺素浓度，从而刺激阴部神经，增加尿道横纹肌张力。用法：40~60 mg，每日2次。不良反应有恶心、口干、无力、头痛、失眠、便秘等。

（4）雌激素：促进尿道黏膜、黏膜下血管丛及结缔组织增生，从而加强尿道封闭机制。适用于绝经后或雌激素水平低下的不适宜手术的患者或轻度压力性尿失禁的患者。用法：局部外用雌激素膏或口服。

（5）其他：近来，有研究表明应用β受体激动剂如克罗特仑，虽将减低尿道压力，但却可以增加尿道张力，可以有效治疗女性压力性尿失禁，且效果优于盆底肌功能锻炼。

2. 行为治疗和物理治疗

目的在于加强盆底肌肉及尿道周围肌肉的张力，使尿道阻力增加，增强控尿能力。

（1）减肥：体重减轻5%~10%，尿失禁次数将减少50%以上。

（2）盆底肌训练：又称凯格尔运动，目前尚无统一的训练方法，共识是必须使盆底肌达到相当的训练量才可能有效。可参照的方法有：持续收缩盆底肌（提肛运动）2~6秒，松弛休息2~6秒，如此反复10~15次。每日训练3~8次，持续8周以上或更长。

（3）阴道托：可抬起尿道中段，增加尿道阻力。适用于各种暂时不能接受其他治疗的患者，可暂时控制尿失禁症状。不良反应包括腹痛、阴道炎和阴道出血等。

（4）生物反馈治疗：通过放置在阴道或尿道内的压力感受器，将患者盆底肌肉收缩产生的压力传给计算机控制系统，再通过模拟的图像、声、光等信号将信息反馈给患者，指导患者进行正确的盆底肌训练。这实际上是协助凯格尔运动。

（5）电刺激治疗：通过放置在阴道和直肠内的电极，给予一定的电刺激，使盆底肌肉被动性收缩，达到锻炼盆底肌肉、增强其控尿能力的目的。可与生物反馈治疗同时配合进行。

（6）体外磁疗：与电刺激治疗原理基本相似，不同之处在于利用外部磁场进行刺激。

（二）手术治疗

手术治疗的主要适应证包括：①非手术治疗效果不佳或不能坚持，不能耐受，预期效果不佳的患者；②中至重度压力性尿失禁，严重影响生活质量的患者；③生活质量要求较高的患者；④伴有盆腔脏器脱垂等盆底功能病变需行盆底重建者，应同时行抗压力性尿失禁手术。

1. 无张力尿道悬吊术

De Lancey于1994年提出尿道中段吊床理论，认为腹压增加时，伴随腹压增加引起的尿道中段闭合压上升，是控尿的主要机制之一。该术式通过采用各种材料的吊带悬吊于尿道中段下，以固定尿道和增加尿道闭合压，从而改善或治愈压力性尿失禁。我国较常用为TVT和TVT-O，其他还有IVS、TOT等。主要并发症包括排尿困难、膀胱穿孔、阴道或尿道的吊带侵蚀、大腿根部局部疼痛等。

2. 骶耻骨韧带尿道膀胱悬吊术（Burch手术）和腹腔镜下膀胱颈吊带（Sling）术

通过提高膀胱颈和后尿道至正常解剖水平，而达到治疗目的，治愈率80%左右，但创伤大，并发症发生率相对尿道中段悬吊术增加。

3. 膀胱颈填充物注射治疗

将填充剂注射于尿道内口黏膜下，使尿道腔变窄、拉长以提高尿道阻力，延长功能性尿道长度，增加尿道内口的闭合，达到治疗目的。主要适用于膀胱内括约肌缺陷的压力性尿失禁。填充物有自体脂肪、胶原牛蛋白、肌源性干细胞、硅油等。

4. 人工尿道括约肌植入手术

将人工尿道括约肌植入近端尿道周围，从而产生对尿道的环行压迫，达到治疗目的。但对于盆腔纤维化明显，如多次手术、尿液外渗、盆腔放疗的患者不宜使用。

5. 阴道前壁折叠术（Kelly 折叠术）

又称阴道前壁修补术，该术式曾广泛用于压力性尿失禁的治疗，尤其是伴有阴道壁膨出者的治疗。主要是通过阴道前壁的修补和紧缩，以增强膀胱颈及尿道后壁的力量，从而达到治疗目的。该术式因其远期疗效差而逐渐被淘汰。

（刘明勋）

第四节 膀胱膨出

女性盆底功能障碍（FPFD）是以压力性尿失禁（SUI）、盆腔器官脱垂（POP，包括子宫脱垂、阴道前壁膨出、阴道后壁膨出）及慢性盆腔疼痛综合征（CPPS）等为主要病症的一组妇科问题，和糖尿病、心血管病等并列为影响人类健康的五大疾病之一。

盆腔是一个略扁的圆筒形腔隙，按解剖关系可将其分为 3 个腔系：前盆腔，对应膀胱区域和阴道前壁区域；中盆腔是阴道和子宫中间的区域；后盆腔是直肠和阴道后面的区域。前盆腔缺陷导致膀胱和尿道向阴道壁膨出，为最常见的 POP 形式之一。膀胱和尿道膨出多同时伴有阴道前壁的膨出，而阴道前壁膨出却不一定有膀胱尿道膨出。

一、病因

膀胱膨出是部分膀胱后壁和膀胱三角区降入阴道，通常由产伤所致。分娩时应用助产，如产钳术、胎头吸引术、臀位牵引术等，使膀胱宫颈筋膜及阴道壁，尤其是阴道前壁及其周围的耻骨尾骨肌过度伸展、变薄、松弛，甚至撕裂，在产褥期不能恢复，使膀胱底部失去支持，如因咳嗽增加腹压、产后过早参加体力劳动，将使膀胱逐渐下垂，形成膀胱膨出。

尿道膨出是分娩时胎头对尿道和紧贴耻骨联合下方的剪切效应所致。女性骨盆耻骨弓较大者更易出现上述情况。

未产妇也可以发生膀胱或尿道膨出，两者也可同时出现。这是因为盆腔内结缔组织或筋膜和盆底肌肉先天不足引起。

二、病理

膀胱膨出不仅仅是因为阴道壁及膀胱本身支持组织的过度伸展、变薄，还因为两侧固定膀胱的耻骨宫颈筋膜在盆腔筋膜腱弓（ATPF）被撕裂形成阴道前壁旁侧组织缺陷所致。尿道也应是脱垂组织的一部分，尿道膨出可导致膀胱颈的旋转。

三、临床表现

1. 症状

轻度膀胱膨出无明显症状，许多患者即使有严重膀胱膨出也不至于引起显著不适。重度膀胱膨出阴道前壁及部分膀胱壁可以突出于阴道口，患者可能主诉有阴道胀感，或突出的包块使患者有"坐球感"，并多伴有下坠感和腰部酸胀感。剧烈活动、长久站立、咳嗽、喷嚏或使用腹压时症状加重；休息、采用侧卧位或俯卧位时症状可以得以缓解。

严重膀胱膨出时，尿道可以成锐角，故可发生排尿困难、尿潴留，患者用手将脱出的阴道前壁还纳则排尿通畅。由于膀胱内经常有残余尿，易引起反复的下尿路感染，而发生尿频、尿急和尿痛等症状。严重膀胱膨出（可同时合并子宫脱垂）可导致急性尿潴留。膀胱膨出本身并不导致尿失禁，而压力性尿失禁是尿道肌肉筋膜等支持组织松弛，膀胱尿道角消失，或膀胱内括约肌功能缺陷所致。如合并尿道膨出，则尿失禁症状更加明显。

2. 体征

患者取截石位，膀胱内可保留部分尿液。检查膀胱和尿道膨出，可使用阴道单叶拉钩，并注意使用单叶拉钩时不能太用力，否则可能造成假象。检查可见患者阴道口松弛，位于宫颈下方的阴道前壁呈膨出物凸在阴道口内或口外，壁薄而光滑，膨出物随腹压增加而增大。咳嗽等腹压增加时，可有漏尿发生。应注意两侧前阴道壁侧沟的情况，前侧沟反映了耻骨宫颈周围环与盆筋膜腱弓的连接，即阴道旁的缺陷。也可采用卵圆钳将阴道前壁两侧沟抬高的手法来鉴别此缺陷。阴道前壁检查时还应同时观察膀胱膨出的部位，是中央性的，还是横向的，是否有尿道膨出，以评价可能存在的压力性尿失禁。

如膀胱膨出伴有子宫脱垂，宫颈距外阴口在 4 cm 以内，有时在外阴口可见宫颈。但应注意膀胱壁膨出与子宫脱垂的程度并非完全一致，有时仅有膀胱膨出，而子宫脱垂不明显或无脱垂。如有子宫脱垂，则子宫脱垂与膀胱壁膨出分别诊断。

四、诊断

根据患者症状与体征，诊断膀胱、尿道膨出多无困难，必要时可选择以下检查。

（1）嘱患者排空尿液后导尿，或 B 超测定残余尿量。

（2）尿常规检查，以了解有无尿路感染。

（3）指压试验：患者取膀胱截石位，充盈膀胱后，嘱患者咳嗽，观察有无尿液漏出；若有尿液漏出，则用中指和示指压迫尿道两侧，再嘱患者咳嗽，了解能否控制尿液漏出，从而鉴别患者是否有压力性尿失禁表现。

（4）为进一步确诊膀胱、尿道膨出，可用消毒尿道探子插入膀胱，并将其弯头转向后方，可在阴道前壁膨出物内触到尿道探子。

（5）膀胱内注入造影剂和尿道内使用金属链珠，行前后位，尤其是侧位摄片可证实膀胱底和膀胱三角下降及正常的后尿道膀胱角消失。取出金属链珠，嘱患者排空尿液，在 X 线透视下观察，了解膀胱底部及尿道与耻骨间关系，同时可发现尿道近端扩张、尿道隐性憩室，或尿道感染等其他征象。

五、治疗

尽管几乎所有育龄期经产妇都有不同程度的膀胱、尿道膨出，但病情可以不进展，也可能不引发症状。此类情况在绝经前一般不需处理，但绝经后由于缓慢进展性退变引起盆腔筋膜和肌肉支持组织变薄，需进行治疗。

（一）非手术治疗

1. 子宫托

阴道内放入子宫托，可对膀胱、尿道和尿液控制提供充足的暂时性支持。对于合并内科疾病不能耐受手术的年老患者，暂时性使用子宫托可以在患者一般情况改善之前缓解其膨出症状。

2. 盆底肌肉锻炼

应用 Kegel 方法锻炼盆底肌肉，目的是收紧和加强耻尾肌群，一般应持续 6～12 个月。年轻患者通过这种锻炼可使其压迫症状和排尿控制能力得到一定程度改善。若借助生物反馈治疗仪指导盆底肌肉锻炼能取得更好的效果。

3. 雌激素

绝经后患者使用雌激素替代治疗数月可以极大改善肌肉筋膜支持组织的张力、质量和血供，但对严重的解剖性损伤，如重度膀胱膨出合并压力性尿失禁无明显疗效。

（二）手术治疗

重度膀胱、尿道膨出，或有尿潴留和反复膀胱感染，伴有或不伴有膀胱和尿道改变所致压力性尿失禁者，应施行阴道前壁修补术，并可同时治疗压力性尿失禁。盆底修复手术的目的不仅仅是修补缺陷，还应实现结构重建和组织替代。治疗盆底器官脱垂有两个原则：既要维持阴道的长度和深度，又要维持膀胱和肠道的功能，任何一种外科手术都应该遵守上述原则。

　　阴道前壁修补的传统术式为 Kelly 的阴道前壁折叠缝合修补术，修补中应注意阴道宽度，在麻醉条件下能容三指（约 6 cm 宽），避免术后狭窄影响性生活。近年来，通过临床与尸体解剖发现膀胱膨出多由固定膀胱两侧的盆筋膜腱弓及其宫颈周围环筋膜的断裂、分离造成。缺陷可分为侧方、中线和顶端 3 个部位，故提出修补的重点应放在恢复解剖上。术前、术中需仔细辨认缺陷部位，进行有针对性的修补，也称缺陷引导下的修补。前壁顶端缺陷需在前穹隆每侧坐骨棘水平部位缝合几针，以加强此处的支持力和建立阴道前、后壁筋膜的连续性。侧方缺陷应行单侧或双侧阴道旁修补（PVR），多数需双侧，以恢复和重建阴道前壁侧沟在盆筋膜腱弓处与闭孔内肌的连接，而中线型缺陷则应折叠缝合膀胱前筋膜，并剪去多余阴道黏膜。重度膀胱膨出由几个部位联合缺陷造成者，需逐一予以修补，除了 PVR 还应切除中央部位膨出的多余组织，并予以缝合。

　　目前有很多学者认为盆腔器官膨出是由于盆底支持组织损伤或衰老弹性减弱所致，越来越多的证据也表明经典的阴道缝合术失败率高的原因是盆腔器官结缔组织过于薄弱所致，故加固薄弱的筋膜组织并可使组织再生而使 POP 得到治愈。目前临床上使用较多的重建材料为人工合成的不可吸收聚丙烯网片，网片的形状可为梯形、T 形、长方形、双翼形、吊床形。多数认为应将补片与其下方组织适当缝合固定，但也有报道仅缝合 4 个角或 2 个点，甚至不固定，也可取得良好的手术效果。

（三）预防措施

　　（1）实行计划生育，正确处理分娩，避免盆腔支持组织损伤而松弛。故产妇产时勿使膀胱过度充盈。在子宫口未开全时，产妇避免过早向下屏气用力，以免导致宫缩乏力或滞产，及时处理滞产。对有头盆不对称者及早行剖宫产结束分娩。第一胎宫口开全时，可适当放宽会阴侧切的指征，必要时施行助产手术，避免第二产程过长。对软产道裂伤及时正确缝合。

　　（2）产后避免过早参加体力劳动，注意产后保健操锻炼，加强肛提肌和会阴肌群的锻炼，有助于恢复、改善和保持盆腔支持组织的功能。

　　（3）需矫正或避免肥胖、慢性咳嗽、便秘等腹压增高因素，绝经后雌激素低下者，进行激素替代疗法有助于保持盆腔肌肉筋膜组织的张力，可预防或推迟阴道壁膨出及伴发的膀胱、尿道膨出。

（罗小冬）

参考文献

［1］ 周祥福，湛海伦．泌尿外科图像解剖与诊断［M］．广州：广东科技出版社，2019.

［2］ 叶章群．泌尿外科疾病诊疗指南［M］．3 版．北京：科学出版社，2017.

［3］ 郭震华．实用泌尿外科学［M］．2 版．北京：人民卫生出版社，2016.

［4］ 赖力．图解泌尿外科手术配合［M］．北京：科学出版社，2015.

［5］ 刘定益．泌尿微创手术学［M］．郑州：河南科学技术出版社，2020.

［6］ 李虹．泌尿外科疾病临床诊疗思维［M］．北京：人民卫生出版社，2015.

［7］ 晏继银，郑航．泌尿外科常见病诊疗图解［M］．武汉：湖北科学技术出版社，2020.

［8］ 杨登科，陈书奎．实用泌尿生殖外科疾病诊疗学［M］．北京：人民军医出版社，2015.

［9］ 郭应禄，周利群，孙颖浩．泌尿外科内镜诊断治疗学［M］．北京：北京大学医学出版社，2016.

［10］ 孙颖浩．实用泌尿外科手册［M］．北京：科学出版社，2016.

［11］ 侯建全．实用泌尿外科学［M］．3 版．北京：人民卫生出版社，2019.

［12］ 孙颖浩．吴阶平泌尿外科学［M］．北京：人民卫生出版社，2019.

［13］ 黄健．中国泌尿外科和男科疾病诊断治疗指南：2019 版［M］．北京：科学出版社，2020.

［14］ 苏泽轩，邱剑光．泌尿外科临床解剖学［M］．2 版．济南：山东科学技术出版社，2020.

［15］ 麦克伦南．辛曼泌尿外科解剖图谱［M］．2 版．刘振湘，程庆，译．北京：化学工业出版社，2019.

［16］ 陈俊汇，周军，叶章群．泌尿外科腹腔镜教程［M］．北京：人民卫生出版社，2016.

［17］ 郭应禄，周利群，金杰．泌尿外科学：上卷［M］．北京：北京大学医学出版社，2019.

［18］ 李学松，王刚，张骞．泌尿外科病例精粹［M］．北京：北京大学医学出版社，2017.

［19］ 夏术阶，吕福泰，辛钟成，等．郭应禄男科学［M］．2 版．北京：人民卫生出版社，2019.

［20］ 陈在贤．实用男科手术学［M］．郑州：河南科学技术出版社，2019.